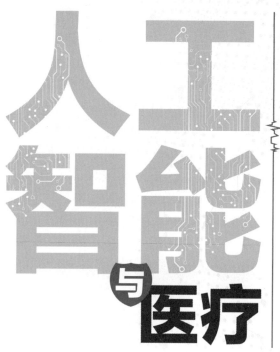

动脉网蛋壳研究院 ◎ 编著

如何重塑
全球医疗未来

北京大学出版社
PEKING UNIVERSITY PRESS

内 容 提 要

本书是医疗领域中关于人工智能与医疗的权威读本和实战手册。

本书立足前沿,全面回顾了人工智能技术在医疗行业的前世今生,对人工智能医疗的能力、应用领域、应用场景、成本结构、人才情况等进行了全面讲述。随着人工智能医疗企业纷纷将产品移至临床,针对各细分病种、各种医疗应用场景的研究不断深入,人工智能产品已经融入医疗流程的方方面面,行业中的商业模式也逐渐清晰,应用边界被不断扩展,可谓梦想照进现实。在其具体应用方面,本书重点介绍了人工智能在医疗领域的市场布局,分析了国内外行业巨头的最新技术成果和真实、前沿的投资案例,使读者能够全面了解人工智能的产业转化方向和投资风口。同时,市场发展不可或缺的监管政策也随之完善,政府的监管思路逐渐明晰。

本书从行业视角为大家呈现目前我国人工智能与医疗的发展现状及下一步研发方向,非常适合医疗领域的政府机构、企业、事业单位的领导及员工阅读。

图书在版编目(CIP)数据

人工智能与医疗 / 动脉网蛋壳研究院编著. —北京:北京大学出版社,2019.8
ISBN 978-7-301-30566-9

Ⅰ. ①人… Ⅱ. ①动… Ⅲ. ①人工智能—应用—医疗保健事业—研究 Ⅳ. ①R19—39

中国版本图书馆CIP数据核字(2019)第133531号

书　　　名	人工智能与医疗
	RENGONG ZHINENG YU YILIAO
著作责任者	动脉网蛋壳研究院　编著
责任编辑	吴晓月　张云静
标准书号	ISBN 978-7-301-30566-9
出版发行	北京大学出版社
地　　　址	北京市海淀区成府路205号　100871
网　　　址	http://www.pup.cn　　新浪微博:@北京大学出版社
电子信箱	pup7@pup.cn
电　　　话	邮购部 010-62752015　发行部 010-62750672　编辑部 010-62570390
印 刷 者	北京大学印刷厂
经 销 者	新华书店
	720毫米×1020毫米　16开本　20.75印张　349千字
	2019年8月第1版　2019年8月第1次印刷
印　　　数	1—10000册
定　　　价	99.00元

　　不知道你是否会介意一台人工智能机器人对你的身体进行检查，为你开药方甚至动手术。无论你的想法是什么，这样的情形在不久的将来可能会成为现实。

　　从 1950 年艾萨克·阿西莫夫的科幻小说 *I, Robot* 中的机器人，到电影《超能陆战队》中的护理机器人大白，人类一直希望机器人拥有理解、推理和学习的能力，并能更好地帮助人类。如今，人工智能和机器人技术，已经进步到如同护理机器人大白或者电影《星际迷航》中的"三录仪"一样，对人体进行扫描以检测其身体是否健康，提前发现异常情况，并辅助医生进行治疗。在 1956 年的达特茅斯会议上，人工智能的概念第一次被真正提出来，其作为信息技术的一种，早在 40 多年前就已经实验性地参与到医疗行为中。1972 年，利兹大学研发了医疗领域最早出现的人工智能系统，此系统主要用于腹部剧痛的辅助诊断及手术的相关需求。

　　随着基础技术的发展，到如今，人工智能已发展到实用阶段。

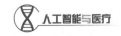

　　人工智能作为一种技术，对生产工具进行了升级。人们可以通过人工智能快速地对行业数据和过往知识进行汇总和梳理，从而辅助人们做决策。从以上的行为来看，人工智能所起到的作用有两个方面：一是对过往知识的总结和判断，因为它的学习速度非常快，有极强的总结能力；二是基于过去的经验做决策，决策的正确性有明显提高。所以，人工智能在效率上和准确度上远远高于人的主观判断。

　　人工智能技术起源于 60 多年前计算机刚刚出现的时候，从那时起，科学家就已经在探讨它的可能性，但是受制于基础硬件、数据量、算法等基础技术的发展水平，其一直没有在实际应用中发挥作用。如今，人工智能基础设施领域的计算能力、算法、大数据等技术水平得到全面提高，技术验证阶段现已完成，人工智能技术开始在各行各业中应用。汽车、金融、教育、医疗、农业等行业和人工智能技术的结合，逐步产生了商业价值，人工智能从生产力层面对传统行业进行了变革。

　　人工智能在各领域的参与程度正不断加大。人工智能的应用在各行各业中都有相似或者相近的优势，目前主要有两大辅助作用：一是高效率地辅助决策，二是对项目运营进行优化。例如，在业务辅助方面，人工智能在医疗领域可以辅助医生进行诊断，在金融领域可以辅助用户进行自动交易；在管理优化方面，人工智能在医疗领域可以辅助医院进行管理，在零售领域可以对库存和交易流程进行优化。

　　从现在的行业应用来看，人工智能做得更多的是对业务进行决策和优化。随着技术的发展，我们认为人工智能更有价值的作用是对未来进行预测。例如，在医疗领域，未来人们可以通过人工智能判断出疾病的发生概率，可以从现在开始做好预防。在农业领域，人工智能能对天气和需求进行判断，能早一步防止风险的出现。现在，已经有很多实验性的产品出现，未来还需进一步的商业化验证。

人工智能和医疗的结合，在业务模式、效率、准确度上所带来的显著变化让人们对这项"新"技术关注倍增。相信未来拥有辅助诊断、治疗功能的人工智能产品和机器人会大量出现在人们身边，来补充和完善现有的医疗服务。

通过对行业大数据的收集，人工智能用深度学习、算法来洞察业务中的关键决策点，计算速度和准确性都要高于人类。目前，在医疗行业中，人工智能的影像识别能力和准确性已经相当于人类的高年资医生，而且整个过程只需要几秒钟的时间。现实生活中，影像医生的培养需要几年甚至数十年的时间，而且成熟的影像医生对一个病例的判断也需要几十分钟。如此一来，人工智能仅仅在这个行业就可以节省大量的医生培养费用，而且还能显著提高医生的工作效率，价值巨大。

但是，新技术在发展的过程中，质量、准入和成本问题依然存在。技术研发者、产品使用者、政策制定者和付费者都需要思考：人工智能医生的角色定位是什么？人类医生的作用是什么？人工智能企业的商业模式如何建立？而这些都是本书所关注的重点。

2017年9月，动脉网蛋壳研究院发布了《2017医疗大数据和人工智能产业报告》，回顾了医疗人工智能的前世今生，对医疗人工智能的能力、应用场景、成本结构、人才情况进行了深度剖析，为产业人士和监管机构提供了一份重要参考材料，引发了广泛讨论。

2018年，人工智能企业纷纷将产品移至临床，针对各种细分病种、各种医疗应用场景的研究不断深入，人工智能产品已经融入医疗流程的方方面面。从药品研发、疾病诊断、疾病治疗、医生科研、医院管理等多个应用场景全面渗透。经过这几年的发展，一部分人工智能产品已基本成熟，商业模式逐渐清晰，人工智能技术在医疗领域开始不断扩展应用边界，给医疗运行流程

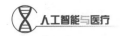

带来了很多有趣的尝试。

　　同时，监管部门也紧跟技术发展的脚步，积极参与到产业升级的浪潮中，监管思路逐渐明晰。中国食品药品检定研究院已经完成眼底糖网彩照、肺结节影像数据库的建设，相关送审的三类产品超过 30 款，相信很快人们就能看到这三类人工智能医疗产品上市。动脉网蛋壳研究院对主要人工智能医疗企业进行了调研，对参与人工智能产品研发和使用的医生进行了访谈，以行业视角，为大家呈现目前我国医疗人工智能的发展现状及下一步研发方向。

目录

CONTENTS

绪论

人工智能发展历程 /1

0.1 解放大脑：人工智能的技术革命 /2

0.2 60 年历程：从概念到模拟人的智能 /3

0.3 两次低谷：催生变革的发生 /6

第 1 章

AI 医疗：人工智能技术赋能医疗 /10

1.1 关键技术：深度学习、机器学习、人工智能 /11

1.2 技术构成：算法、算力、大数据 /12

1.3 行业应用：产业链、应用、优势 /15

1.4 医疗技术：人工智能与医疗的新融合 /17

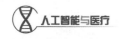

第 2 章

实践布局：人工智能与医疗的九大细分领域 /23

2.1　虚拟助手 /24

2.2　疾病筛查和预测 /39

2.3　医学影像 /46

2.4　病历 / 文献分析 /74

2.5　医院管理 /80

2.6　智能化器械 /89

2.7　药物发现 /98

2.8　健康管理 /112

2.9　基因测试 /121

第 3 章

全球格局：人工智能与医疗全球发展 /127

3.1　人工智能 + 新型硬件提供商——IBM/128

3.2　全产业链布局 AI 医疗——谷歌 /141

3.3　创业投资加速器支持——微软 /153

3.4　iPhone 平台切入 AI 医疗——苹果 /164

3.5　引领人工智能芯片 + 医疗——英伟达 /175

第 4 章

国内现状：人工智能与医疗的国内布局 /190

4.1　我国人工智能学术研究世界领先 /191

4.2　我国数据在逐步开放 /192

4.3　国内巨头的 2017 年 /194

4.4　BAT 海外医疗投资谋布局 /202

4.5　华为智能无线技术实现医疗互联 /211

第 5 章

资本涌入：人工智能与医疗的投资风口 /217

5.1　人工智能与医疗企业技术成熟度曲线 /218

5.2　人工智能医疗创业公司与投资机构的分析 /221

5.3　人工智能顶级专家引领深度学习的发展 /236

5.4　国内人工智能医疗企业人才 /238

第 6 章

典型企业：人工智能与医疗领域企业案例 /251

6.1　美国 NarrativeDx：人工智能，解决传统患者体验调查中的痛点 /252

6.2　美国 Atomwise：用 AI 研发新药，成本骤减数亿美元 /257

6.3　英国 Babylon Health：将 AI 医生装进用户手机 /260

6.4　印度 SigTuple：用人工智能变革传统疾病筛查方式 /268

6.5　希氏异构：携手华西医院，AI 独立超算中心"神农 1 号"建成运行 /274

6.6　脑医生：利用 AI 技术进行阿尔茨海默病的筛查和诊断 /281

6.7　齐济医疗：如何用 SaaS+ 人工智能解放医院肾内科 /286

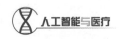

第7章

政府引导：人工智能与医疗政策监管 /290

7.1 中国人工智能政策演变 /291

7.2 《新一代人工智能发展规划》概述 /294

7.3 《新一代人工智能发展规划》与大健康相关的四大部分 /296

7.4 医疗 AI 企业的现实挑战 /299

附录

附录 A 人工智能 + 医疗专业术语表 /302

附录 B 中国人工智能 + 医疗公司名录 /306

参 考 文 献 /320

绪论

人工智能发展历程

在对人工智能怀有很大的期待以前，有必要先回到它的过去，看清这一波人工智能浪潮到底是昙花一现还是拐点真的已经到来。

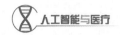
0.1　解放大脑：人工智能的技术革命

近代人类社会的飞速进步主要依赖于三次工业革命。第一次工业革命以蒸汽机的改良为标志，第二次工业革命以电力的广泛应用为标志，第三次工业革命以计算机的发明和使用为标志。三次工业革命显著地改变了人们的生产生活方式、社会结构甚至世界格局。

而以人工智能为代表的智能互联网技术被誉为第四次工业革命的推动力。前三次工业革命主要解放了人类的体力，而这次工业革命解放的将是人类的脑力（图 0-1）。

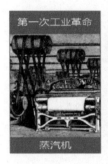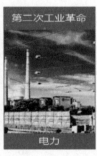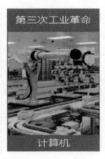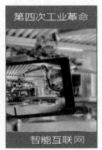

图 0-1　四次工业革命

社会的生态构成是以底层技术为基础，并由在这个基础上形成的社会关系、协调社会运行的规则机制和法度组成的。而域，就是一个时期技术、方法、实践的总和。当域里的关键技术逐渐演进最终发生根本性改变的时候，旧域会跃迁到新域，经济运行模式会在此基础上达到新的稳定，这个过程被称为"重新域定"。

人工智能技术最初只是其母域计算机科学中的一个很小的分支，但是在几十年的发展过程中创造出了能够自己学习的关键技术——深度学习。由此一个新的技术领域慢慢浮现，并发生了"变异"。当晶体管取代了电子管，电子技术就"变异"了。而深度学习出现之后，人工智能技术也出现了"变异"。

"新域"出现后，如何对经济造成影响呢？

首先，新技术出现并发展时，会明显降低传统技术生产方式的成本。成本降低之后，整个行业都会受到新技术的影响，从而引起经济体系中的价格和生产网络在各行各业的延伸、重塑，如计算器的出现降低了算术的成本，数码相机的兴起降低了拍照的成本。

人工智能技术可以降低人们对未来进行预判所需的成本。一位诊治中风患者的医生可能需要借助 CT 片来观察患者脑出血的情况，需要向患者或其家属提问来收集信息，最终在统筹之下做出诊断，确定下一步的治疗方案。而智能医疗通过数据分析能够在瞬间提供最佳的辅助治疗方案。

其次，新技术的大量采用也会引起经济模式的扩展性调整，如炼钢技术的升级降低了钢铁价格的同时，也推动了无数工业领域的快速发展。电气化技术渗透到各行各业，造成传统生产结构的崩溃，新生产结构的诞生。

人工智能技术显著地提高了各行各业的执行效率，降低了各项运营成本，缓解了人类重复性脑力劳动的输出。从各行各业中提取、选择所需的内容和技术，并重新组合，有可能还会创造次生产业，最后完成经济的重新域定。

人工智能正处于域生命周期的青春期阶段，逐步解决了其在发展中产生的问题。对人工智能技术在市场的应用，可以预见的是，我们的经济和技术域都将在人工智能的冲击下发生颠覆式的改变。旧域到重新域定的过程很少能一蹴而就，一般需要 20 年甚至更长的时间。人工智能也一样，虽然已经诞生 60 多年，但直到现在才崭露头角。

0.2 60 年历程：从概念到模拟人的智能

人工智能技术诞生已经 60 多年了。从第一台计算机诞生开始，科学家们就试图弄清楚机器是否具有真正的智能，如何区别有意识的人类和无意识的机器。

人工智能的奠基人是被人们同时称为计算机科学之父和人工智能之父的英国数学家、逻辑学家阿兰·麦席森·图灵（1912—1954）。1950 年，图灵发表了一篇题为《计算机器与智能》（*Computing Machine and Intelligence*）的论文，试图去定义什么是机器的智能：如果计算机能在 5 分钟内回答出由人类测试者提出的一系列问题，且超过 30% 的回答让测试者误认为是人类所答，那么，计算机就被认为具有智能，这就是著名的图灵测试（图 0-2）。

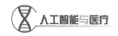

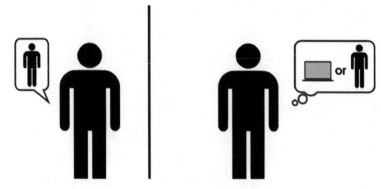

图 0-2　图灵测试

人工智能的概念第一次真正被提出来，是在 1956 年的达特茅斯会议上。一批著名科学家——斯坦福大学的约翰·麦卡锡、麻省理工学院的马文·明斯基、卡耐基梅隆大学的赫伯特·西蒙和艾伦·纽厄尔这 4 名日后的图灵奖获得者，还有信息论创始人克劳德·香农和国际商业机器公司（IBM）的罗切斯特，首次确立了"人工智能"概念：让机器像人那样认知、思考和学习，即用计算机模拟人的智能。

从此，人工智能诞生。科学家们孜孜不倦地在这个领域进行研究，直到今天。一开始，人们想通过新兴的计算机技术打造具有人类智慧的复杂机器，这种程度的人工智能被称为"强人工智能"（Artificial General Intelligence，AGI），也称为通用人工智能。但是因为技术的局限性，计算机技术长期没有实现大的突破，人工智能无法达到人们预期的效果，这种神奇的类人机器只存在于科幻电影中。

自 20 世纪 70 年代以来，人工智能出现了 7 类典型应用，但是这些人工智能技术仅仅是"弱人工智能"（Artificial Narrow Intelligence，ANI），远远达不到人类的智慧水平。以下是 7 类典型应用。

第一，机器定理证明。核心技术为计算机逻辑推理，后来扩大到非逻辑推理。

第二，机器翻译。核心技术是自然语言理解。

第三，专家系统。核心技术是求解和知识表达。

第四，博弈。核心技术是树搜索，后来逐渐扩大到语意渗透神经网络。

第五，模式识别。包括图像识别、声音识别。

第六，学习。深度学习已成为人工智能非常重要的一个领域。

第七，机器人和智能控制。强调感知和控制。

在人工智能早期发展阶段（20 世纪 50 年代到 20 世纪 70 年代），人工智能主要是解决一些小型的数学和逻辑问题。研究人员认为，机器只要具有逻辑推理能力，就有了智能。这一时期的代表人物是艾伦·纽厄尔和赫伯特·西蒙，其共同开发了世界上最早的启发式程序——智能机器"逻辑理论家"。这个程序在 1963 年证明了著名数学家罗素和怀特海的名著《数学原理》中的全部 52 条定理。

1959 年，美国的阿瑟·塞缪尔（图 0-3）设计了一个下棋程序，这个程序具有学习能力，可以在不断的对弈中改善自己的棋艺。4 年后，这个程序战胜了设计者本人。又过了 3 年，这个程序战胜了美国一位保持 8 年不败的常胜将军。这个程序向人们展示了机器学习的能力，也引出了许多令人深思的社会问题与哲学问题。

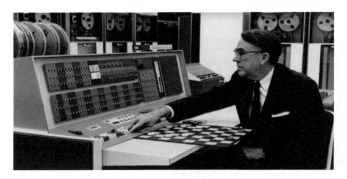

图 0-3 机器学习之父阿瑟·塞缪尔

然而，随着研究的进行，人们发现机器仅具有逻辑和推理能力是远远不够的。此时的人工智能根本无法在行业中进行应用，在这之后，研究陷入长久的沉寂。直到 20 世纪 70 年代末，当计算机拥有了相对较大的存储容量，以深度学习为代表的算法有了较大发展，从而机器有能力处理如此庞大的数据时，人工智能才开始被逐渐引入来解决行业问题。

因此，从 20 世纪 70 年代开始，人工智能发展进入"知识工程"时期，也就是"专家系统"。专家系统将行业专家总结出的规律编入程序中，让机器去解决问题。1972 年，一款用于传染性血液诊断和用药选择的专家系统 MYCIN[①] 研发成功，这个系统是后来专家系统研究的基础。专家系统的出现，让计算机可以

① MYCIN：一种帮助医生对住院的血液感染患者进行诊断和选用抗生素类药物进行治疗的人工智能早期模拟决策系统。

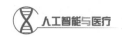

从大量数据中找到解决问题的方法，因此和行业的结合逐渐紧密起来。

然而，专家系统同样遇到了瓶颈，把人类知识全部植入机器不是一件简单的事情。知识的获取往往需要大量的行业专家和时间的投入。同时，当时的专家系统程序主要由 LISP 编写，它是一种解释性语言，在速度上要显著慢于编译语言 C 语言，所以在实际使用中并不方便。在个人计算机快速发展之后，专家系统的"风光"也随之退去。人们开始考虑，应该让机器学会自己去归纳知识，即"机器学习"。

20 世纪 90 年代末，IBM 的超级计算机"深蓝"击败国际象棋冠军加里·卡斯帕罗夫（图 0-4），让人工智能再次被公众所关注，但此时的人工智能水平也无法支撑大规模的商业化应用。在经历了数次高潮和低谷后，直到 2006 年深度学习技术的出现，人工智能才拥有了令人兴奋的技术突破。

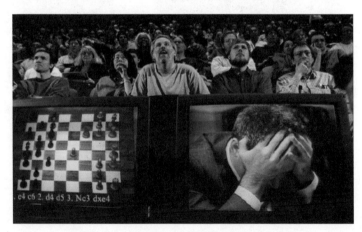

图 0-4　1997 年 IBM "深蓝" 大战卡斯帕罗夫

0.3　两次低谷：催生变革的发生

人工智能发展历史如图 0-5 所示。

第一次人工智能浪潮出现在 1956—1974 年。其间，算法和方法论有了新的进展，特别是算法方面出现了很多世界级发明，其中包括一种被称为增强学习的雏形（贝尔曼公式）。增强学习是谷歌阿尔法狗（AlphaGo）算法的核心思想内容。如今人们常听到的深度学习模型的雏形感知器也是在那几年发明的。

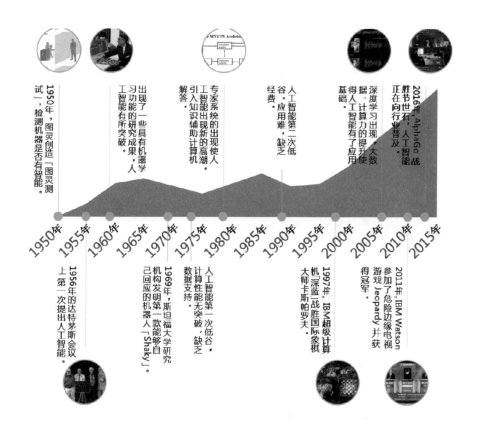

图 0-5　人工智能发展历史

第一次人工智能的冬天出现在 1974—1980 年。人们发现逻辑证明器、感知器和增强学习等技术只能做很简单、领域很窄的任务，稍微超出范围就无法应对。实际上，这里存在 3 个方面的局限：计算机性能的瓶颈、计算机复杂性的增长及可供学习的知识不足。人工智能所基于的数学模型和数学手段被发现有一定的缺陷，计算机找不到足够的数据库去支撑算法的训练，智能也无从谈起。很多项目的停滞也影响了资助资金的走向，人工智能进入长达数年之久的低谷期。

第二次人工智能的寒冬是由 1987—1993 年个人计算机（PC）的出现"促成"的。20 世纪 80 年代，人工智能数学模型方面出现了重大发明，其中包括著名的多层神经网络①和反向传播算法②，同时还出现了能与人类下象棋的高度智能机器（1989 年）。当时，苹果、IBM 开始推广第一代个人计算机，计算机由此走入家庭，特别是费用远远低于专家系统所使用的 Symbolics 和 LISP③ 等机器。于是在美国，由于政府支持的经费数额开始下降，故又一次寒冬来临。虽然研究还在继续，但是人工智能已经很少被提及了。

21 世纪初，随着计算机周边的互联能力、大数据、计算性能、存储能力和传感器技术的大幅度进步，以及人工智能相关的图像识别、深度学习和神经网络算法等关键技术的突破，人工智能终于有了革命性发展。人工智能从过去的基于专家和人为设定规则中走出，开始从海量数据中自动寻找规则。

2006 年，加拿大多伦多大学的杰弗里·辛顿（Geoffrey Hinton）教授发表论文《基于深度置信网络的快速学习算法》（*A Fast Learning Algorithm For Deep Belief Nets*）。他在文中提出的深层神经网络逐层训练的高效算法，让当时计算条件下的神经网络模型训练成为可能，同时通过深度神经网络模型得到的优异的实验结果让人们开始重新关注人工智能。在此之后，深度学习技术也开始被引入自然语言理解和图像处理等人工智能分支，并且借助强大的计算资源，这些技术也被投入实际的生产生活中，并产生了显著的经济效益。

2016 年，谷歌阿尔法狗和李世石的对弈让人工智能重回大众的视野（图0-6）。它所采用的神经网络模型通过一种新的训练方法，结合人类专家比赛中的棋谱，以及在和自己下棋的模式中进行强化学习。但是，即使是发展到现在的人工智能，也只是"弱人工智能"。弱人工智能虽然只能实现人类智慧中的特定应用，但是已经能够比人类更好地执行这些任务。

---

① 多层神经网络：Multi-Layer Perceptron，MLP，即多层感知器，是一种前向结构的人工神经网络，映射一组输入向量到一组输出向量。MLP 可以被看作一个有向图，由多个节点层组成，每一层全连接到下一层。
② 反向传播算法：Backpropagation algorithm，即 BP 算法，一种监督学习算法，常被用来训练多层感知机。BP 算法是在有导师的指导下，适用于多层神经元网络的一种学习算法，它建立在梯度下降法的基础上。
③ Symbolics 和 LISP：计算机制造商 Symbolics 于 1985 年 3 月 15 日注册了 Symbolics. 域名。Symbolics 是一家从麻省理工学院人工智能实验室分拆出的公司，主要设计并制造 LISP 计算机（1981 年，计算机名为 Symbolic 3600）。LISP 计算机是一种单用户计算机，并针对LISP 编程语言进行优化。该产品随后成为第一款商用的"通用计算机"和"工作站"。

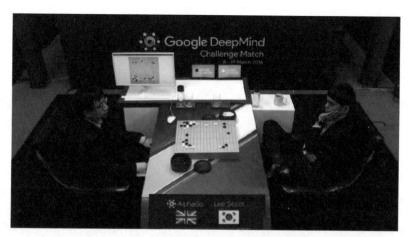

图 0-6 谷歌阿尔法狗和李世石的对弈让人工智能重回大众的视野

在这样一个大背景下,人工智能的变革不仅仅发生在理论研究领域,而且还越来越多地与实际生活应用场景结合。人工智能在医疗健康领域的应用,涵盖了医学影像处理、医疗大数据分析、新药发现、健康管理等多个方面。基于机器视觉的医疗图像处理是人工智能目前在医疗领域中应用的热点,大型 IT 企业如谷歌、微软,国外知名高校斯坦福、哈佛都有专门的研究团队来解决如何更好地让机器理解医学影像,并且协助医生做出诊断。IBM 的智能认知系统 Watson 在阅读了上百万字的专业文献书籍和电子病历后,已在全球多个医院中被投入使用。

01

AI 医疗：人工智能技术赋能医疗

人工智能是赋予计算机感知、学习、推理及协助决策的能力，从而通过与人类相似的方式来解决问题的一项技术。在过去，计算机只能按照预先编写的固定程序开展工作，而具备这些能力以后，计算机理解世界及与世界交互的方式将比以前大为灵敏和自然。

1.1　关键技术：深度学习、机器学习、人工智能

谈到人工智能的时候，有两个概念常常被提及，那就是机器学习（Machine Learning）和深度学习（Deep Learning）。机器学习和深度学习是包含关系，深度学习是帮助人工智能在现阶段发展的关键技术。

机器学习是实现人工智能最基本的方法，是从过往的数据或经验中学习的算法，不依赖于硬件代码和事先定义的规则。传统的计算机程序为解决特定任务而编码，而机器学习使用大量的数据进行训练，可以通过算法从数据中学习如何完成任务。

机器学习主要应用于早期的人工智能领域。传统算法包括决策树学习、推导逻辑规划、聚类、强化学习和贝叶斯网络等。在机器学习发展的早期，受限于计算机计算能力、样本量等因素，算法的局限性大，智能化程度低，无法实际应用。

深度学习是机器学习的一个子集，它的发展是现在人工智能发展的驱动力量之一。深度学习使用的人工神经网络学习算法也是机器学习算法中的一种，只是之前人们对它的关注度不高。深度学习的核心是特征学习，旨在通过分层网络获取分层次的特征信息，从而解决以往需要人工设计特征的重要难题。

杰弗里·辛顿（Geoffrey Hinton）和他的学生鲁斯兰·萨拉赫·胡迪诺夫（Ruslan Salak hutdi nov）在顶尖学术刊物《科学》（Science）上发表了一篇文章，开启了深度学习的新篇章。这篇文章有两个主要观点：第一，多隐层的人工神经网络具有优异的特征学习能力，学习得到的特征对数据有更本质的刻画，从而有利于可视化或分类；第二，深度神经网络在训练上的难度可以通过"逐层初始化"（Layer-wise Pre-training）来有效克服，在这篇文章中，逐层初始化是通过无监督学习实现的。

深度学习的概念源于人工神经网络的研究。神经网络和深度学习两者之间有相同的地方，它们采用了相似的分层结构，而不一样的地方在于深度学习采用了不同的训练机制，具备强大的表达能力。传统神经网络曾经是机器学习领域很火的研究方向，后来由于参数难以调整和训练速度慢等问题淡出了人们的视野。之后，深度神经网络模型成为人工智能领域的重要前沿阵地，深度学习算法模型也经历了一个快速迭代的周期，深度信念网络（Deep Belief Network，DBN）、稀疏编码（Sparse Coding）、结构递归神经网络（Recursive Neural Network，RNN）、卷积神经网络（Convolutional Neural Network，CNN）等各种

新的算法模型被不断提出，而其中卷积神经网络更是成为图像识别最炙手可热的算法模型。

近几年来，计算机的计算能力和存储能力都有了很大提高，数据发掘引领了大数据时代的到来。深度学习作为增强机器学习能力的方法被广泛应用，配合大量数据，使原来复杂度很高的算法都能够实现，得到的结果也更为精准。

1.2 技术构成：算法、算力、大数据

算法、算力和大数据是人工智能快速发展的 3 个要素，如图 1-1 所示。

首先，在算法上的突破让人工智能的商业化发展看到了希望；其次，计算能力的提升使得复杂的算法得以实现，快速获得训练成果，降低成本；最后，大数据时代为人工智能的训练学习提供了大量的资料。三者相互联系、不可分割，离开其中任何一样，人工智能都无法实现大规模商业化应用。

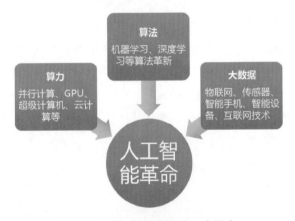

图 1-1　人工智能发展的 3 个要素

1.2.1 算法

算法是人工智能发展的基础，现在主要应用的是深度学习算法。算法框架中如 TensorFlow、Caffe、Torch[①] 等已经实现了开源，成为大多数工程师的选择，对

[①] TensorFlow、Caffe、Torch：深度学习框架的类型。全世界最流行的深度学习框架有 Tensorflow、Caffe、Theano、MXNet、Torch 和 PyTorch。

行业的加速发展和人才的培养起到了非常大的作用。

全球开源平台的成熟，也使得中国企业能够快速地复制其他地区开发的先进算法。就应用层面而言，中国的算法发展程度与其他国家并无太大差距。事实上，中国在语音识别的人工智能算法上取得了突破性进展，居于世界领先水平。

1.2.2　算力

计算能力是人工智能的基础设施之一，因此具有极高的战略意义。GPU（图形处理器）强大的并行计算能力显著提升了计算机的性能，而且降低了成本。英伟达最新的 RTX 2080 游戏显卡拥有 9 TFLOPS[①] 的浮点性能，但是价格只有 700 美元，每 GFLOPS[②] 的算力成本只有 8 美分。

根据高盛的数据，1961 年的 IBM1620 要提供 1GFLOPS 的算力，所需费用大概是 9 万亿美元。在算力部分，英伟达、英特尔和美国超威半导体公司（AMD）这家全球最大的芯片供应商负责提供 GPU 和 CPU（中央处理器）。硅谷也在有针对性地发展现场可编程门阵列（FPGA）和专用集成电路（ASIC），应用于人工智能计算。云计算和超级计算机也在为人工智能的发展提供服务。

1.2.3　大数据

机器学习是人工智能的核心和基础，而数据和以往的经验是机器学习优化计算机程序的性能标准。随着大数据时代的到来，来自全球的海量数据为人工智能的发展提供了良好的基础。据 IDC 统计，2011 年全球数据总量已经达到 1.8 ZB，并以每两年翻一番的速度增长，预计到 2020 年，全球将总共拥有 35 ZB 的数据量，数据量增长近 20 倍；在数据规模方面，预计到 2020 年，全球大数据产业规模将达到 2047 亿美元，我国产业规模将突破万亿元。

人工智能系统必须通过大量的数据来"训练"自己，才能不断提升输出结果的质量。拥有的高质量数据越多，神经网络就会变得越有效率。现在国家各统计部门的人口数据库通过大数据技术可以实现互联互通，形成个人完整生命周期的医疗健康大数据，为人工智能技术在医疗健康行业的应用提供了有力的支撑。

那么，如何获取学习的数据呢？

---

① TFLOPS：每秒 1 万亿次的浮点运算次数。
② GFLOPS：每秒 10 亿次的浮点运算次数。

人工智能想要发展，会面临一项非常大的来自真实世界的挑战，那就是训练数据量严重不足。目前的数据来源主要有 3 个方面。

一是企业自有数据。通过大量的人力采集，再对数据进行结构化处理，形成人工智能的训练基础。大部分人工智能企业在进入这个领域之前，正是在各自领域采集到了相当多的行业数据，才考虑对数据资源进行利用，形成人工智能业务。

二是各国政府的公共数据。美国联邦政府在 Data.gov 数据平台上开放了来自多个领域的 13 万个数据集的数据，包含医疗、商业、农业、教育等领域。我国和其他国家也陆续开放了部分领域的公共数据。

三是产业合作数据。人工智能创业公司通过和行业公司及产业链上游的数据公司建立合作关系来获取数据，如医疗方面和医院建立合作关系。IBM Watson 一开始就是通过和纪念斯隆—凯特琳癌症中心（MSKCC）[①] 合作获取病历、文献等数据的。

谷歌阿尔法狗在规则定义明确的简单环境下，通过自行对弈创造了大量训练棋谱。但是在复杂的真实环境中，模拟数据难以发挥作用。人工智能想要实现自动驾驶或者疾病的治疗，就需要大量真实的交通事故数据和病历数据。但这方面的数据供给非常有限，而且数据采集难度很大。

如果遇到数据量不足的情况，同时又很难通过之前那些行之有效的方式增加数据供给，就无法发挥深度学习的优势，更重要的是，还会遇到数据类型不一样的问题。物理世界中使用的是不同传感器获取的实时数据流，而现在深度学习在信息世界中的应用，如图像识别，使用的数据都是基于图片的数据点，而非数据流，所以这也是将深度学习现有的成果延伸到真实物理世界应用的一个底层障碍。

降低对数据量的需求、实现小样本学习甚至 One-Shot Learning [②]，是目前深度学习研究中的关键问题。延恩·勒昆（Yann LeCun）和约书亚·本吉奥（Yoshua Bengio）等深度学习专家也多次在演讲中提到解决深度学习中 One-Shot Learning 问题的重要性。但是，在两三年之内，小样本学习技术还无法取得突破，仍然需要给计算机提供大量真实数据让其学习。

---

① 纪念斯隆—凯特琳癌症中心（MSKCC）：世界上历史最悠久、规模最大的私立癌症中心。
② One-Shot Learning：属于迁移学习领域，主要研究的是网络小样本精准分类问题和单样本学习能力。

1.3　行业应用：产业链、应用、优势

1.3.1　人工智能产业链

人工智能产业链一般来说划分为 3 个层次，分别是底层的基础层、中间的技术层和上层的应用层（图 1-2）。但是，前面谈到数据是人工智能产业链中非常重要的一环，它原本属于基础层，因为其重要性，我们把它提出来，与基础层并列。

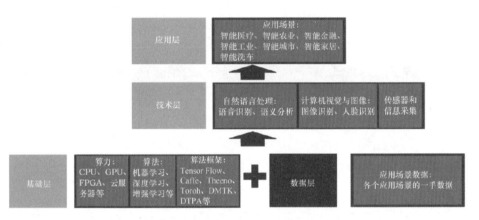

图 1-2　人工智能产业链布局

1．基础层

基础层包含算力、算法和算法框架，是人工智能发展的软、硬件基础。算力包含 GPU、CPU、FPGA、神经网络处理器（NPU）等硬件计算芯片，以及云服务器等；算法包含各种深度学习算法；算法框架包括 Tensor Flow、Caffe 等。

2．数据层

数据层主要包括各个应用场景的一手数据。现在也被称为"大数据"时代，各行业数据文件的存储量非常大，类型多样，并可以在批量模式下快速流转和交换。医疗方面主要就是病历数据、影像数据、健康数据等。

3．技术层

技术层主要包括各种领域的算法，如语音识别、语义分析、图像识别等，还包括各种传感器技术。

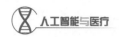

4. 应用层

应用层则是人工智能的各种应用场景，如智能医疗、智能农业、智能金融、智能工业、智能城市、智能家居、智能汽车等。只有和生活应用场景结合，并广泛应用到各领域中，人工智能才更有意义，才能从生产力层面对传统行业进行变革。

1.3.2 人工智能的行业应用

将人工智能应用层进行分解，就能回答开篇的第一个问题——人工智能能做什么。

人工智能的图像识别、语音识别的准确度提高到一定程度之后，就可以逐步在行业中应用了（表 1-1）。人工智能图像识别错误率已经低于人类，语音识别等自然语言处理技术也已经在日常生活中得到广泛应用。例如，苹果手机内置的语音助手 Siri、亚马逊智能音箱 Echo、阿里 YunOS 个人助理 +、阿里小蜜、支付宝安娜等。通过传感器和驱动器的结合，人工智能还可以结合高精度地图和环境感知信息感知并行动。运用此类技术的机器人、无人机、自动驾驶等智能设备已经投入使用。

表 1-1 人工智能在各行业中的应用

行业应用	医疗	金融业	零售业	农业	能源
预测	疾病预测	风险评估	广告投放策略制定	产品需求和价格风险评估	评估项目可行性
业务辅助	辅助诊断	自动交易	产品销售推荐、商品搜索	农业技术处理、现场监测、土壤监测	提高设备可靠性，辅助能源开采
管理优化	医院管理	优化分支机构	库存优化	供货商组合优化	减少计划外停机
研发	新药发现	金融产品开发	制定销售策略	预测数据分析	工程规划
市场策略	药物定价策略	交易策略制定	定价优化	优化定价手段	根据市价评估项目盈亏

1.3.3 人工智能行业应用优势

人工智能在各行业中应用的机会在哪里？人工智能的应用在各行各业中都有

相似或者相近的优势，主要有两大辅助作用：一是对项目运营进行优化，二是高效率地辅助决策。

1. 运营优化

人工智能通过图像、语音、物联网等各种传感器收集数据，再通过数据对项目运营中的问题进行分析，并提出优化建议。例如，医疗行业中，对医院人流量、手术量、医护人员进行监测，提供医院管理建议；金融行业中，对项目收益进行分析预测，提出改进建议；零售业中，对地区销售物品的类型进行监控，提出库存优化建议。

2. 辅助决策

人工智能通过大数据收集，显著提高决策效率，并降低成本。全面的数据收集尽可能地不漏过蛛丝马迹，再用深度学习算法来洞察业务中的关键决策点，计算速度和准确性都要高于人类。例如，医疗行业中的影像识别能快速准确地判断患者是否患有肿瘤；农业中，通过土壤、天气、卫星图像的数据决定种植、灌溉和施肥的时间；金融行业中，通过各种历史数据和财务数据完成风控和交易。在医疗健康行业，人工智能的应用场景越发丰富，人工智能技术也逐渐成为影响医疗行业发展、提升医疗服务水平的重要因素。与互联网技术在医疗行业的应用不同，人工智能对医疗行业的改造包括生产力的提高、生产方式的改变、底层技术的驱动和上层应用的丰富。

人工智能在医疗领域的应用，有以下几点好处。

①可以提高医疗诊断的准确率与效率；

②提高患者自诊比例，降低患者对医生的需求量；

③辅助医生进行病变检测，实现疾病早期筛查；

④大幅提高新药研发效率，降低制药时间与成本。

1.4 医疗技术：人工智能与医疗的新融合

人工智能的发展可谓如火如荼，落实到具体行业中，医疗健康领域的人工智能创业公司表现尤为突出。而在医疗领域最突出的问题就是优质医疗资源不足，同时，医生对疾病的诊断准确度和效率还有非常大的提升空间。长期以来，大多

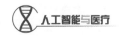

数国家和地区，特别是进入老龄化社会之后，对医生的需求量有增无减。要想解决医生资源不足的问题，除了增加医生供给量，别无他法。但医生培养需要周期，而且供给量也不是无限增加的。

于是，人们开始寄希望于机器。因为一旦能够实现机器看病，供给量将会无限增加。所以，人工智能与医疗健康的结合，是人工智能最重要的应用场景之一。

1.4.1　人工智能与医疗的发展史

1972 年由利兹大学研发的 AAPHelp 是资料记载当中医疗领域最早出现的人工智能系统。这个系统基于贝叶斯决策理论 [①] 开发，主要用于腹部剧痛的辅助诊断及手术的相关需求。

1972 年，MYCIN（图 1-3）诞生于斯坦福大学。这款人工智能系统基于专家系统，通过医生输入一些和患者有关的信息，从而给出可能导致患者病情的细菌种类，并且给出药物建议。算法的核心其实是医生给出的约 600 条的诊断规则，医生结合患者的实际情况，回答系统显示的问题。系统会根据答案，给出可能致病的细菌，并且给出概率排序和置信度，同时给出每类诊断的依据。研究显示，MYCIN的诊断算法在所有的测试样例中均达到了 69% 的准确率，要高于依据相同规则进行诊断的医生。

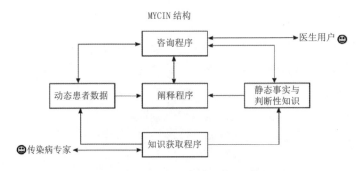

图 1-3　MYCIN 专家系统原理图

然而，MYCIN 专家系统并没有真正在医院中获得推广。这是因为当时的准确

---

① 贝叶斯决策理论：是主观贝叶斯派归纳理论的重要组成部分。贝叶斯决策就是在不完全情报下，对部分未知的状态用主观概率估计，然后用贝叶斯公式对发生概率进行修正，最后再利用期望值和修正概率做出最优决策。

率偏低，而最主要的原因是受到软、硬件条件的限制。那时没有成熟的办公软件，更不用说云计算等技术。医生为了使用智能机器进行诊断，需要花费 30 分钟甚至更多的时间输入问题的答案。医生长时间消耗在问题录入上，对病情的诊断显然有影响。

20 世纪 80 年代，出现了一些商业化应用系统，如快速医疗参考（Quick Medical Reference，QMR），还有哈佛医学院开发的决策支持系统（DXplain），它主要依据临床表现提供诊断方案。据了解，决策支持系统的知识库中已经收录了 2000 多种疾病和 5000 多种症状。

20 世纪八九十年代，随着个人计算机的快速发展，医疗领域也进入信息化时代。但此时的计算机应用大多局限于患者信息记录、病历管理、医院管理等信息化建设，并不能提供诊断意见。90 年代末期，计算机辅助诊断（Computer Aided Diagnosis，CAD）系统出现，它可以帮助医生对疾病进行辅助诊断。乳腺 X 线摄影计算机辅助诊断是比较成熟的医学图像计算机辅助应用，欧美已经针对这种计算机进行了近 20 年的研究。X 射线图像经 CAD 处理后，肿瘤、结节、空洞、炎症及纤维化病变的检出率都提高了。

CAD 技术主要基于医学影像学，CAD 研究大多局限在乳腺和胸部肺结节病变方面。CAD 技术虽然也通过计算机在图像上自动标注病变位置，但是并没有人工智能技术加入，无法通过自动学习的方式提升准确度。

2007 年，IBM 公司开发出了一款人工智能系统，并以 IBM 创始人托马斯·约翰·沃森（Thomas J.Watson）的姓沃森（Watson）来命名。Watson 拥有了理解自然语言和精确回答问题的能力。Watson 应用的技术主要包括自然语言处理（包括语音和语义识别、自动翻译）、计算机视觉（图像识别）、知识表示、自动推理（包括规划和决策）、机器学习和训练。

2011 年 8 月，Watson 开始应用于医疗领域，成立沃森健康（Watson Health）。例如，在肿瘤治疗方面，到 2015 年 Watson 已收录了肿瘤学研究领域的 42 种医学期刊、临床试验的 60 多万条医疗证据和 200 万页文本资料。随后，IBM Watson Health 参与多项医疗应用人工智能研究，包含慢病管理、健康监测、新药研发、白内障手术、液体活检等领域，并迅速完成了商业化应用。

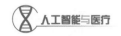

2016 年 2 月，谷歌 DeepMind[①] 成立 DeepMind Health 部门，与英国国家医疗服务体系（NHS）合作，辅助医生决策，提高效率，缩短时间。在与皇家自由医院的合作试点中，DeepMind Health 开发了名为 Streams 的软件。这一软件用于血液测试的 AKI 报警平台，可以帮助临床医生更快地查看医疗结果。

2016 年 7 月，谷歌 DeepMind 与 NHS 再次合作，同 Moorfields 眼科医院一起开发辨识视觉疾病的机器学习系统。通过一张眼部扫描图，该系统能够辨识出视觉疾病的早期症状，达到提前预防视觉疾病的目的。

1.4.2 人工智能与医疗的未来

人工智能辅助医疗健康领域，可以获得诸多颠覆性的改进。

科技辅助医疗发展的 3 个阶段如图 1-4 所示。

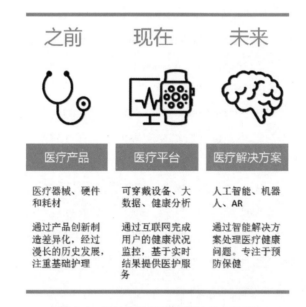

图 1-4 科技辅助医疗发展的 3 个阶段

第一，人工智能的应用可以帮助医生提高医疗诊断速度和准确率，提高医生

---

① DeepMind：位于英国伦敦，是由人工智能程序师兼神经科学家戴密斯·哈萨比斯(Demis Hassabis) 等联合创立的，是前沿的人工智能企业，其将机器学习和系统神经科学的最先进技术结合起来，建立起强大的通用学习算法。目前，Google 旗下的 DeepMind已经成为 AI 领域的明星。

的供应量。第二，可以提高患者自查、自诊、自我管理的比例，降低患者对医生的需求量，减少成本。第三，可以更早发现疾病，减少后续的医疗费用支出。第四，可以提高医疗机构和医生的工作效率，降低医疗成本。第五，可以优化医院的管理水平，减少不合理的医疗支出。第六，可以帮助研发人员发现有价值的新药物，帮助医生对患者进行个性化分析，优化治疗方案。

所以，人工智能和医疗的结合可以大大提高医疗质量，降低医疗成本，激发人们对人工智能改变生老病死的想象。

1.4.3　人工智能医疗能力圈正不断拓展边界

人工智能医疗能力圈识别如表 1-2 所示。

表 1-2　人工智能医疗能力圈识别

医疗项目 / 人工智能能力	诊断	治疗	药物	健康管理	医院管理
图像识别	病灶识别、三维影像重建	智能放疗系统		食物识别、姿态识别	流量监控
语音识别	电子病历、虚拟助手			虚拟助手	
语言处理	数据结构化				
数据挖掘			靶点发现、适应症筛查		医疗控费
认知推理	临床决策支持系统（CDSS）、手术操作		晶型预测、结构优化、分子筛查	健康行为规划	人员调配、疾病监控

人工智能的这些能力应用于医疗领域，人工智能医疗系统将具有各种形式的对话能力，这将有助于信息在个人之间的流动，因为它们能够与人类进行对话，根据病史来了解病患，帮助医疗机构向用户提供有吸引力的个性化医护建议。

用户可借助由提供商提供支持的人工智能系统进行互动，如医疗对话、收集医疗数据和健康效益等信息，人工智能系统还可以快速准确地回答用户所提出的复杂医疗问题。通过实现动态、个性化的健康体验，人工智能医疗系统可帮助用户做出以自己为中心的、明智的健康建议。

人工智能系统有助于用户发掘即使最聪明的人类也可能无法发掘的洞察力，发掘和分析全球大量可用信息。举例来说，医疗研究领域存在大量信息，高级人工智能能力已显著缩短了科研所需的时间，从数月缩短到了数分钟。

除此之外，人工智能系统可以加工大量医疗和患者信息，从而使医师将更多的时间放在患者身上。人工智能系统可提供基于综合信息的辅助建议，进而帮助决策并减少人为偏差。人工智能系统根据新的信息、结果和操作不断学习，有助于医疗专业人员做出更加明智、及时的决策。人工智能几无边界，这意味着现有的医疗人工智能能力圈也将不断扩展，而这一切正在发生。

02

第 2 章

实践布局：

人工智能与医疗的九大细分领域

人工智能和医疗的结合方式非常多，从就医流程来看，有针对诊前、诊中、诊后的各阶段应用；从应用对象来看，有针对患者、医生、医院、药企等多角色应用；从业务类型来看，有增效、减成本等多种模式。本章从具体业务模式细分方向进行详细介绍，分别是虚拟助手、疾病筛查和预测、医学影像、病历／文献分析、医院管理、智能化器械、药物发现、健康管理和基因测试 9 个方面。

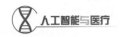

2.1　虚拟助手

虚拟助手是一种可以和人类进行沟通和交流的辅助机器人，它通过人工智能技术理解人类的想法，了解人类的需求，并输出各类知识和信息，辅助人类的生活和工作。

通用型的虚拟助手相对来说大家已经很熟悉了，如苹果手机上的 Siri、微软的 Cortana、亚马逊的 Alexa、谷歌的 Google Assistant、脸书（Facebook）的 M 等。人工智能虚拟助手使用自然语言处理技术进行语音和语义识别，以及优化的决策算法来完成与人类的互动。借助虚拟助手，人们可以直接说出问题、愿望和需求，并从虚拟助手的反馈中得到答案。

人们和虚拟助手的交互方法一般有语音和文字两种，机器通过语音和语义识别与人类进行沟通。所以，语音识别技术是虚拟助手产品中非常重要的一项技术。但医疗类型的虚拟助手还有另一种交互方式，就是选择题。因为普通人很难用准确的语言来表达自己的问题，所以医疗健康类的虚拟助手大部分会使用选择题的方式和人进行沟通（图 2-1）。

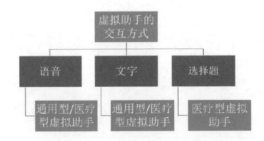

图 2-1　通用型虚拟助手和医疗型虚拟助手的交互方式区别

调查公司 VoiceLabs 在其公布的《2017 年语音产业报告》中指出，语音产业将按照硬件产品、人工智能软件、语音应用 App、生态系统服务相结合的生态链出现（图 2-2）。在硬件层面，主要由 Amazon Echo 和 Google Home 两家产品瓜分市场。

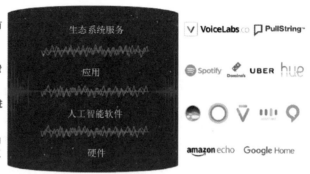

图 2-2　语音虚拟助手生态

2017 年全球性的市场调查咨询公司 Markets and Markets 的报告中显示，2016 年的智能语义识别和语音识别市场份额达到了 51.5 亿美元，预计到 2023 年，这一市场份额将增长至 183 亿美元，年复合增长率为 19.8%。在移动设备上基于语音生物识别系统身份验证需求的增加，以及人工智能在语音识别和语义识别准确性上的发展，显著推动了市场份额的增长。

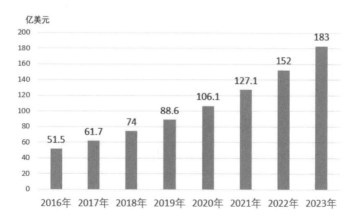

图 2-3　语音识别市场容量

在各垂直细分领域中，汽车、银行、金融服务和保险（BFSI）、零售、教育、医疗保健等方面都有较广泛的应用，而属于医疗领域的语音识别市场并不靠前。一份来自亚马逊 Alexa 的数据显示，个人用户在使用语音识别设备时，医

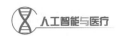

疗健康的语音需求排名第9。医疗型虚拟助手和通用型虚拟助手类似，又有所不同。

医疗方面虚拟助手的数据库范围局限在医疗领域。通用型虚拟助手和医疗型虚拟助手相同的地方是它们采用类似的信息输入和输出方式，实现的功能一样。不同的是，通用型虚拟助手的数据库范围更广，医疗型虚拟助手提供的是更加复杂和谨慎的专业医疗服务，需要受到严格监管；通用型虚拟助手上市时间早，资本支持度高，数据规模大，而医疗型虚拟助手的专业属性强、监管风险高（图2-4）。

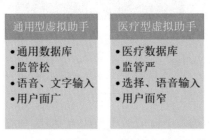

图2-4　通用类虚拟助手和医疗类虚拟助手的区别

根据虚拟助手的服务对象进行分类，可以把虚拟助手分成3个类别，分别是使用者是患者的虚拟助手，包括个人问诊、用药咨询等应用；同时联结医患双方的虚拟助手，包含智能导诊、分诊机器人和慢病管理等应用；使用者是医生的虚拟助手，包含电子病历语音录入等应用（图2-5）。

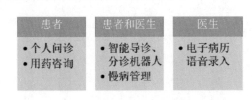

图2-5　虚拟助手图谱

2.1.1　个人问诊、用药咨询

在工作模式方面，个人问诊和用药咨询的第一个步骤是自然语言处理，也就是听懂患者对症状的描述，知道患者哪里不舒服。用户可以通过语音或者文本两种模式来输入信息。通过自然语言处理之后，再根据疾病数据库、医疗信息数据库或者外部的医疗数据库进行对比和深度学习，对患者提供医疗和护理建议（图2-6）。

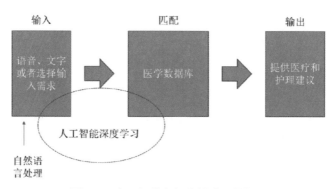

图2-6　人工智能参与虚拟助手的部分

一对一的医患服务是需要较高的人力成本和时间成本的。普通大众有时候仅仅需要一些快速和低成本的医疗建议，虚拟助手可以很好地满足这个需求。个人健康咨询的轻问诊和用药咨询都可以很好地依靠人工智能来完成。

用户在身体不适的时候，并不是每次都会去医院或者诊所就诊。在这种情况下，人工智能可以让患者对自己身体疾病的判断更便捷、更准确，基本定位身体的健康问题。不管是相较于到诊所挂号诊疗，还是到药房寻求药师指导，医疗虚拟助手提供的轻问诊服务在可及性、便利性上都占有较大优势。

虚拟助手除了可以控费外，还拥有完整的医学基础数据库。医生无法医治所有的疾病，而人工智能理论上可以做到，因此完全可以成为医生的得力助手。全科医生有两大职能，分别是首诊和分诊。目前，我国全科医生还很紧缺，而虚拟助手可以在医生不擅长的领域提供更好的建议。

在目前的分级诊疗中，社区医疗的发展瓶颈很大程度上在于全科医生的数量不足及诊疗经验的不足。过去我国全科医生的发展有一段停滞期，到2011年以后才开始逐步推进。人工智能语音助手也可以帮助全科医生快速做小病的筛查，以及重大疾病和传染病的预警，帮助他们做好转诊工作，这是其对于全科医生的价值所在。

虚拟助手还可以降低互联网医疗企业的业务成本，通过远程和人工结合的方式形成流量导流。虚拟助手产品并不一定完全依赖机器来回答问题，一旦由人工智能无法解决，或者病情变化需要医师干预的时候，就可以由人工介入。这样一方面可以完善人工智能虚拟助手的服务，另一方面也可以提升自身产品的体验，

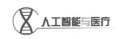

增加卖点，提高用户黏度，提升转化率。

1. 问题和挑战

首先，医疗型虚拟助手的发展应受到严格监管。医疗责任主体不明，法律未针对虚拟助手等人工智能诊疗手段进行细化明确，监管部门禁止虚拟助手提供轻微疾病的诊断和重症的任何建议。

其次，因为患者并不完全了解自己身体所出现的状况，主诉表达的时候会漏掉一些关键信息，同时咨询的时候会使用大量的非专业词汇，甚至进行错误的描述，而且虚拟助手可能没有办法去挖掘真正有用的信息来做出更准确的判断。所以，目前大部分医疗型虚拟助手都是通过选择题，而非问答题来解决这个问题。

但个人问诊、用药咨询类的虚拟助手依然存在机遇，无论是学习能力还是成本控制，人工智能相对来说有明显优势，具有高效辅助医师的能力。

2. 商业模式的建立

前面介绍过，虚拟助手根据使用者的不同，分为个人用户、个人用户和医生、医生3种类别。面向个人用户的个人问诊和用药咨询类虚拟助手，如果仅仅是完成和用户的交流，而没有后续的动作，那么搭建商业闭环是比较困难的。

用户使用虚拟助手的付费意愿并不强，企业投入大量的资金完成基础数据库和人工智能人才团队建设之后，如何完成后续的盈利是一个很重要的课题。目前来看，个人问诊类应用连接的后续服务是进行互联网就医导流，用药咨询类应用连接的后续服务是进行互联网或线下的药品购买导流（图2-7）。

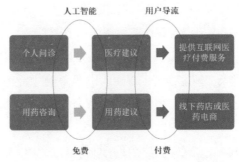

图2-7　虚拟助手最后往往会形成用户导流

例如，在支付宝医疗健康类目上线的智能预诊功能，就是由好人生公司推出的"绝世好医"智能问诊平台。该平台的智能预诊功能主要是通过患者的症状主诉进行智能分诊，给出建议就诊科室后，也可以提供专业医师的健康咨询服务。"百度医疗大脑"宣布与社区医疗服务企业"社区580"合作，将人工智能赋能医疗社区，上线"美乐医"，为用户带来24小时医疗咨询服务。该合作不仅可以让人工智能完成线上的智能分诊和预诊服务，也可以在实际使用中不断优化提升人工智能的准确度。

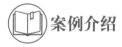 # 案例介绍

半 个 医 生

"半个医生"于2015年11月正式上线，截至2017年9月，用户数在30万人左右。半个医生对可能涉及的18万种症状及关联的9000种疾病进行理解和分析，能满足100万个用户同时查询，有70多人的医学团队在对机器学习进行训练。从标签组合到完成疾病结果的全部查询过程用时不到1秒，准确率在70%左右，并且通过机器学习还在不断提升。

半个医生针对科研资料中的诊断记录，把疾病拆解成包括症状在内的各种各样的标签，之后找到标签之间的关联性，掌握疾病的规律，模拟医生的推理逻辑，为用户分析出可能的疾病结果（包括疾病常识、预防常识、对应科室、检查项、药物、患病年龄分布等），以及需要对接的医院和药店。

绝 世 好 医

"绝世好医"是上海好人生集团和美国梅奥集团合作推出的智能预诊分诊系统。"绝世好医"基于梅奥积累的150年的西医大数据，算法囊括了52 888个判断节点，后面涉及的结论多达一万多个。

"绝世好医"智能预诊分诊系统和支付宝进行合作，让人们看病就医更简便。在支付宝的医疗健康类目中，进入"智能预诊"，便可方便快捷地获取科学循证的预诊分诊结果。

美国梅奥诊所调查报告显示，使用该分诊系统后，97%的用户清楚接下来应该怎么做；98%的用户认为系统"非常好"；56%原认为需要急诊的用户根据建议选择了非急诊；38%原要去专科医院的用户选择了分级诊疗的医院；20%的用户使用智能自诊了解自身状况后选择了自己在家按专业意见进行自理。

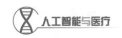

自测用药

自测用药是以临床专家经验为框架，以用户健康大数据为支撑的人工智能专家系统。该系统汇集了各大医院众多临床专家的用药心得及经验，不依赖医生及核心医疗资源便可为大基数人群提供专业的用药和养生保健指导服务。

自测用药的智能系统构筑主要分3步：首先，对大量临床专家在疾病和用药方面的经验进行系统的归纳总结，找出其中普适性的规律，形成初步的智能系统。其次，随着用户数据的积累，系统会逐步优化数据采集及用药建议，让系统越来越贴近用户的症状及习惯。最后，在用户提交了相关症状后，系统会对用户信息提供有针对性的建议和指导，这些是由专家系统自动提供的，人工无须再次进行干预。这就是自测用药的核心算法所在。该系统覆盖了数十种常见疾病和亚健康症状，用户只需根据自身具体情况选择疾病的相关症状，其便可智能分析用户的疾病情况，并给出个性化的精准用药建议及日常保健预防等实用的非药物疗法指导。

自测用药因为平台数据与药品相关，所以在商业模式的实现上可以对接药品购买渠道，通过软件将用户的需求导流到周边药店和权威医药电商平台，为用户提供选药、买药、预防等全方位的健康解决方案。

2.1.2 智能分诊、导诊机器人

随着智能机器人技术和医疗的结合，智能导诊机器人成为医院一道新的风景线。导诊机器人属于服务类机器人，服务其机器人主要通过语音输入进行服务指导，可以应用于火车站、机场、餐厅、景点等多种场景，只是各自后台的知识库不一样。

服务类机器人市场刚开始起步，2016年我国服务类机器人的市场销售额是10.3亿美元，如图2-8所示。医疗导诊类服务机器人主要是通过患者的语音录入进行语义分析，然后给出医院的分诊和导诊建议，节约人力，方便患者。更先进的导诊机器人还能通过传感器收集患者的生命体征信息，给出更准确的建议。

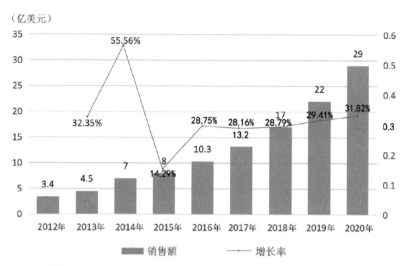

图 2-8　2012—2020 年我国服务类机器人销售额及增长率

　　服务类机器人主要用于取代重复和简单的人力工作，大部分市场还处于空白状态，而且通过搭载医学相关知识体系，还可以用于家庭等服务场景。相较而言，导诊类服务机器人和家庭类医疗服务机器人是研究的热点，创新度较高。

　　目前已应用于医院的导诊机器人如表 2-1 所示。

表 2-1　已应用于医院的导诊机器人　（截至 2018 年 1 月）

导诊机器人型号	所使用医院
科大讯飞晓曼导诊机器人	中国人民解放军总医院（301 医院）、合肥市第一人民医院
科大讯飞小颖导诊机器人	上海交通大学医学院附属瑞金医院
百世伽 Mansure One 智能导诊机器人	未知
打令小宝导诊机器人	昆明医科大学第一附属医院、哈尔滨市第一医院
北京进化者小胖导诊机器人	武汉同济医院、武汉江夏区第一人民医院、江苏省苏北人民医院
银杏宝宝导诊机器人	郑州大学附属郑州中心医院
小智导诊机器人	泉州市儿童医院
广州品霛 Andy 导诊机器人	广州市第一人民医院
若水医生康宝导诊机器人	四川大学华西第二医院

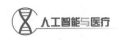

导诊机器人型号	所使用医院
旗瀚科技三宝导诊机器人	深圳市福区田人民医院
博为护士助手机器人	北京大学深圳医院

医院环境嘈杂，会对语音录入的质量造成非常大的影响。虽然目前语音识别的准确度已经达到了一定的水准，但是在医院这种环境中，用户的体验还是会受到影响。

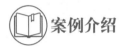 案例介绍

科大讯飞晓曼导诊机器人

科大讯飞股份有限公司成立于 1999 年，是一家专业从事智能语音及语言技术、人工智能技术研究，软件及芯片产品开发，语音信息服务及电子政务系统集成的国家级骨干软件企业。科大讯飞作为中国智能语音与人工智能产业的领导者，在语音合成、语音识别、口语评测、自然语言处理等多项技术上拥有国际领先的成果。

晓曼机器人是科大讯飞在机器人领域的集大成者。

科大讯飞将语音合成、语音识别、语义理解和人脸识别等技术运用到智能服务机器人本体上，结合麦克风阵列、3D 摄像头、身份证读卡器、取号小票机等外设应用，以语音、触屏、动作等多模态的交互方式为用户提供优质的服务，在政府、金融、运营商、医疗等多个领域具有广阔的应用前景。

2.1.3　慢病管理

通常，人们理解的慢病管理多为 App 性质的软件，与人工智能无关。App 的价值在于帮助患者更高效地做病情管理。前面在个人问诊类的人工智能虚拟助手产品中谈到，初诊环节中，人工智能聊天机器人和患者的沟通极有可能出现问题，需要严格监管。而慢病管理环节中应用人工智能聊天机器人，则可以保证在患者病情已知、可控的情况下进行判断和处理。

慢病 App 作为医患沟通的桥梁，最终需要让医方觉得更轻松，而不是更麻烦。在人工智能的介入下，聊天机器人这一模式的核心价值在于进一步改善人机交互

界面，通过更符合人性习惯的沟通方式，进行人机交互，而以往的所有模式都是人迁就机器。

在患者获取相关医学知识时，只需通过问问题即可，而不用再去搜索查询，筛选相匹配的内容了。聊天机器人还可以通过分析语义，理解指令，替用户做一些操作，如记录当日检测的指标、饮食摄入情况等。用户可以不再需要填表，而只要用最符合人类表达方式的一两句话即可。这类功能对于年轻人来说也许并没有多大的效用，但对于不习惯与机器沟通的年长者来说，却很可能是极大的改善，尤其是智能语音方式。

同时，当患者的数据发生变化的时候，人工智能可以及时发现问题，邀请医师或者药师人工介入。在人工智能的帮助下，慢病 App 链接线下所要匹配的医护人员数量将得以降低，同时不会对服务体验造成不良影响。

站在医方的立场上，人工智能虚拟助手反过来可以成为医护人员的助手，承担部分行政性的常规工作。例如，预约、备案等行政性事务可以代为解决，常见病症问题也可以代为应答，替代医护人员为患者做例行监控等。

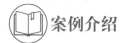 **案例介绍**

Sense.ly

Sense.ly 是一家提供医疗保健服务的初创企业，孵化于法国的电信巨头 Orange S.A.，2013 年成为独立公司。Sense.ly 为用户提供了一位虚拟聊天机器人助理，它的名字叫作 Molly。

Sense.ly 的平台集成了医疗传感、远程医疗、语音识别和增强现实等技术。患者在 Sense.ly 上注册后，无论是在家里还是在他们的看护机构中，都可以通过一个按钮呼叫这位虚拟护士。Sense.ly 遵循个性化的护理方案，使临床医生可以无缝监测患者所遇到的危险因素，并根据需要调整医嘱。

患者可以与 Molly 进行自然对话，从简单的需要到复杂的慢性病医疗援助都能实现，充当医疗服务提供商与患者的中介。

在 Molly 的帮助下，患者可以将他们的生命体征数据告诉它，包括疼痛、睡眠、压力和饮食等，信息传递给 Molly 背后的医疗机构，或是通过视频电话直接对接主治医生。如果患者在沟通中表现出较高的风险，就可以引起主治医生的注意，并获得相关建议。

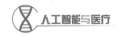

Catalia Health

在慢性病患者中，持续服用药物是非常重要的，特别对于老年人来说。位于旧金山的 Catalia Health 开发了马布（Mabu）——一个个人医疗助理机器人来解决这些问题。Catalia Health 于 2014 年成立于美国，专注于患者行为研究与服务，通过研究患者的个体心理、行为、习惯来协助医院和护理机构更好地服务患者。马布不仅可以为慢性病患者提供帮助，也可以收集数据提供给医疗保健机构。马布是一款类人形的平板电脑，它运用人工智能技术，通过监测患者服用药物的时间和方式来提供药物依从性帮助。该系统包含不同算法输入，可以通过其在患者家中与患者的接触，学习患者特定的行为和偏好。

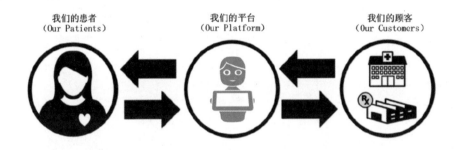

图 2-9　Catalia Health 平台功能

在功能方面，马布可以提醒患者服用药物，询问患者的感受。如果症状越来越严重，马布可以将这些信息转发给医疗服务提供者。（图 2-9）目前，该公司正在对马布进行测试并在制药公司、医疗保健系统和家庭健康组织中进行试点。

2.1.4　电子病历（Electronic Medical Record，EMR）语音录入

根据丁香园的调查，50% 以上的住院医生每天用于写病历的平均时间达 4 小时以上，其中一部分甚至超过 7 小时。《福布斯》此前曾经报道：医生花费 27% 的时间在诊室问诊[1]，还有 49.2% 的时间在做书面工作，其中包括使用电子健康记录系统。即便在诊室，医生也只花 52.9% 的时间跟患者沟通，还

---

[1]《福布斯》在 2016 年 9 月的一篇文章 *Doctors Wasting Over Two-Thirds Of Their Time Doing Paperwork* 中，引用了一段由美国医学协会的医学博士克里斯汀·辛斯基（Christine Sinsky）领导的研究结果，结果表明医生花费 27% 的时间在诊室问诊。

有37%的时间在处理书面工作。电子病历录入的简易性和高效性成为临床医生的迫切需求。

相比于医生手工进行电子病历录入，人工智能参与的智能语音录入通常由语音识别、语义分析、智能纠错3部分构成（图2-10）。

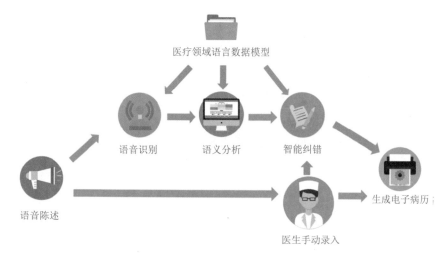

图2-10 电子病历的语音录入流程

智能语音录入全过程由医疗领域语言数据模型进行支撑，该数据由定制语音模型而来，针对各个科室的业务进行了梳理，覆盖各个科室常用的病症、药品名称、操作步骤等关键信息。为解决医生的口音问题，智能语音录入系统需要反复进行自我学习，逐渐提升识别准确率。

此外，语音智能录入能够大幅提高医生录入病历的速度，从而节省医生的宝贵时间，使其能专注于治疗。在某些科室，如影像科、超声科、口腔科等，智能语音录入能够实现检查、诊断和病历录入同时进行，避免了医生诊断总是被打断的情形的出现，让医生能够专注于诊疗行为。

医技科室具有特殊性，需要在两个屏幕间来回切换，一会儿看片子，一会儿进行报告记录。在口腔科，医生通过语音录入方式不仅能提高工作效率，还能有效避免复制、粘贴操作，规范病历录入，增加病历录入的安全性。

医疗智能语音录入还需要克服嘈杂的环境，识别复杂的医学专业术语，满足不同语速和口音使用者——成为可靠、好用的技术，还有许多技术难点需要克服。

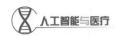

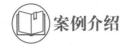 案例介绍

Nuance

Nuance 公司在 2011 年推出语音识别技术，是语音解决方案行业的龙头企业。Nuance 第一次被众人熟知源于其与苹果之间的合作。当时被誉为"下一代交互系统"的 Siri 采用了 Nuance 的语音技术后，这家名不见传、"闷声"钻研技术的公司瞬间被各大媒体曝光。其实，在与苹果合作之前，Nuance 已经跟多家知名厂商进行了合作，其技术被应用于手机、电视机、汽车等产品中。其中，三星的语音助手 S-Voice 也采用了 Nuance 的技术。

Nuance 为客户提供自动语音识别、自然语言理解、对话和信息管理、生物识别扬声器认证、文本转语音、光学字符识别（OCR）、领域知识等功能及专业服务。Nuance 主要有医疗、企业、影像、移动 4 个业务板块，2014—2016 年，医疗板块的收入分别为 10.2 亿美元、10 亿美元和 9.7 亿美元，稳定在 10 亿美元左右，占总收入的比例约为 50%。Dragon Medical[①] 平台的语音病历录入准确率已经高达 99%，能够帮助临床医生提升的文档事务处理效率高达 45%。

Nuance 的医疗服务主要有 5 个部分，分别是转录解决方案、Dragon Medical、临床文件改进（CDI）和编码解决方案、诊断解决方案和 Dragon 解决方案。

转录解决方案：使大中型医疗机构的医生能够使用按需的企业级医学转录平台简化临床文档；Dragon Medical：提供听写软件，使医生能够在各种设备上准确地捕获和记录患者的护理信息，而且不会中断现有的工作流程；临床文件改进（CDI）和编码解决方案：确保患者健康信息被准确地记录、编码和评估，以提供更完整和准确的临床文件；诊断解决方案：使放射科医生能够记录、合作和共享医学图像和报告，优化患者护理；Dragon 解决方案：为企业用户和消费者提供 Dragon 专业的解决方案，能够使用语音。

在美国就有超过 3000 家医院使用 Nuance 的医疗保健解决方案，超过 15 万名医生和护理人员使用 Nuance 的 Dragon Medical 系统，平均每年记录 1 亿名病人的数据，使用量上升 30%，94% 的医疗机构考虑使用或有强烈兴趣使用。

---

① Dragon Medical：医疗管理软件，它能用更有效的方式为医疗专业人员创建病历或是管理病例，处理医疗信件或电子邮件信息。

讯 飞 医 疗

科大讯飞在 2015 年就涉足了智慧医疗领域，其医疗语音录入的主要产品为"基于语音的门诊病历采集系统"。借助自己的技术优势和强大的人工智能研发团队，讯飞医疗不仅将智能语音技术应用于医疗，业务还涉及医疗影像，以及类似于 Watson 的、基于认知计算的辅助诊疗系统。

2016 年，讯飞医疗业务的第一款产品——"云医声"手机应用在安徽省立等医院正式投入使用，这标志着讯飞医疗产品开始落地。"云医声"利用科大讯飞全球领先的智能语音和人工智能技术，不仅可以收集患者的所有资料，方便医生随时查阅，还能将医生说出来的医嘱直接记录、整理成电子文档，大大减轻了医生的工作量，同时可以给医生精准推送医疗文献等数据。

首先，为应对医院嘈杂的环境，同时考虑到外科医生、放射科医生、牙科医生在手术或者工作中不能随时书写病情的情况，科大讯飞给医生特制了一款麦克风，在医生和护士、患者交流的过程中，由人工智能系统自动过滤掉无用信息，将所需的医疗数据自动转换成文字，使医生在工作的过程中也可以做好病历记录。其次，为了更好地提高医生的工作效率，搜集有效的医学数据，讯飞医疗依据自然语言处理技术，直接完成文字结构化处理，形成结构化电子病历。病例中包含患者的检查史、病史、各项检查结果、身体指标，医生只需对电子病历内容进行简单的修改确认，即可打印提供给患者，并完成电子档保存，识别准确率高达 97%。

云 知 声

云知声是一家专注物联网人工智能服务的公司，利用机器学习平台（深度学习、增强学习、贝叶斯学习），在语音技术、语言技术、知识计算、大数据分析等领域建立了领先的核心技术体系，这些技术共同构成了云知声完整的人工智能技术图谱。在应用层面，AI 芯片、AIUI[①]、人工智能服务（AI Service）三大解决方案支撑起云知声核心技术的落地和实现，智能医疗语音录入系统（图 2-11）就是云知声的应用之一。

---

① AIUI：人机交互新产品，由科大讯飞研发。AIUI 集成了全双工技术、麦克风阵列技术、声纹识别技术、方言识别技术、语义理解技术和内容服务等科大讯飞一系列的尖端科研成果和完善服务，是代表业界最高水准的技术产品。

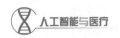

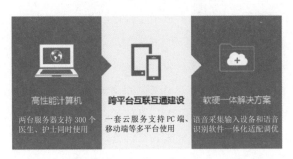

图 2-11　云知声智能医疗语音录入系统

　　智能医疗语音录入系统以云知声专业的、面向医疗领域的高性能识别引擎为基础，以飞利浦手持式外设录入设备为辅，通过外设录入设备即可与医院内各系统完美对接，通过语音来高效地处理大量文本录入工作，通过语音和手持设备上的功能键与院内医院信息管理系统（HIS）、个人云存储系统（PCS）等交互。

　　另外，云知声还研发出国内医学领域首个语音识别引擎，针对医学数据库（数百万的医学专有名词、数千小时的语料积累、极其复杂的中英文混合表述方式）做了大量模型优化。

　　为了可以精准识别，云知声还为医院做了深度定制。深度定制的医疗语音识别模型根据不同科室、不同病种的整段病历资料，运算出关键词句语料，为 40多个临床和医技科室提供分场景支持，尤其在神经科、免疫内科、血液科、普通内科等疑难杂症患者多的科室应用效果最好。目前这个语音识别系统准确率在95% 以上，个别科室的语音识别率甚至超过98%，同时辅以云端语义校正技术，整体识别率接近 100%。

　　医生通过语音录入方式不仅提高了工作效率，还有效避免了复制、粘贴操作，规范了病历输入，增加了病历输入的安全性。目前，这个系统可以有效节省医生38% 以上的时间。

　　图 2-12 所示为人工智能+医疗企业主要分布领域。

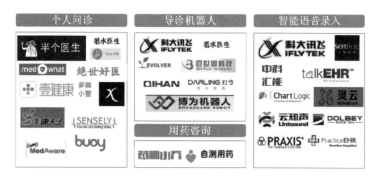

图 2-12 人工智能 + 医疗企业主要分布领域

2.2 疾病筛查和预测

现代医学是从人们的各种生化、影像的检查结果中去诊断是否患病，但要实现疾病的未来发展预测，还有很长一段路要走。

医学科技的进步，已经能够实现部分疾病的可能性预测了。例如，美国影星安吉丽娜·朱莉就接受了预防性的双侧乳腺切除手术，以降低患癌风险。之所以进行这项手术，是因为她有基因缺陷，罹患乳腺癌和卵巢癌的风险较高。这是从基因角度进行的疾病风险预测，而人工智能也能够根据人们的语言、神态、反应、影像等数据进行疾病的预测。

人工智能若要参与疾病的筛查和预测，需要从人的行为、影像、生化等检查结果中进行判断（图 2-13）。其中，依靠得最多的检查数据是核磁共振成像（MRI）、计算机体层摄影（CT）、X 光等影像数据。由于筛查方式不同，可致使其分属于不同的细分领域，因此本节的企业类型也可以归纳到其他类型中。人工智能+影像领域也是参与企业最多、产品最丰富、涉及疾病种类最多的疾病诊断领域。

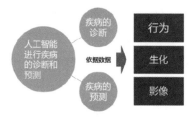

图 2-13 人工智能进行疾病诊断和预测的数据来源

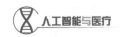

人工智能在进行疾病的筛查和预测的过程中，除了可以通过生化、影像检查结果发现疾病的端倪外，人们的语言、文字也会成为精神健康和身体健康状况的可测指标。语言和文字形成的规律会被认知系统进行分析，这种分析得出的数据能够帮助医生更有效地预测并追踪早期的发展障碍、精神疾病和退化性神经疾病等。

目前，人工智能参与的疾病筛查和预测绝大部分是人类尚无法攻克的严重疾病，一组数据说明了这一点，如图 2-14 所示。其中，人工智能相关的医学论文中，癌症以 892 篇遥遥领先，阿尔茨海默病排名第二。[①]

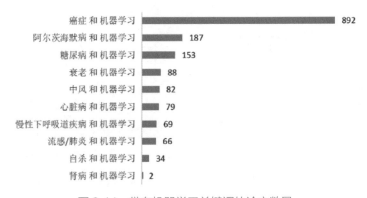

图 2-14　带有机器学习关键词的论文数量

现在的医学一般是在人类患病后进行诊断和治疗，但往往为时已晚。未来，在科技的帮助下，医学将从治疗疾病向预防疾病转变。

2.2.1　疾病的筛查

1. 精神疾病诊断

普通的心理诊疗，医生首先要对患者的精神状况进行初诊，通过数次类似心理采访的问询来判断症状，凭经验诊断出精神疾病种类，然后对症拟定治疗方案，包括使用何种药物、多大药量等。然而，受医生主观判断和经验的限制，诊断可能会出现错误，以致迟迟不能确诊，或者不能正确判断用药种类和剂量，耽误病情。

———————————

① 数据来源：动脉网蛋壳研究院《2017 医疗大数据和人工智能产业报告》。

精神分裂症患者讲话有非常显著的特征，常表现为非自主发声，讲话中短句居多，语义混乱，"这个""那个""一个"之类的模糊词使用频率高，表意不清。

2015 年，一组研究人员根据精神分裂症患者的语言特征制作了一个人工智能模型，通过分析谈话记录，准确地预测出了哪一组人可能患精神错乱（精神分裂症主要症状）。

对于抑郁症、创伤后应激障碍（PTSD）等精神健康受损的人群来说，精神崩溃可能表现为一种缓慢发作的形式，情绪危机不会只从一次心理治疗中完全显现。2015 年 3 月，《远程医疗与电子健康》（*Telemedicine and e-Health*）刊登了一篇用机器学习预测产后抑郁的论文，目的是建立产后抑郁症发作的风险分层模型，以便提前干预，同时开发了一款 App，目标用户是产后希望了解自己情绪的妈妈。人工智能在创伤后应激障碍方面的诊断和治疗及对精神疾病的监控上，能起到相当大的作用。

2. 自闭症筛查

美国儿科医学会建议父母在孩子出生后的第 9 个月到第 36 个月带他们进行多项发育障碍的早期筛查，其中最重要的项目就是自闭症筛查。尽早筛查可以有效地避免错过黄金干预时间。一旦错过最佳干预时间，这些发育障碍造成的影响就很可能伴随患者的一生。然而，美国疾病控制和预防中心的报告显示，美国有约 15% 的儿童患有不同程度的自闭症等发育障碍，但其中只有不到一半的儿童接受过早期筛查。

Cognoa[①] 设计了一套应用于儿童自闭症早期筛查的人工智能 App，用户通过软件可以智能地对自闭症儿童进行筛查（图 2-15）。通常，自闭症儿童在 3 岁前无明显特征，而传统筛查方式需要提前预约、前往医疗机构、等候医生筛查等一系列程序。因此，很多父母在未发现孩子有明显异常的情况下，不会"杞人忧天"地带孩子去做自闭症筛查。

---

① Cognoa：世界上最大的业务智能软件制造商，其能够帮助用户提取公司数据，然后分析并汇总，最终得出报告。

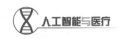
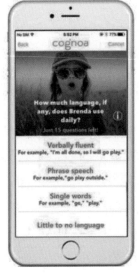 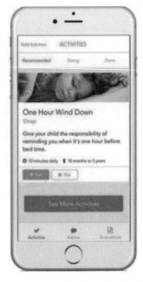 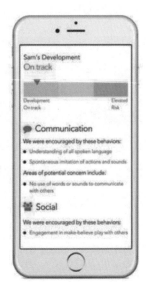

图 2-15　Cognoa 儿童自闭症早期筛查 App

　　人工智能筛查 App 的出现，让父母不再需要进行烦琐的准备工作，只要一部智能手机就可以随时随地对孩子进行自助式的自闭症筛查。填写完孩子的基本信息，然后根据孩子的具体情况回答 15 ～ 20 个和他们行为有关的问题，最后系统会自动生成筛查报告。

　　整个筛查方案的关键在于在线问卷设计的可靠性和结果的准确性。这些问题的理论依据来源于 Cognoa 创始人丹尼斯·沃尔（Dennis Wall）博士超过 5 年的临床研究。在此期间，他的团队在哈佛医学院和斯坦福医学院对超过 10 万名自闭症儿童的患病情况进行了跟踪研究。

　　临床研究中产生的信息汇总成庞大的数据库，再利用机器对海量的医疗数据进行学习，从而训练出一套独特的算法。当用户在 App 中输入儿童的行为信息时，系统会根据已经建立的算法得出对应的筛查结论。

3. 阿尔茨海默病预测

　　来自英国的 Avalon AI 公司通过分析脑部核磁共振图像（MRI），可以预测在未来患阿尔茨海默病的概率。该公司利用深度学习技术开发计算机医学影像诊断工具，目前对阿尔茨海默病的有效预测准确率已经达到了 75%。

　　目前，医学界诊断阿尔茨海默病病情程度的生物指标主要有两个：一是海马体（相当于大脑记忆芯片）的大小；二是脑室的大小，因为脑室体积会随着脑组织退化而增大。Avalon AI 公司的研究员通过细致地研究大脑灰质和白质的变化、脑脊液的情况，观察大脑从轻微认知损害发展成阿尔茨海默病的过程中，这些物质相应会有怎样的改变（图 2-16）。

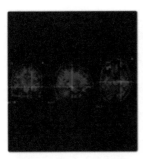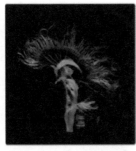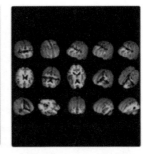

图 2-16　Avalon AI 脑部核磁共振图像预测阿尔茨海默病

要进行这些研究，首先需要制作一个大脑 3D 磁共振图像，把它与其他样本进行对比，然后用卷积神经网络（CNN）技术对这个图像中的大脑做特征分析。卷积神经网络的原理和人的皮肤类似——网络的每一层都提取这个大脑扫描图中的一些简单特征，然后层层叠加，重新组合成复杂的特征集合。这种神经网络的分析方法不仅需要横向分析同等失智程度大脑的相似特征，还需要纵向比较不同失智程度大脑的相异特征。通过层层分析对比，就能够判断大脑是否损伤，或者失智程度有多严重。

2.2.2　疾病的预测

1．脑疝预测

大面积脑梗死是一种常见且非常严重的神经内科疾病，其发病人数约占所有脑梗患者的 10%，而且死亡率极高，大约为 80%。[①] 大量研究表明，患者在症状发生恶化之前积极干预的效果比后期干预更好，因此早期对患者预后进行有效判断，从而选择有效的治疗方案，是脑梗患者治疗成功的关键。

《中国卫生统计》2014 年刊登了一篇名为《利用人工智能系统预测大面积脑梗死患者的转归》的论文。论文指出，利用人工神经网络多层感知机建立多因素预测模型，对大面积脑梗死患者的预后进行预测，在单因素模型中预测效果最好，

---

① 数据来源：动脉网蛋壳研究院《2017 医疗大数据和人工智能产业报告》。

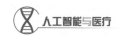

AUROC（受试者工作特征曲线下的面积）为 0.87[1]。最终得到结论：人工智能随机森林模型可用作医学辅助诊断系统，来预测脑疝在大面积脑梗死患者中的发生概率。

2. 慢性肾病分级预测

目前，世界上有超过 5 亿人患有不同种类的肾脏疾病，但是全社会对于慢性肾病的知晓率不足 10%。因为慢性肾病早期没有明显症状，很容易被忽略，很多患者都是等到肾功能恶化时才去医。因此，肾病分级预警迫在眉睫。华南农业大学食品学院的研究员基于人工智能对肾小球过滤进行过预测，通过 BP 神经网络构造了预测模型，最终构建出一个实用性良好的慢性肾病分型预警模型。

3. 心脏病患者死亡预测

英国科学家曾在《放射学》（*Radiology*）杂志上发表研究文章，研究结果认为人工智能可以预测心脏病患者何时死亡。英国医学研究委员会下的 MRC 伦敦医学科学研究所称，人工智能软件通过分析血液检测结果和心脏扫描结果，可以发现心脏即将衰竭的迹象。

研究人员是通过对肺高压患者的研究得到上述结果的。这项技术能让医生发现需要更多干预治疗的患者，从而拯救更多的生命。

肺内血压的增高会损害部分心脏，大约三分之一的患者会在确诊之后的 5 年内死亡。目前的治疗方法主要有直接将药物注射到血管及肺移植，但是医生需要知道患者还能存活多久，以便选择正确的治疗方案。

研究人员在人工智能软件中录入了 256 名心脏病患者的心脏核磁共振扫描结果和血液测试结果。人工智能软件测量的每次心跳中，心脏结构上均标记了 3 万个点的运动状况，根据这个数据，再结合患者 8 年来的健康记录，软件就可以预测哪些异常状况会导致患者的死亡。人工智能软件能够预测未来 5 年的生存情况，预测患者存活期只有一年的准确率大约为 80%，而医生对于这个项目的预测准确率为 60%。[2]

4. 骨关节炎发展预测

卡耐基梅隆大学生物工程博士 Shinjini Kundu 在一次会议上展示了人工智能在骨关节炎发展方面进行预测的研究。骨关节炎是关节软骨退化造成的骨损伤或

---

[1] AUROC 为综合评判灵敏度和特异的指标，AUROC 越大，其预测的准确性超高。
[2] 数据来源：动脉网蛋壳研究院《2017 医疗大数据和人工智能产业报告》。

关节边缘的反应性增生，以往患者只有在感觉到疼痛而去医生处就诊时才能通过MRI图像发现问题，而此时软骨已经出现了问题。

在Kundu的研究中，通过收集大量人群10年间的软骨MRI影像数据，利用人工智能寻找健康人群和患病人群的影像差别。正常人的软骨上的水是均匀分布的，而患有骨关节炎的患者，其MRI图像上红色部位有水的聚集。人工智能通过大量图像数据的学习，能够发现正常人的软骨中的异常，从而预测出未来3年患骨关节炎的概率（图2-17）。据介绍，这套系统目前的准确度已经达到了86.2%，如果你提前知道未来可能会患上骨关节炎，那么从现在开始，就应该注意身体的各个方面，远离疾病的困扰。

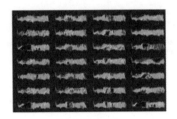 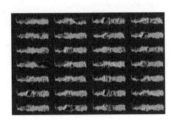

3年内有骨关节炎   **3年内无骨关节炎**

图2-17 骨关节炎的预测

5. 流行病风险预测

医疗人工智能通过对医疗大数据的收集分析，可在多个方面提高医疗系统的效率。人工智能在公共卫生领域中的应用，可以帮助疾控部门提升疾病预防和控制的水平。通过人工智能预测模型和医疗大数据的收集，能够完成城市或国家层面的流行病风险预测。通过这样的预测，居民健康管理水平将大大提高，有助于降低医疗成本支出。

中国平安与重庆市疾控中心联合课题组研发的全球首个流感预测模型取得阶段性进展：利用平安的大医疗健康数据、人工智能技术及重庆市疾控中心的监测数据，能够提前一周预测流感的发病趋势，并在验证中取得准确的预测效果。该流感预测模型可以帮助重庆公共卫生部门及时监控疫情，并指导民众进行疾病预防。模型能够精准预测个人和群体的疾病发病风险，提升疾病事前预防的成功率，帮助政府医疗系统降低国家疾病与防控工作的成本。

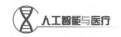

2.3 医学影像

现代医学是建立在实验基础上的循证医学，医生的诊疗结论必须建立在相应的诊断数据上。影像是重要的诊断依据，医疗行业 80% ～ 90% 的数据都来源于医学影像，所以临床医生有极强的影像需求。他们需要对医学影像进行各种各样的定量分析、历史图像的比较，以便能够完成诊断。

医学数字成像和通信（DICOM）与其他数字影像和通信一样，有一个储存和交换医学图像数据的标准解决方案。该标准自 1985 年第一版发布以来已经被修改多次，标准包含一个文件格式以及一个通信协议。

表 2-2 所示为主要的 DICOM 数据库。

表 2-2　主要的 DICOM 数据库

主要的数据库	数据库所包含的内容
Kaggle 竞赛和数据库	这里有关于肺癌和糖尿病视网膜病变的数据
可视化人体数据集	目前有中国、美国、韩国 3 个国家的可视化人体数据集。中国可视化人体数据集包括 5 套中国可视化人体断面解剖数据集和相应的 CT、MRI 数据集，其中男性标本 2 例，女性标本 3 例，标本年龄为 22 ～ 35 岁，中等体型
Dicom 数据库	这是一个以教学和科研为目的免费线上医学 DICOM 图像和视频数据库
Osirix 数据库	这个数据库提供了大量通过各种成像方式获得的人类数据
Zubal 幻影	这个网站提供了关于两名男性 CT 和 MRI 图像的多个数据

所有患者的医学图像都被保存在 DICOM 文件格式中。这个格式中保存着患者的受保护健康信息，如患者姓名、性别、年龄，还有一些医疗图像的数据。"医学成像设备"创建了 DICOM 文件。医生们使用 DICOM 阅读器和能够显示 DICOM 图像的计算机软件应用程序来查看医学图像，并且根据图像的信息做出诊断。

但对于图像的识别，长久以来人工智能的研究者们大多采用图像匹配的方式进行，并没有找到较好的特征提取方式。直到 2010 年，人们终于找到了更好的建模、训练的方法——深层神经网络，它可以自动做特征抽取、表达抽取的工作。此后，"深度学习"的概念就被广泛应用了。

深度学习属于表征学习，拥有较强的表征处理能力，可以很好地把很多现实问题转换为可以处理的形式。它擅长处理的是高维度、稀疏的信号，图像就是这些信号中一种有代表性的形式。在医学影像领域，使用的算法通常为卷积神经网络。

Tips：卷积神经网络（CNN）

我们假设世界（图像）是由很多很小的部分（特征）组合而成的，当卷积网络作用于图像时，随着深度的增加，它会提取出更高层次的抽象特征，而这些特征对图像的识别非常有用。原始的机器学习方式是需要人来手工设计特征的，再在设计后的特征上训练分类器，而深度学习高效地自动化了特征抽取及表示这部分的工作，因此现在已经成为图像处理的主导技术，被视为一种自动学习层级化特征表示的学习方法。

"人工智能＋医学影像"便是计算机在医学影像的基础上，通过深度学习完成对影像的分类、目标检测、图像分割和检索工作，协助医生完成诊断、治疗工作的一种辅助工具。

2.3.1 人工智能参与医学影像诊断的方式

人工智能的本质是计算机通过对已有资料进行经验积累，自动提高对任务的处理性能。探索人工智能在医学影像方向有哪些参与方式，首先要知道人工智能拥有什么样的能力。我们按照自己对深度学习的理解，将人工智能在图像处理上的能力分为 4 类：影像分类、目标检测、图像分割和影像检索。这 4 项能力在医学影像上分别对应着图 2-18 中的 4 个功能。

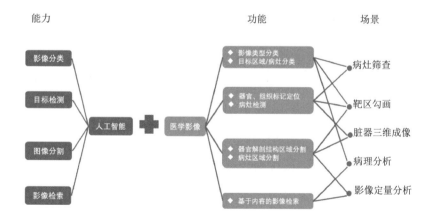

图 2-18 人工智能＋医疗影像的主要工作模式

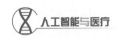

下面以肝部疾病筛查为例，介绍人工智能参与医学影像的方式。

人工智能参与医疗过程首先要做的是获得大量带标注的医学影像样本，然后尝试在其中找到一些关键点。例如，要找靠近肺和靠近肝的点，把关键点找到以后，结合肝的形状鲜艳模型，设定一个初始化模型，再通过机器学习的方式学到边界应该是什么样的，病变应该是什么样的，尽量地逼近它的边界信息，再通过它的形状特征进行进一步的完善，最后获得好的分割和筛查结果。这一过程便是人工智能对图像的定位、分类和切割。

当把脏器分割、病变标记出来以后，就知道患者这个部位有病变，但是并不知道患了什么病，病情发展到了什么程度。这个时候便需要对病理图像进行分析，从而获得辅助判断依据。

病理分析是抽取疑似病变活体，放在显微镜上进行细胞形态分析的一种检验方式，是目前癌症的主要确诊方式。数字病理图像往往非常大，如部分肿瘤病理图像的尺寸达到了 20 万 ×20 万像素，有的甚至达 40 万 ×40 万像素，有非常多的细胞需要分析。这是极大的分析量，医生需要花费大量时间进行比对。随着病理图像包含的信息不断增加，这一工作交给医生来做开始变得不现实。

通过搭建神经网络和利用深度学习算法，人工智能系统对包含各种病变形态细胞的病理库进行大量训练，获得识别病变细胞特征的能力。利用之前提到的分割算法，将细胞分割出来，通过大量比对，识别出细胞的病变形式及发展程度，为医生做出最后诊断提供辅助依据。

医院大数据中，85% 左右的存储容量被影像数据所占据，现在的计算机可以识别结构化的文本数据和结构化的影像数据，且正在探索将功能性医疗图像和结构性图像相融合的方式，以获得更好的诊疗效果。将上述 4 项能力进行组合，便得到了人工智能在医学影像上的具体应用。

2.3.2　人工智能为医学影像带来的改变

人工智能为医学影像解决了什么问题？给医院、医生带来了什么样的改变？我们总结出，其实际解决了 3 类问题。

第一，把信息更好地呈现给医生。现在成像越来越容易，分辨率越来越高，医生要看越来越多的影像，但是医生需要的不是数据，医生需要的是信息，怎么把这些信息更好地呈现给医生？人工智能能够完成脏器的定位、分类及分割工作，并将可疑位置进行标注，相当于为医生去除了干扰项，将更为直接的信息呈现出来。

第二，帮助医生定量分析。医生非常擅长定性分析。看到片子，有经验的医生3秒内就可以大致判断是什么问题，但是需要一些工具做更精准的判断，定量的分析靠眼睛很难做到。这里面的工作包括各种各样的多模态分析、历史图像的比较、病人人群的分析，这些不是简单地用眼睛就能完成的，而是需要图像分割、图像配置、功能图像分析。

第三，能够解决成像和智能图像识别的问题。这两个步骤很多年前是被分开的，技师拍片子，医生做分析。实际上，只有两者结合起来才能更有效地优化系统，为医生提供更好的服务。

表2-3所示为传统方式和人工智能读片的区别。

表2-3 传统方式和人工智能读片的区别

方式\项目	传统方式	人工智能
阅片方式	医生逐张察看，凭借经验进行判断	机器完成初步筛选、判断，交由医生完成最后判断
阅片时间	长，医生查看一套PET影像需要10分钟以上，且需要反复观看确认	短，人工智能能够快速完成初筛，交由医生进行判断，能够大幅缩短医生阅片时间
准确率	个体差异较大，医生阅片能力的高低严重依赖个人经验，且医生长时间阅片会产生疲劳，导致准确率下降	全面性：医生会根据经验挑切片中的重点可疑区域来观察，而机器可以完整地观察整张切片而无遗漏；稳定性：机器不需要休息，不会受到疲劳状态影响，其诊断结果能保持完全的客观、稳定和复现

就成像来说，一方面，缺乏高水平的技师，尤其是基层医院，有重复的成像造成影像资源的浪费。另一方面，高级成像功能复杂，有时候技师调整一下序列和参数，就能对图像质量造成很大影响。这里需要建立一个标准化、个性化的流程标准。

标准化是指得到的图像需要有一个标准化的质量；个性化是指根据不同人的情况做出相应调整，如BMI高低不同的人在做CT图像的时候，它的成像参数有调整。剂量有调整，通过个性化来实现图像质量的标准，通过智能的手段来帮助医生和技师选择成像的参数，最终让没有经验的基层医生得到和三甲医院一样的医学影像。

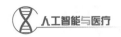

另外，随着 3D 成像技术的出现，医生有时候可以不用再看上百张平面 CT
图像，直接看立体图像就可以。

再说回图像分析，医生看的片子有绝大部分都是健康人的片子，这就浪费了
医生的时间，现在系统可以帮助医生先把健康人的片子去掉，把剩下的图像呈现
给医生。针对异常的图像，系统直接标注出病灶、结节等异常的地方，医生只需
要审核一下就可以，提高了医生的效率。

总的来说，成像和图像分析结合起来，将健康人的图像进筛除，呈现给医生
异常的图像，并做初步的标注，这极大地提高了医生的效率和诊断的稳定性，并
在定量分析上带来了前所未有的新方式。

2.3.3 人工智能＋医学影像在各领域的应用情况

人工智能在医学影像领域目前的应用方向主要有 3 类，即疾病筛查、病灶勾
画和脏器三维成像。我们总结了目前人工智能在医学影像方面主要覆盖的方式及
主要使用的医学影像类型（图 2-19），接下来将详细介绍目前人工智能在肺部筛查、
糖网病筛查、靶区勾画、脏器三维成像方面的应用情况。

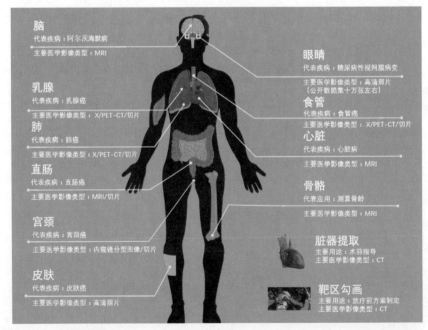

图 2-19　人工智能在医学影像方面主要覆盖的方式及主要使用的医学影像类型

1. 肺部筛查

人工智能进行肺部筛查的步骤为，使用图像分割算法对肺部扫描序列进行处理，生成肺部区域图，然后根据肺部区域图生成肺部图像。利用肺部分割生成的肺部区域图像，加上结节标注信息生成结节区域图像，训练基于卷积神经网络的肺结节分割器，然后对图像做肺结节分割，得到疑似肺结节区域。找到疑似肺结节后，使用 3D 卷积神经网络对肺结节进行分类，得到真正肺结节的位置和置信度（图 2-20）。

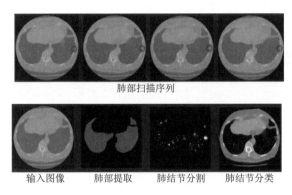

肺部扫描序列

输入图像　　　肺部提取　　　肺结节分割　　　肺结节分类

图 2-20　肺部疾病的影像筛查的步骤

在动脉网蛋壳研究院收集的 20 家国内进行病灶标注的人工智能医学影像公司中，开展肺癌诊断业务的有 12 家，占比为 60%，其他几家公司目前专注于乳腺癌影像、甲状腺癌影像、眼底影像等医疗影像的研究（表 2-4）。另外，由于目前公司在对外宣传的时候很多表述是辅助诊断肿瘤，并未注明诊断哪些癌种，因此实际比例要高于 60%。

表 2-4　医疗影像主要病种涉足企业统计

针对病种	涉足企业
肺结节	推想科技、深睿医疗、汇医慧影、图玛深维、体素科技、依图科技、万里云医疗、零氪科技等
糖网眼底病变	体素科技、泰立瑞、Airdoc、肽积木、上海孚视、Big Vision、致远慧图、爱尔眼科等
脑卒中	推想科技、深睿医疗等
冠心病	体素科技等

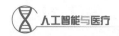
续表

针对病种	涉足企业
骨折	汇医慧影、Airdoc 等
食道癌	腾讯觅影等
皮肤病	哪吒保贝、Airdoc 等
肝癌	Airdoc 等
前列腺	深睿医疗等
心血管疾病	乐普医疗等
乳腺癌	视见医疗、医保科技等

　　国内人工智能技术虽然还处在初期阶段，但是人工智能利用 CT 图像等放射影像，在肺结节识别方面的技术相对来说比较成熟。很多公司如推想科技、依图医疗等的产品已经在临床上取得应用。据了解，浙江省人民医院、上海长征医院、北京协和医院、湘雅医院等都在用 AI 产品。

　　目前，AI 产品对于肺结节的识别检出准确率在 90% 左右（每个公司的情况不一样，但是只要是报道出来的，都声称 AI 产品的水平高于医生平均水平），但是医学人工智能对于肺结节良、恶性的判断还处于研发阶段，最终诊断结果需要医生结合临床来做决定。

　　除了利用 CT 图像等放射影像进行肺癌的辅助诊断、筛查，也有公司利用病理图片和大数据模型进行辅助诊断和筛查。例如，Deep Care[①] 就尝试利用病理图像帮助医生辅助诊断肺癌，但是这个技术还在研发中。该公司之前还将这一技术应用在了乳腺癌的检测中，目前准确率已经达到 92.5%。

　　点内生物则利用大数据模型进行肺癌的早期诊断，该公司整合目前国际上主流的肺癌风险预测模型，结合人工智能与机器学习技术，在国内 2 万例肺癌病例的验证下，优化并形成了适合中国人使用的肺癌智能筛查引擎"肺常好"。目前，点内生物已经和上海杨浦区政府合作，对全区居民进行肺癌筛查。

　　目前，汇医慧影对胸部 X 光的气胸、肺结核、肿块的自动诊断准确率已经达到

---

① Deep Care：一家专注于医学影像识别和筛查的科技公司，其特殊之处在于使用的技术是人工智能。

95%，脑核磁肿瘤的自动识别率超过85%，胸部CT中肺结节的识别率超过85%。

腾讯觅影包含6个人工智能系统，涉及的疾病包含食管癌、肺癌、糖网病、宫颈癌和乳腺癌。其中，早期食管癌智能筛查系统最为成熟，实验室准确率为90%，现已进入临床前实验阶段。

乳腺癌AI辅助诊断系统获得国家食品药品监督管理总局（CFDA）认证，部分病变检出率高达96%。

肺结节类医疗人工智能产品无疑是目前最热门的方向，据不完全统计，截至2018年7月，仅在肺结节筛查领域，有具体产品的人工智能企业就有20余家，并且大部分企业都得到了投资，如表2-5所示。

表2-5　肺结节筛查类产品落地情况举例

企业名称	产品名称	主要合作方	研发方向	合作医院数量/家	每日检查量/人次
汇医慧影	CT肺结节筛查	自主研发	肺结节检测	480	17万
视见科技	肺部CT图像人工智能辅助诊断软件	中国人民解放军总医院第八医学中心（309医院）、深圳市人民医院等	肺结节检测	17	
图玛深维	Discover/ Lung Nodule肺结节智能诊断系统	影像科/呼吸科/胸外科	肺结节检测	150	2.3万
依图科技	肺癌影像智能诊断系统	四川大学华西医院、武汉协和医院、浙江大学医学院附属第二医院、浙江省人民医院、南方医科大学南方医院、上海交通大学医学院附属第九人民医院等	肺结节检测	101（三甲医统）	150～200

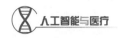 人工智能与医疗

企业名称	产品名称	主要合作方	研发方向	合作医院数量/家	每日检查量/人次
体素科技	Lung Nodule Management and Analysis 肺结节管理与分析系统	上海交通大学医学院附属瑞金医院、上海市胸科医院	肺结节检测	合作医院12家，合作企业5家	—
雅森科技	肺结节辅助诊断软件	宁波市第二医院	呼吸系统疾病	17	200
健培科技	肺部CT分析检测系统	浙江省中医院、浙江大学医学院附属邵逸夫医院	肺结节检测	195	75
健培科技	肺部CT分析检测系统	河南省胸科医院	肺部常见疾病	167	100

我国年新增肺癌患者数量和年肺癌因素死亡人数皆位居全球第一，早筛需求大，低剂量螺旋CT正被广泛推广；而从图像质量上来说，胸部CT图像分层薄、视野清晰、干扰因素少、病灶特征有规律可循，是智能影像判读的理想工具，加之我国影像医师的稀缺及国家政策的大力推动，这一领域的应用基础堪称完美。

2017年，主攻肺结节检出的各大AI企业都交出了辉煌的答卷，敏感性从95%、96.5%、98.8%一路提升，人类肉眼难以察觉的像素差别，在AI强大的算力面前无所遁形。

临床上为了确保影像判读的准确性，通常由一名执业医师与副主任医师共同阅读同一个患者的胸片。影像医师在读片完毕之后，还需要上级医生复查一遍，签字确认。AI的目的正是替代这个步骤中的第一个环节，因为AI医生不仅"视力"极好，几乎可以看出每一个微小结节，同时还不知疲倦，不会出现视觉疲劳，看成千上万张胸部CT也不过毫秒之间。

目前，人工智能肺结节筛查产品已经全面进入落地医院环节，投入人工智能的企业日均检查量已经超过10万例。在合作方式上，因为目前没有明确的收费项目，肺结节筛查类产品主要以两种方式进入医院：一是以科研项目的方式同医院合作；二是同器械厂商合作，以整体服务包的形式进入。

2. 糖网病筛查

糖网病是糖尿病性视网膜病变的简称，是常见的视网膜血管病变，也是糖尿病患者的主要致盲眼病，图2-21所示为糖网病的主要症状和检查点。我国是全球2型糖尿病患者最多的国家，随着糖尿病患者的增多，糖网病的患病率、致盲率也在逐年升高，其是目前排在第一位的致盲性疾病。

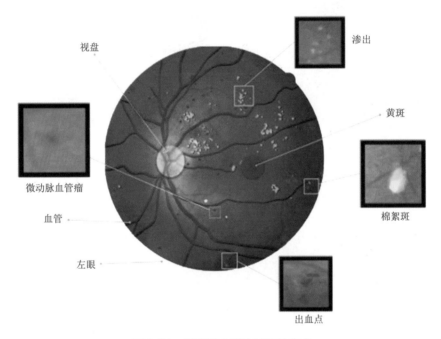

图 2-21 糖网病主要症状和检查点

医学研究证明，高血糖、高血压、高血脂是糖网病发生的重要危险因素。

因为糖网病早期往往没有任何临床症状，而一旦有症状，病情就已经较为严重，容易错过最佳治疗时机，所以糖网病的治疗效果取决于治疗是否及时。但是由于我国眼科医生匮乏、居民重视程度不高，目前我国糖网病筛查的比例不足10%。

国家卫生计生委办公厅在2017年3月发布的数据中，用患病率、发病率和患者情况说明了我国糖网病的现状：我国各地区流行病学调查显示，糖尿病黄斑水肿与临床有意义的黄斑水肿在糖尿病罹患人群中的平均发病率分别为5.2%（3.1%～7.9%）和3.5%（1.9%～6.0%）。

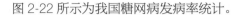

图 2-22 所示为我国糖网病发病率统计。

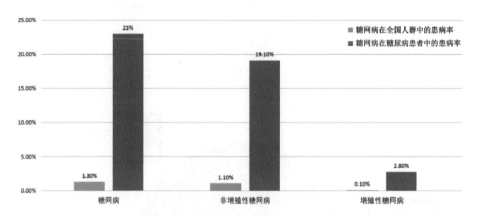

图 2-22 我国糖网病发病率统计

2017 年年度国际糖尿病联盟（IDF）发布的统计结果显示，2017 年全球有 4.25 亿名糖尿病患者，比 2015 年增加了 1000 万；此外，还有 3.5 亿多糖尿病高危人群；预计到 2045 年，将会有近 7 亿名糖尿病患者。而在所有国家中，糖尿病人数最多的就是中国，达 1.14 亿。我国的 1 型糖尿病患者数量在全球排第四位[①]。据了解，2017 年，我国 87% 的糖尿病患者就诊于县级及以下医疗机构，可是治疗糖网病的基本诊疗措施和适宜技术大多在三级医疗机构，基层医疗机构不具备这个实力。

部分糖网病的流行病学结果显示：50% 以上的糖尿病患者未被告知应定期进行眼底检查，近 70% 的糖尿病患者未接受规范的眼科治疗，约 90% 具有激光治疗指征的糖尿病视网膜病变未得到治疗。在应接受激光治疗的患者中仅有 20% 的患者接受了规范的激光治疗。

患者数量巨大，但是我国眼科医生数量很少。据 2016 年卫计委统计[②]，

---

① 卢芳 .International Diabetes Federation：国际糖尿病联盟发布新版糖尿病地图：中国 1.14 亿，仍是全球冠军，女性教育是防治关键 [EB/OL].[2017-11-18].http://www.medsci. cn/article/show_article.do?id=d6c6121688fd.
② 2016 年 11 月国家卫计委印发的《"十三五"全国眼健康规划（2016—2020 年）》，明确提出要以分级诊疗制度为基础，加大糖尿病视网膜病变的防治力度，提高早产儿视网膜病变筛查、诊断与治疗水平，巩固消除致盲性沙眼的成果等。

我国目前只有 3.2 万名眼科医生，其中，从事眼底医疗服务和研究的医生有 800 ～ 1000 人，相对于 2700 多万名糖网病患者来说，眼科医生严重不足。

而 2015 年的 IDF 报告显示，2015 年全球医疗消费中，11.6% 花费在糖尿病治疗上，金额为 6730 亿～ 11 970 亿美元。我国糖尿病导致的直接医疗开支占全国医疗总开支的 13%，达到 1734 亿元，主要是因为糖尿病患者医疗服务的次数是非糖尿病者的 3 ～ 4 倍，其住院和门诊次数较多。另外，中老年群体有一定的财富积累，支付能力较强。

这样算下来，平均每个糖尿病患者每年在糖尿病治疗上的花费为 1 万元以内，所以花费几十块钱去做一次筛查并不是很大的开支。糖网病筛查没有得以普及，一方面是因为医生少、患者多，另一方面也存在以下一些客观因素。

（1）糖网病患者基数大，增长快，眼底设备的普及速度远远无法满足需求。但是由于眼底设备昂贵，对于欠发达地区来说，大量采购并不现实。

（2）随着人们对糖网病筛查的重视及国家的推进，眼底读片的需求在增加，现有医生已经无法承担这些工作量，导致医生过劳，误诊、漏诊的情况出现。另外，有经验的医生也并不愿意一直做读片的工作，他们希望有更多的时间做一些研究，发现新的成果。这就导致医生的数量更加稀少。

（3）从事眼底读片的医生培训速度慢，存在差异性，导致不同的医生读片结果存在差异，致使诊断结果缺乏定量信息。

（4）眼底读片的数据管理与分析操作难度大，现状是数据简单存档保存，但数据整理工作量大，因此读片数据再次利用的难度很大。

（5）糖尿病患者往往因为高龄或罹患全身多系统并发症而出行不便，居住地又距地区内有足够眼病服务能力的医疗机构较远，在医疗机构等待或检查时间又较长。

以上问题主要是由医患供需不平衡导致的，而图像识别是人工智能的专长，利用人工智能进行初步筛查，将大大改善目前糖网病筛查的现状。

目前，利用 AI 进行糖网病筛查的有 9 家公司，如表 2-6 所示。

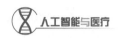

表 2-6 人工智能糖网病筛查公司

公司名称	应用场景	研发方向	城市	融资情况	融资轮次	投资机构	成立时间
爱尔眼科	病灶筛查	糖网筛查	长沙	未披露	战略投资	高瓴资本	2003 年 1 月
上工医信	病灶筛查	糖网筛查	北京	4000 万元	A 轮	亿胜生物,海达投资,乾和投资	2014 年 7 月
Airdoc	病灶筛查	糖网筛查	北京	数亿元	B+ 轮	中信资本	2015 年 9 月
Big Vision	病灶筛查	糖网筛查	苏州	300 万元	A 轮	翔石资本	2015 年 11 月
上海孚视	病灶筛查	糖网筛查	上海	数千万元	A 轮	千骥资本,联合资本,上海双创	2015 年 12 月
泰立瑞	病灶筛查	糖网筛查	南京	1 亿元	天使轮	——	2016 年 2 月
体素科技	病灶筛查	糖网筛查	美国/上海/苏州	5000 万美元	B 轮	弘泰资本,清松资本,汉富资本,红杉资本	2016 年 3 月
致远慧图	病灶筛查	糖网筛查	北京	数千万美元	A 轮	丹麓资本	2016 年 8 月
肽积木	病灶筛查	糖网筛查	北京	数百万元	A 轮	——	2016 年 10 月

除了爱尔眼科外,其他 8 家都是创业公司,有 3 家公司的注册时间是 2015 年,4 家公司的注册时间是 2016 年,都还是很"年轻"的公司。9 家中有 7 家可以在网上找到融资信息,1 家是天使轮,5 家是 A 轮,2 家是 B 轮。这些公司中,上工医信、肽积木、上海孚视、Big Vision、致远慧图、爱尔眼科 6 家公司都专注于眼科领域。体素科技、泰立瑞和 Airdoc 的业务广泛一些,涉及其他的影像产品。

在临床实验阶段,使用人工智能进行糖网病筛查的流程为:患者利用手机、手持式眼底照相机及专业眼底设备拍摄眼底照片,上传到系统或者云端,然后输入自己的病史(也可以由医生输入),系统就会自动给出辅助参考意见。

需要后续深度检查治疗的患者交由医生复查,对无糖尿病视网膜病变、轻度无须后续深度检查治疗的患者,给出健康指导建议。

据肽积木首席执行官柏文洁介绍,利用肽积木 AI 技术,13 ~ 15 秒就可以完成一张眼底图片的病灶标记,而医生需要 3 ~ 5 分钟——在保证准确率的前提下，速度提高了 20 倍左右。

上海长征医院魏锐利教授如此评价 Airdoc："有了 AirdocDR 这个系统，可以把我们专业医生的手和我们的检查技术延伸到全国各地。也就是说，在任何一个角落，手机拍摄的和专业仪器拍摄的影像都可以传输到云中，进行辅助分析，获得准确建议，让患者在任何时候都可以得到早期的预防和辅助分析建议。"

相较于管理血糖，借助糖网筛查更能帮助基层逐步建立慢病管理体系和提高慢病管理能力。卫计委的分级诊疗服务方案中已经说得很明确，眼睛的问题需要转诊，但是血糖、血压、血脂的严格控制，患者的定期随访和教育必须落实在基层。

利用 AI 做糖网病筛查具有以下挑战和机遇。

（1）眼科设备需要进步。目前的专业眼科设备价格昂贵，操作复杂，需要专业的人员进行操作，但是这种设备不利于大面积的筛查。对此，市场上出现了一些手持式的眼底照相机和利用手机改进的眼底照相机。

如果进行大规模糖网筛查，手持式的眼底照相机是必不可少的设备，这一块的技术短缺将对 AI 眼底筛查技术的普及造成一定的影响，但是据动脉网了解，目前已经有很多家公司在合作改进这类设备。

（2）需建立完善的标准数据库。企业或者医院收集一定数量的、由各种质量的眼底照片组成的影像数据，由政府牵头，聘请一批专家来做标注，做好等级分类；然后将这些图片输入各个创业公司的眼底 AI 辅助诊断、筛查系统，对比系统与专家的标注结果，这样出来的准确性才有意义。

这并非易事，数十万的数据标注需要的资金规模在数千万元，每个图像需要 5～7 个专家标注，这是一个很大的工作量，现实中如何落实，还需要政府、企业、医院多方讨论。

（3）眼科全方位的服务。目前，医学人工智能主要应用在门诊和住院等环节，但是医疗服务环节众多，人工智能完全可以在其他环节发挥更大的作用，如术后跟踪和随访、药品作用反馈等领域。人工智能可以快速分析海量数据并生成相应模型，辅助医生对疾病发展和治疗进行更有效的追踪和随访管理。

目前，不断有 AI 企业开始和当地卫计委合作展开眼底糖网病的筛查活动，活动项目由医保付费，企业落实。虽然现在还是实验阶段，但相信随着政策的完善和设备的更新，人工智能必将助力糖网病的筛查、糖尿病的管理和分级诊疗的落地。

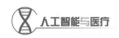

3. 靶区勾画

靶区勾画与治疗方案设计占用了肿瘤医生的大量时间。

病人被确诊为肿瘤时大多是很恐慌的，身体上出现一点风吹草动都要去问医生，而一些著名三甲医院的肿瘤科通常人满为患，医生除了要看病，还有科研等其他的工作任务，面对患者没完没了的追问，他们也会感到烦躁。

基层医疗机构肿瘤科医生缺乏经验，很多时候他们不敢轻易地为患者做治疗方案，只能转诊，这又加剧了三甲医院医患的矛盾。所以，利用新科技来提高医生的效率，提高基层医生的治疗水平与自信心是医院很关心的事情。

放疗是肿瘤三大治疗方式中最主流的治疗方式（其他两种是手术和化疗）。相较于诊断，治疗更切入医疗的核心。每个肿瘤患者的 CT 图像在 200 张左右，医生在勾画的时候，需要给每个图片上的器官、肿瘤位置进行标注，图 2-23 即智能靶区勾画的软件界面。这个过程按照传统的方法来做，要耗费医生 3 ～ 5 个小时，找到肿瘤的位置之后，医生还需要根据肿瘤的大小、形状等设计放射线的具体照射方案或者手术方案，这里面也包含了不同位置所需的不同放射剂量。

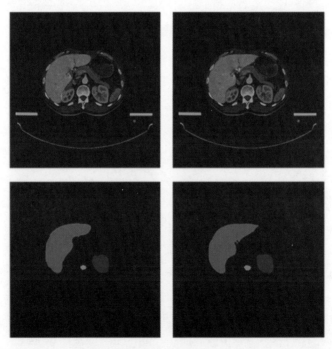

图 2-23　智能靶区勾画的软件界面

如果一切顺利，患者按照医生最初的设计方案治疗、好转，最后康复。但有些时候事与愿违，第一个疗程的治疗或许由于靶区勾画不准确或者肿瘤的变化，导致治疗无效（肿瘤组织减少小于30%），这个时候就需要更改治疗方案，需要医生重新为患者做勾画，做方案。

我国肿瘤患者的平均等待时间为2～3周，医生把时间放在一个患者身上，另一个患者就要继续等待，而这有可能会错过最佳治疗期。

靶区勾画与治疗方案设计具有一定的技术含量并需要医生的经验，但是其中包含了大量的重复工作，这些劳动密集型的工作是人工智能的专长，利用AI做这些事情将节约肿瘤医生大量的时间。

肿瘤科信息系统将肿瘤治疗过程中各独立分系统、各环节产生的数据信息对接，然后整合，进行肿瘤治疗流程的控制和管理，同时实现肿瘤科的质量控制。流程大概是：系统根据具体癌症类型自动生成CT的检查项目，然后根据CT图，利用图像识别技术和AI技术自动勾画相应靶区。系统自动生成具体的放射性照射方案或者手术方案后，再交由医生做最终确认。为了做好质量控制，系统会全流程跟踪上述步骤及之后的治疗和检查结果。

以往医院没有这个系统的时候，医生将等候2～3周把患者的资料下载下来，用3～5个小时进行靶区勾画，然后再花时间进行治疗方案设计。使用该系统以后，医生下载的资料包含了系统自动勾画的靶区和放疗方案或者手术方案，医生只需修改、矫正就好。

目前，连心医疗在乳腺癌、鼻咽癌、肺癌、肝癌等癌种方面技术相对成熟，自动勾画的靶区与医生勾画的重合度在87%以上。在这一领域布局的公司还有医诺科技、全域医疗和普润医疗等。

4. 脏器三维成像

脏器三维成像是指人工智能以核磁共振、CT等医学影像数据为基础，对目标脏器定位分割，在计算机上显示患者的内部情况。将患者的核磁共振、CT等病情影像数据输入，在计算机上显示患者的内部情况。医生手中的探针指向哪里，系统即实时更新显示，让医生对患者的解剖位置一目了然，使外科手术更快速、更精确、更安全。图2-24所示即为脏器三维成像VR演示。

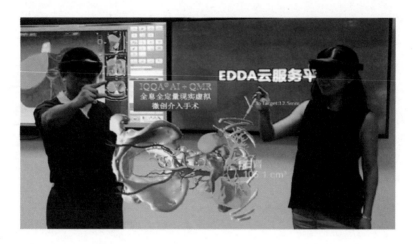

图 2-24　脏器三维成像 VR 演示

自动重构器官真实的 3D 模型，能够使医生通过专用设施在增强现实的虚拟空间里全方位、直接观看到患者真实人体结构的解剖细节，并通过手势和语音操作实时进行器官和病变的立体几何分析，精确测量目标结构的区位、体积、径线和距离等参数，同时还能使医生进行虚拟解剖作业、模拟手术切除、手术方案设计和手术风险评估。

脏器三维成像产品最早出现在手术导航系统中，但早期准确率不高，随着人工智能的加入，成像结果趋于准确，逐渐为医生接受。脏器三维成像主要应用于外科手术中，能够将患者术前或术中影像数据和手术床上患者解剖结构准确对应，帮助医生了解病灶与器官管道系统的相互关系，计算器官和病变体积，从而确定手术切除线路，可以极大地提高外科医生的手术精确度，减小手术创面，最大限度地减轻手术患者肉体上的痛苦。

目前，国内提供相关产品的公司包括医软科技、昕健医疗、海纳医信、锐达医疗、联影医疗和睿佳科技等。脏器三维成像依托于手术导航系统，产品落地速度相对较快；广东省人民医院、上海交通大学医学院附属仁济医院、陕西省人民医院等三甲医院均有使用。

其病理分析如下。

病理学家通过检查患者生物组织样本之后所做的检查报告，通常是许多疾病诊断的最终确定指标。尤其是癌症，病理医生的诊断对患者来说意义重大。但是病理切片的审查是一项非常复杂的任务，医生需要多年的培训才能获得专业知识和经验，所以病理医生数量远远不能满足需求。

我国病理医生极度缺乏。《中国卫生和计划生育统计年鉴2016》显示：我国病理科执业医师（含执业助理医师）只有不到 1.5 万人，与国家制定的每 100 张床配备 1 ~ 2 名病理医生的标准差距悬殊，我国病理医生的缺口总数可达 10 万人。

即使经过严格训练的病理医生，他们对同一个患者的诊断也存在差异性，这种差异性是造成误诊的重要原因。例如，医生对某些形式的乳腺癌和前列腺癌的诊断一致性的比例低至 48%。

医生所做诊断缺乏一致性并不奇怪，因为要想做出准确的诊断，医生必须在大量的检查信息上进行判断。通常情况下，病理医生负责审查病理切片上可见的所有生物组织，但是每个患者都有很多病理切片，经过 40 倍放大后每个切片上都有 100 多亿个像素。想象一下要浏览 1000 多个百万像素的图片，还要为每个像素负责，这需要阅读大量的数据，但是医生的时间往往是不够的。

为了解决有限的时间和诊断准确性的问题，将人工智能引入数字病理学研究成为最好的办法。人工智能可以缩短病理诊断的时间，提升诊断效率，最主要的是还能提供更加准确的诊断结果。人工智能的有效使用可以真正帮助病理医生提升判读水平，从精准诊断开始，真正实现精准医疗。

人工智能的参与给数字病理研究带来了革命性的变化。谷歌公布了其利用深度学习算法辅助病理医生工作，确定病理图像是扩散到淋巴结的乳腺癌还是扩展到临近乳房的乳腺癌的情况。

他们使用标准的深度学习方法，如 GoogLeNet[1]，尽管产生的肿瘤概率预测热图有点嘈杂，但已经达到了普通医生水平。在经过将训练神经网络放在不同放大倍数的图像上进行学习之后，算法的定位得分（FROC）达到 89%，显著超过没有时间约束的病理学家的诊断得分 73%。

目前，国内已有多家企业将人工智能引入病理学的研究（表 2-7）。

[1] GoogLeNet：2014 年 Christian Szegedy 提出的一种全新的深度学习结构。在这之前的 AlexNet、VGG 等结构都是通过增大网络的深度（层数）来获得更好的训练效果的，但层数的增加会带来很多副作用，如过度拟合（overfit）、梯度消失和梯度爆炸等。

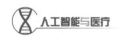

表2-7　国内使用人工智能进行病理分析的公司

企业名称	类型	应用场景	城市	融资总额	轮次	投资方
迪英加科技	医学影像	病理分析	杭州	数千万元	A轮	金阖资本（金域医学关联基金）、君联资本、将门创投、IDG资本、布朗什维克基金
兰丁医疗	医学影像	病理分析	武汉	未披露	A+轮	中银投资、招商局创投
泰立瑞	医学影像	病理分析	南京	—	—	
图玛深维	医学影像	病理分析	北京	2亿元	B轮	辰德资本、软银中国、真格基金、德联资本、经纬中国
微瞭智能	医学影像	病理分析	上海	250万元	天使轮	众合投创、优势资本
智影医疗	医学影像	病理分析	深圳	未披露	A轮	—

　　迪英加团队是国内最早的一批从事病理研究的研究人员。依托于其积累多年的数字病理影像图库，他们开发出了人工智能辅助诊断系统，可以在普通计算机上以5～10秒的速度处理和分析数据大小超过1GB的全场扫描数字病理图像，对几种癌症的良性和恶性判别准确率高达98%以上。

　　泰立瑞采用的是移动端采集方案＋云端解决方案，大大地降低了病理分析门槛；兰丁高科通过建立云平台的方式，将病理资源进行跨地域整合，云端收集数据并对算法进行实时优化，不断提高诊疗的精确度。

2.3.4　人工智能医学影像公司调研

　　我们对目前人工智能医学影像公司的运行情况进行了实际调研，得到了如表2-8所示的调研数据。这张表充分反映了人工智能公司数据来源、数据量及落地情况。但由于各个公司处于不同的发展阶段，所采用的市场策略也不同，因此该数据只具有反映行业发展情况的价值，没有对比分析的价值。

表2-8　人工智能医学影像公司产品应用情况

公司名称	落地产品应用疾病	主要产品应用科室	产品落地医院数量/家	落地医院	数据来源（临床或者下载）	用于训练模型的数据量/个	准确性	敏感性	特异性
汇医慧影	肺癌	放射科影像科	＞500	北京协和医院、中国人民解放军总医院（301医院）	临床+下载	＞10万	＞90%		
依图科技	肺癌、肺癌骨龄、儿科常见病	放射科、儿科	＞10（顶级三甲医院）	武汉协和医院、浙江大学医学院附属第二医院	临床	＞100万			96%
深睿医疗	肺癌	胸外科、影像科	＞10		临床+下载	＞2000		98.6%	92.9%
体素科技	肺癌	胸外科、影像科	＞100	浙江大学附属中山医院、上海市胸科医院	临床	＞10万		92%	80%
图玛深维	肺癌	放射科	38	中国人民解放军总医院（301医院）、中国医学科学院肿瘤医院深圳医院	公开数据集下载+临床数据	＞2万（正式完整的病例）		96.50%	
Airdoc	眼视光+糖网病	眼科	＞500	温州医科大学附属眼视光医院、淮北矿工总医院	公开数据集下载+临床数据	＞300万			

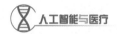

公司名称	落地产品应用疾病	主要产品应用科室	产品落地医院数量/家	落地医院	数据来源（临床或者下载）	用于训练模型的数据量/个	准确性	敏感性	特异性
肽积木		眼科	36	第五十五研究所职工医院、江苏淮安金湖县人民医院	临床+下载	＞40万	91%		
秦立瑞	糖网病	眼科	12	洛阳东方医院、洛阳第八人民医院	公开数据集下载+临床数据	6000			
致远慧图	糖网病	眼科	2		公开数据集下载+临床数据	＞20万		93%	90%
希氏异构	消化道疾病2	消化内科		四川大学华西医院	临床数据	＞20万	95%		
雅森科技		核医学科	5	北京协和医院	临床	核医学科5000多条患者多部位数据		86.21%（以脑产品为例）	92.31%（以脑产品为例）
雅森科技		神经内科	3	北京协和医院、北京大学人民医院	临床	神经内科1000多条临床PETMR/ERP多模态数据及神经心理学量表		91.56%（以AD多模态为例）	96.27%（以AD多模态为例）

☆真阳性：要评估的技术判定为有病（阳性）且金标准也判定为有病的病例数（用 a 来表示）。

☆真假阳性：要评估的技术判定为有病（阳性）而金标准判定为无病（阴性）的病例数（用 b 来表示）。

☆真假阴性：要评估的技术判定为无病（阴性）而金标准判定为有病（阳性）的病例数（用 c 来表示）。

☆真阴性：要评估的技术判定为无病（阴性）且金标准也判定为无病的病例数（用 d 来表示）。根据以上 4 个数值就可以得出这种方法的敏感性、特异性、阴性预测值和阳性预测值。

敏感性 =a/（a+c）。敏感性也称真阳性率，反映某种方法判定某病变的漏诊率。敏感性一般以百分数表示，敏感性越高，则漏诊率越低。用来筛查某种疾病的方法必须敏感性高，这样才能减少漏诊。

特异性 =d/（b+d）。特异性也称真阴性率，反映某种方法判定某病变的误诊率。特异性一般也以百分数表示，特异性越高，则误诊率越低。用来筛查某种疾病的方法并不一定要求特异性特别高，在一个合理的范围即可接受。

从目前的发展情况来看，各个公司都很重视临床数据，在训练数据的时候都会用到临床数据，在创业初期是用公开数据集下载的数据来训练模型，后期随着公司的发展，逐步贴近临床。

目前，无论是哪个公司，涉及哪科疾病，系统敏感性都超过了 90%，这个数据是医生最在乎的，因为如果敏感性差，没有查出疑似结节，医生就有可能要承担责任。浙江省人民医院放射科主任龚向阳表示，特异性和敏感性兼顾起来是很难的，所以很多公司在开发系统时会优先考虑敏感性的问题，在保证敏感性的前提下，提高特异性。

需要说明的是，目前有些公司的敏感性和特异性数据是在特定数据集下的数据，而不是临床数据。这些数据只能证明其研究进展，而不能作对比。

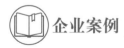 **企业案例**

推 想 科 技

推想科技是国内第一家形成临床应用的深度医学人工智能公司，成立于 2015 年年初。目前，推想科技的产品可以提供 3 个方面的服务：智能影像报告检验、智能辅助筛查和智能鉴别诊断。

推想科技智能 CT 线辅助筛查产品可自动标记出 CT 各层面上病灶的位置，辅助医生快速准确地完成 CT 诊断。这样医生就不用花那么多时间在健康人群上，而把时间用在重大疾病的诊治上，不仅可以减少重复性劳动，还可以减低医生的疲劳度。

在诊断速度方面，一个医生完成 20 个病例的诊断需要 3 个半小时，利用推想人工智能产品，就算是最低配置的计算机只需 6 分 15 秒。

在诊断准确率方面，人工智能对于大小结节的综合灵敏度是 85% 左右，针对不同大小的结节，敏感度情况不同。推想科技 2017 年 3 月 9 日的测试数据显示，对于 0 ～ 3mm 的结节，推想科技模型敏感度为 84.03%；对于 3 ～ 6mm 的结节，模型敏感度为 88.31%；对于大于 6mm 的结节，模型的敏感度为 100%。

随着算法模型的不断完善，迭代速度不断加快，推想科技的服务领域也逐渐向头部、腹部、股骨头、病理和超声等领域延伸，覆盖 100 多种疾病。

2018 年 3 月 19 日，推想科技宣布完成 3 亿元 B+ 轮融资，投资方由启明创投领投，红杉资本、元生资本、襄禾资本、尚城基金组成。这是迄今为止医学影像人工智能行业内最大规模的单笔融资。此轮融资将继续深耕 AI 医疗影像细分领域，所融资金将全部投入 AI 医疗影像产品的研发、生产及国际化营销方面（表 2-9）。

表 2-9　推想科技融资轮次

融资时间	轮次	融资金额	投资方
2016 年 2 月	天使轮	1100 万元	英诺天使基金
2017 年 1 月	A 轮	5000 万元	臻云创投、红杉资本、英诺天使基金、广发信德
2017 年 9 月	B 轮	1.2 亿元	启明创投、红杉资本、元生资本
2018 年 3 月	B+ 轮	3 亿元	启明创投、红杉资本、元生资本、襄禾资本、尚城基金
2018 年 12 月	C 轮	未透露	鼎晖投资、红杉资本、泰合资本、鸿尚创投、元生资本、襄禾资本、海通开元

雅森科技

雅森科技成立于 2006 年，是国内最早专注于医学影像人工智能分析、核医学定量及 CAD 分析的高科技企业，专注于采用各类数学算法进行医疗图像处理、机器训练、大数据库比对、标准生物物理影像模型的开发与应用。

雅森科技采用独创的专利数学模型，与国内多家重点医院联合开展脑、心、肺、甲状腺等脏器定量分析的科研合作项目；开发并验证特定疾病的生物数学分析方法，并不断组建正常人群组数据库；构建了多模态数据，引入影像、病理和病历等数据进行多数据源的综合分析。

目前，雅森科技在脑部诊断方面已经有比较成熟的人工智能产品，正在北京协和医院做最后的数据验证。据了解，这是一款典型的多模态产品，可以通过核磁的数据、脑电图数据及量表数据，综合预测阿尔茨海默病发展趋势。

之后，雅森还将推出肺癌方面的平台型产品，融合肺部 CT、PET 和病理数据，进行肺癌诊断，给出预后方案。雅森科技的发展重点不在于覆盖多少病种，而是要围绕一个具体病种利用机器学习进行深入的探索。更重要的是，公司将沿着为医院"AI 赋能"的思路，为医院提供整体的 AI 分析平台——雅森天玑。目前，雅森已经与某知名医联体达成合作，进行雅森天玑平台的开发与部署，迈出医院"AI 赋能"的重要一步。

雅森科技的融资轮次如表 2-10 所示。

表 2-10　雅森科技融资轮次

融资时间	轮次	融资金额	投资方
2016 年 12 月	A 轮	数千万元	顺禧基金
2017 年 7 月	A+ 轮	数千万元	科大智能机器人

依图科技

2016 年依图科技进入医疗领域，在短短几个月内，先后开发了智能影像诊断辅助系统和基于病历数据的智能诊断辅助系统。2016 年 9 月，依图与广州妇女儿童医疗中心合作，开发了针对幼儿发烧诊断相关的虚拟医生"咪姆熊"。

动脉网从公开资料了解到，"咪姆熊"是基于深度学习技术，通过对医院的病历数据的学习，建立的十几种儿童常见疾病的诊断模型。它在医生的不断评价反馈下自动优化算法模型，从而迅速提升诊断精准度，被广州妇女儿童医疗中心的医生称为"熊医生"。

6个月后,基于依图科技技术平台的肺结节智能影像辅助平台在浙江省人民医院上线。依图通过深度学习技术建立了"数字肺",帮助医生快速精准定位结节。依图团队还把影像和病理结合起来,逼近影像本身的诊断极限。这在全球人工智能和医疗领域都是首创。

公开报道中称,依图科技人工智能技术在实际医疗临床应用半年多时间,实际临床敏感性已经达到95%以上,其中10mm以下的小结节和5mm以下的微小结节占到检出结节的40%以上。这意味着,人工智能技术对肺小结节的诊断能力几乎已经超越普通医生的诊断水平。

在试运行依图影像智能辅助诊断平台的医院,医生已经开始把系统生成的报告采纳到自己的诊断结论中。以浙江省人民医院为例,系统生成的报告被医生采纳的比例达到了90%。除了成功构筑在影像医学方面的先发优势,依图科技还在临床决策方面进行纵深布局。依图人工智能临床决策支持平台已在广州妇女儿童医疗中心服务,利用深度学习技术对历史病历进行处理,建立疾病诊断模型、特征补充模型、相似病例模型,为患者和医生提供初步诊断。

依图科技融资轮次如表2-11所示。

表2-11　依图科技融资轮次

融资时间	轮次	融资金额	投资方
2012年9月	天使轮	100万元	真格基金
2014年11月	A轮	数百万元	高榕资本、Banyan Fund、红杉资本
2016年6月	B轮	数千万美元	云峰基金
2017年5月	C轮	3.8亿元	高瓴资本、云峰基金、高榕资本、红杉资本、真格基金
2018年6月	C+轮	2亿美元	浦银国际、工银国际、高成创投
2018年7月	C+轮	1亿美元	兴业国信

兰 丁 医 学

兰丁医学是一家聚焦细胞病理人工智能产学研及临床服务为一体的公司。公司主要产品是全自动数字（远程）病理细胞分析仪，这种仪器采取人工智能的方式让机器从提供的数百万份样本中学习癌细胞、癌前病变细胞及正常细胞样本的辨识，使其最终能够精准识别正常宫颈细胞与癌细胞，并具备持续学习的能力。

兰丁医学融资轮次如表 2-12 所示。

表 2-12　兰丁医学融资轮次

融资时间	轮次	融资金额	投资方
2017 年 5 月	A 轮	数千万元	仙瞳资本、道彤投资、奋毅资本
2018 年 10 月	A+ 轮	未透露	中银投资、招商局创投

2016 年，兰丁医学完成细胞病理云平台的研发及搭建，可将终端扫描的原始数据上传至云端，由云平台进行自动检测诊断，诊断报告经后台三级质控体系核实，并最终回输到各终端。

目前，兰丁的全自动数字（远程）病例分析仪已经获得 CFDA、CE 和 FDA 的认证。兰丁已经在国内外有 300 多家实验室，每月有能力做 108 万例宫颈癌诊断。另外，兰丁的宫颈癌检查车已进入市场，第三方病理检验中心也在稳步推进。

2.3.5　医学影像领域的人工智能问题

（1）优化目标的定义。临床上很多问题的定义是模棱两可的，我们只能凭经验、凭一些医生的日常行为来粗略地刻画问题，很难用可量化的指标对问题进行精确定义。一旦问题定义不精确，最后问题建模后的结果必然不对，所以优化目标的精确定义是非常重要的。

（2）能否拿到足够多的可用数据。数据是深度学习算法的核心资源，算法需要大量数据进行训练。现阶段，我国的医疗影像仍处于从传统胶片向数字化过渡的阶段，大量影像资料尚未数字化。医院之间的数据共享和互通程度较低，获取大规模的医疗影像数据对于相关企业来说是一个考验。患者疾病数据归属权还没有界定，目前各企业对于非公开数据的使用还存在风险。

在获取数据的基础上，深度学习结合先验知识对模型进行训练，训练数据集需要事先标注。大多数标注依赖人工识别，因此数据标注、标准化将耗费大量人

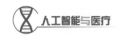

力和时间。

（3）模型的可解释性。这是与临床结合做研究的时候出现的一个独有的问题。临床是和人的生命息息相关的，所以做任何一件事情都要有理有据，都要有因果推论的关系。但是，做机器学习模型时，很容易陷入直接对相关性进行建模的陷阱里。相关性建模涉及的两个因素未必有直接的因果关系，得出的这个模型如何解释它最后结果的意义，是一件很难处理的事情。这一点就横亘在很多模型最后产品化、产业化的路上。如果不解决可解释性问题，就很难迈过这道门槛，把机器学习成果投入实际产业化。

2.3.6　"医学影像人工智能＋"的跨领域协作

在我们的统计数据中，医学影像已经成为人工智能在医疗领域最热门的方向。我国医疗影像领域已经涌现出大批的人工智能创业公司，腾讯、京东等大公司也开始布局，研究如何让机器识别病灶，并判断肿瘤的良恶性，但是大多数的公司现阶段仅仅是利用影像信息进行判断。

动脉网此前采访过很多医生，他们表示利用机器识别病灶确实帮助医生减少了漏诊，提高了效率，但是判断肿瘤的良恶性及患者罹患哪种癌症，是需要结合临床信息、病理信息甚至基因测序来判断的，而仅凭借放射影像只能识别肿瘤的位置和大小。

沃森影像临床评估采取的是结合临床数据辅助医生诊断。通过创建更加连续可靠的电子病历，以提高医学报告质量和计费过程的准确性。目前，这个产品从主动脉瓣狭窄切入，如果心脏病专家给出主动脉瓣狭窄的诊断，沃森影像临床评估就会确认该诊断是否上传到电子病例中，上传的内容是否包括患者的问题列表和诊断记录。

IBM还成立了沃森健康医学影像合作组织，这个合作组织由15个领先的卫生机构、医学学术中心、流动放射学提供商和成像技术公司组成。到目前为止，该组织研究的病种已经涵盖乳腺癌、肺癌、糖尿病、眼病、脑病、中风和心脏病等疾病。

推想科技采取的是开发放射组学影像产品。放射组学（Radio Mics）是以定量成像、特征计算、图像分析、模型构建为基础的新兴前沿学科方向。它利用了若干影像特征直观、定量地描述了临床中肿瘤的形态和病理，从而为临床决策提供了有力的影像学支持。目前的临床应用大概有以下 4 种：

（1）放、化疗的疗效评估预测应用。

（2）肿瘤分级应用。肿瘤分级在临床中具有重要意义，它关系到临床诊疗决策和影像治疗方案的制订。

（3）肿瘤良恶性辨别应用。放射组学中的特征可以在很多临床应用中鉴别肿瘤的良恶性，从而对临床决策起到指导作用。

（4）肿瘤遗传学应用。

研究发现，在肿瘤病理学与肿瘤基因之间存在很强的关联，研究肿瘤遗传学可以给肿瘤诊断提供生物学方面的基础，影像组学恰好就是病理学与基因学之间很好的结合，可以作为肿瘤遗传学研究的重要手段。

推想科技引进人工智能基因专家，也是因为发现疾病的诊断与治疗不是影像一个领域就可以解决的，它需要综合基因、影像、病理等多方面的信息。

爱康国宾从应用方角度出发，实现了医学影像 + 液体活检的结合。以往的肿瘤筛查是通过 CT 图像或者病理图像来做的，CT 图像只能"定位"，却不能判断结节的良恶性，而且漏诊、误诊率很高。虽然病理筛查是金标准，但是病理图片的获取过程太繁杂，所以通过医学影像与液体活检结合进行肿瘤的判断，是很好的方法。

如果通过液体活检检查出血液中含有癌细胞碎片，就再通过 CT 影像判断肿瘤的位置。这个影像可以由专家判断，未来可能由获得批准、高水准的人工智能系统来判读。这么做既实现了肿瘤的"定性"，又实现了肿瘤的"定位"，医生根据这些信息可以直接制订治疗方案。

大公司有能力独立研发新的领域，创业公司也有自己的思路：组建医学人工智能联盟。例如，从事眼底糖网筛查、病理图像识别、放射影像识别、辅助诊疗系统研究的公司，产品成型以后，可以组成一个联盟，大家在平等互惠的前提下，达成一起落地医院、资源数据共享的合作，这样可以抱团形成更强的竞争力和影响力。

综合来说，医学人工智能合作研发的新形式有两种，一种是独立研发，另一种是组建联盟。其出发点不像阿里、百度那样组建一个全面的平台，而是根据实际的临床需求、医院需求和公司需求，自然形成一种商业或研发模式。

"医学影像人工智能 +"这种概念就像"互联网 +"一样，虽然目前的合作领

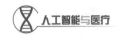

域是临床信息、基因检测、病理信息等，但是未来一段时间它可以和更多医疗人工智能领域合作，而且以后也不局限于以医学影像人工智能为中心的合作方式，也有可能是各医疗人工智能领域的交叉合作。这种形式可以帮助医学影像 AI 产品落地，让医学影像 AI 产品更加接近真实的临床场景，做好医生的助手。

图 2-25 所示为人工智能与医疗主要医学影像企业分布。

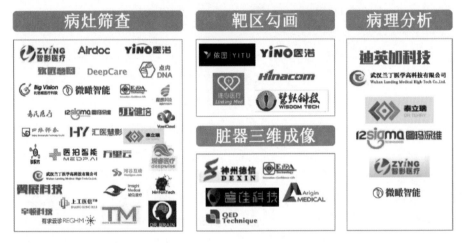

图 2-25　人工智能与医疗主要医学影像企业分布

2.4　病历 / 文献分析

电子病历是在传统病历基础上，记录医生与患者交互过程及患者的疾病发展治疗状况的患者电子化档案，包含大量的健康信息和疾病信息。电子病历是医学科学研究中很有价值的资料，对医学的传承有着巨大的作用，也是药物、器械研发的基础数据。

电子病历包括病案首页、病程记录、检查检验结果、医嘱、手术记录和护理记录等。其中，既有结构化信息，也有非结构化的自由文本，还有图形图像等信息，涉及信息的采集、存储、传输、质量控制、统计和利用等环节。

电子病历是新时代的电子化个人健康记录，它几乎囊括了患者过去与现在的所有医疗信息。随着电子病历系统在医疗机构的逐渐普及，临床数据的不断积累，医疗大数据的概念也逐渐开始出现。

利用海量的医疗大数据，医疗从业者能够通过数据分析发现医疗质量、医疗安全及药物效果相关的重要证据，从而提高公共医疗的质量和效率，加强医疗安全，并促进新治疗方法和药物的研发。

由于电子病历目前在我国的应用尚未成熟，因此要想利用电子病历中的临床数据进行大数据分析或科研，需要解决一系列标准化问题，如书写、编码、功能、互联互通、管理和使用等（图2-26）。只有将非标准化的场景标准化、规范化，人们从电子病历中获取到的数据才是最真实、连续和完整的。只有这样，医疗机构之间的互联互通才有良好的基础，第三方信息化、大数据、人工智能企业才能更好地利用技术去挖掘健康医疗大数据中有价值的信息，帮助医疗机构改善人们的健康水平。

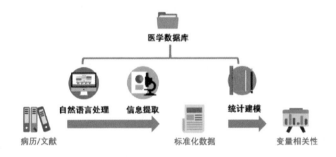

图2-26 病历/文献的标准化过程

人工智能的切入主要是利用机器学习和自然语言处理技术自动抓取病历中的临床变量，智能化融汇多源异构的医疗数据、结构化病历、文献生成的标准化数据库，将积压的病历自动批量转化为结构化数据库。

1. 病历/文献分析的应用情况

目前，病历/文献分析企业通过与医院合作及自购数据的模式，实现了大量数据的积累。同样读一篇50页的病历，企业抓取和理解其中所有临床信息的速度比医生平均快2700倍。病历/文献分析企业还能够为保险公司的产品设计、核保提供支持；为医学研究挖掘变量的相关性，激发、验证论文思路，为针对临床科研的专业统计分析提供支持。

目前，人工智能病历/文献分析的应用场景主要有3类：病历结构化处理、多源异构数据挖掘和临床决策支持。

图2-27所示为人工智能与医疗病历/文献分析企业分布。

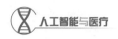

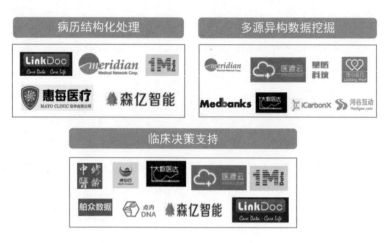

图 2-27　人工智能与医疗病历 / 文献分析企业分布

（1）病历结构化处理。在 20 世纪 90 年代末期，美国就基本完成了主流医院的信息化建设。当前，医学信息学的关注点已经从第一阶段的系统建设转移到了第二阶段，也就是数据的二次利用，而且美国已经从医学角度考虑效率、安全、普适性问题。

目前，我国还处在从第一阶段向第二阶段的过渡阶段。虽然主流医院的信息化已经接近完成，但还是存在系统不够完善、信息不够流通和体系化等问题。所以，虽然已有基础设施，却还是不能解决数据挖掘问题，数据的二次利用就更无从谈起。

每家做数据结构化处理的医疗数据类公司都有自己的自然语言处理算法，而对机器学习在自然语言处理上的应用、语料库、知识库的积累则是一家医学 AI 公司的核心。

人工智能病历 / 文献分析系统具有速度快、准确率高的特点，即使面对目前各大医院 IT 系统的标准不一这种情况，人工智能也可以迅速将慢性病管理、健康平台、保险公司、医院信息系统（HIS）乃至药企等客户所需的数据进行结构化处理，做出实际、有说服力的案例，以促进行业的发展。

（2）多源异构数据挖掘。由于历史原因，我国医院同时运行着上百种医疗信息化系统，这些多源、异构的系统彼此割裂，致使各医疗数据处于"孤岛"状态，无法得到有效利用。而且，信息化厂商往往通过接口收取高额的费用。

人工智能企业与医院合作，无须和原系统对接，利用大数据技术完成多源、结构和非结构数据的清洗、脱敏、结构化、标准化，使医院能够"一统"原先分裂的医疗数据，形成互联互通的医疗大数据平台，为实现大数据处理和分析奠定数据基础。

以大数医达为例。对于一家医院，大数医达甚至可以挖掘到其近20年的数据。大数医达通过将肿瘤患者分散在医院信息系统（HIS）、电子病历（EMR）、实验室信息系统（LIS）、医学影像存储与传输系统（PACS）等院内系统中的病历记录进行融合处理，以时间轴集成视图方式展现每位患者的门诊、住院病历信息。

过去一家做HIS的公司想做患者的信息统计，需要自己采集数据或者跟其他的系统进行协作，开放数据接口之后把数据读取出来。现在只需要与大数医达一家公司合作，二次开发的工作量降低了许多。

另外，大数医达还能实现医疗数据的快速检索，提供基于医疗大数据平台的病历智能检索服务。将百度、谷歌等互联网信息搜索技术应用于病案检索，可以方便医生快速检索海量病历记录。例如，医生可在1秒内快速检索出所有病理报告，确诊"乳腺癌"或"癌胚抗原（CEA）大于5"的患者病历。

除了互联互通之外，三甲医院还会有一些管理统计的需求。例如，医院统计科的主要工作职责是负责在日常工作中收集、整理医院医疗过程和管理过程中产生的各种信息，运用统计学理论和方法对医院的各项工作信息进行科学的加工和整理、监测和分析，完成各种数据报表的整理归纳统计分析。

医院领导往往需要了解一些异常指标出现的原因，如科室与疾病的药占比高的异常原因，这就需要统计科基于HIS进行数据检索。有了大数据平台，统计科就能很轻松地完成这项任务。

在大数据平台的基础上，大数医达还开发了一款AI医生助手，基于对海量病历信息的深度学习，提取出智能诊断模型，应用于辅助医生完成临床诊断及临床教学工作。

例如，诊断模型可以根据医生提供的患者信息、主诉、病史、化验、检查等信息，智能推荐出可供鉴别的疾病列表和对应概率，并将类似病历中的统计信息提供给医生作为参考。

（3）临床决策支持。临床对于辅助诊断的要求甚高，医学数据或者说辅助诊断场景中，对于结论的可推测性——因果推测链条要求十分严格。在这个场景

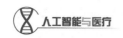

下，大数据里常用的基于相关性结论的应用和产品设计，并不适用于医学这个特殊领域。

因此，必须要从统一标准的角度入手，利用深度学习构建辅助诊断的模型，最大限度地降低医生的工作量，同时又能尽可能地以客观公正的态度帮助医生提出第三方诊疗建议。这样就能避免基层全科医生由于经验缺乏，出现误诊、漏诊的情况。

医疗大数据辅助决策系统的核心运行机制是基于海量的医疗大数据，同时将各学科专家的经验囊括到系统中，技术人员应用先进的 IT 技术、深度学习算法等针对特定领域进行专业的定制，从而向医生提供可视化、场景化、智能化的系统解决方案。医生在使用过程中的反馈又能够不断地优化系统，提升系统的准确性。

目前，以 IBM 沃森（Watson）为代表的认知技术可以读懂并分析那些无法被传统计算机识别的非结构化数据，而这些数据占整个数据信息的 80%。沃森的肿瘤专家吸收了美国 100 多年的癌症临床治疗实践经验，接受科学训练超过 4 年。和纪念斯隆－凯特琳癌症中心的顶级专家组所给出的治疗方案相比，它已经达到了接近 100% 的符合度（不同癌种符合度有所不同），至今已覆盖了肺癌、乳腺癌和结直肠癌等几大领域。

沃森会先从患者的病历中提取关键词，再从海量数据中迅速筛选出重点数据；而后为患者量身定制出多款"个性化"治疗建议。同时，它会在提出的每种建议后面注明出处和依据，并按照可信度的大小顺序排列，供治疗医生参考；当医生选定了某种治疗方案之后，它还会给出采用此方案的病例数、生存率、不良反应发生率等相关信息，帮助医生总体评估该方案的疗效与风险。从医生输入到沃森输出，仅需数秒时间。

2. 问题和挑战

（1）最大的挑战是高质量的病历获取。目前，医院是病人数据的集中来源地，医院是否愿意合作，愿意提供多少数据成为关键。

（2）患者资料的数据伦理问题。因为人工智能需要从过往数据中进行学习，才会使其拥有智能，并得到提高。我国目前对此领域在政策上尚未明确如何利用数据，哪些数据可以利用，哪些数据不能利用，这是所有病历/文献分析企业所要面临的问题。

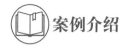 案例介绍

森亿智能

森亿智能是一家专注于利用人工智能进行医学文本自动分析和数据二次应用的公司，依据医疗 IT 企业、保险、药企、医院等 B 端客户的需求，将案例 / 病历进行结构化、可视化处理，将处理后的数据应用到医保控费、药物研发和临床决策支持等方面。

森亿智能的人工智能系统像一个有经验的医生一样，可以精准、完整地读懂病历所表达的含义，并消解其中的歧义。系统利用自然语言处理技术，深度挖掘和分析医疗文本的信息，快速批量抓取病历中的信息，并生成一个结构化数据库。这个抓取环节可以为医生节省数月的时间，把这个过程的耗时压缩到几秒以内。

目前，该系统全科室综合准确率为 90.2%，可以识别 13 大类临床变量，识别 19 类变量语言关联，可实现全自动生成结构化数据库。更重要的是，森亿的自然语言处理不依赖任何人工规则，在面对新的病种、新的病历时，完全通过机器学习来完成模型构建，从而使产品在面对不同场景时可实现灵活定制、高速迭代。

森亿智能有两种盈利模式，主要是针对 B 端客户。一是开放中文病历语义 API，为机构提供无缝对接不同的平台和系统的可插拔式模块；二是为保险公司等第三方管理公司提供取代人工的智能病历分析服务，并辅以一线临床数据的细分市场报告、精准收费核算支持、深度风险评估，全面提升医保质量与效益。

表 2-13 所示为森亿智能融资轮次。

表 2-13 森亿智能融资轮次

融资时间	轮次	融资金额	投资方
2016 年 4 月	天使轮	1000 万元	华岩资本、树兰医疗产业基金、真格基金
2017 年 7 月	A 轮	5500 万元	中电健康基金、红杉资本
2018 年 5 月	B 轮	1 亿元	红杉资本、真格基金、纪源资本
2018 年 11 月	B+ 轮	未透露	襄禾资本

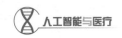

索 闻 博 识

索闻博识成立于 2014 年，公司开发的核心产品"博识医疗云"目前已经是国内规模领先的疾病专业化、数据结构化的云端数据库及电子病历平台，覆盖肿瘤、血液、骨科、神经外科、神经内科等重大疾病领域，在全国 400 余家三甲医院的超过 2700 个临床科室实现了落地应用。其中，肿瘤（含血液肿瘤）相关科室超过 1200 个。

在此过程中，博识团队理解并攻克了各科室医生在诊疗过程中的复杂场景和需求，在产品的概念设计上融入了临床医生的观点。

博识医疗云是一款能够满足不同科室复杂需求的全能型产品，并于 2015 年年底正式上线运营。博识医疗云之所以要做疾病专业化的电子病历，是基于疾病诊断治疗的底层信息化需求。它的意义在于，一旦系统普及到一定程度，就能形成下一代的疾病诊断标准和指南。

表 2-14 所示为索闻博识融资轮次。

表 2-14　索闻博识融资轮次

融资时间	轮次	融资金额	投资方
2015 年 5 月	天使轮	500 万元	合一资本
2017 年 6 月	A 轮	数千万元	经纬中国

2.5　医院管理

医院管理，顾名思义，是指以医院为对象的管理科学，它根据医院工作的客观规律，运用现代的管理理论和方法，对人、财、物、信息、时间等资源进行计划、组织、协调、控制，充分利用医院的现有资源实现医疗效用的最大化。

2.5.1　人工智能应用于医院管理的优势

人工智能在医院管理应用上主要有两个方向，分别是优化医疗资源配置和弥补医院管理漏洞。

1. 优化医疗资源配置

人工智能根据医院的情况，制订实时的工作安排，其目的在于优化医院的服务流程，最大限度地利用好现有的医疗资源。

传统的医院管理方式完全依靠人工，所带来的问题一方面是医护工作者不能将全部精力投入医疗工作中，造成医疗资源的浪费；另一方面是医护工作者的工作任务已经非常繁重，如果再给予他们更多的行政事务，就很容易造成工作上的低效。

人工智能能够很好地弥补传统的人工进行医院管理带来的问题。人工智能应用机器学习等方式，根据医院已有的信息进行建模，训练出一套精准的算法，并在实际应用中不断实现自我更新，使模型更有针对性。

表 2-15 所示为优化医疗配置的传统方式和人工智能方式比较。

表 2-15 优化医疗配置的传统方式和人工智能方式比较

项目＼方式	传统方式	人工智能
人力成本	高，需要管理者有非常强的综合能力，才能制订出高效的工作方案	低，医护人员将工作重心投入医疗服务中，不需要花过多心思在琐碎的非医疗事务上
医疗资源利用效率	低，不能有效地将医疗资源用到最需要的患者身上	高，能分析出哪些患者急需救治，优化医疗服务的前后顺序
病人就诊体验	较差，医院常常因为人满为患不能提供高质量的服务，造成医患矛盾	较好，优化医院的资源配置，不会让患者的就医诉求得不到满足

在人工智能的帮助下，医院的运营流程将得到优化，医院的运营效率将稳步提高。传统的人工式管理由于种种主观和客观的因素，导致医疗资源不能高效地匹配到最需要的患者身上。但人工智能可利用大数据，从宏观层面协调资源的分配。它能根据电子病历、既往病史等信息分析出哪些患者是最需要及时救治的，把医疗资源优先提供给他们，优化医疗服务的先后顺序。

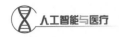

人工智能与医疗

2. 弥补医院管理漏洞

人工智能调查患者对医院的评价，总结医院存在的问题，并给出解决方案，其目的在于提升患者对医院的满意度，提高医院的营收。近年来，随着"以患者为中心"和"以价值为导向"的医疗理念逐渐被公众认同，患者体验在整个医疗行为中的地位越来越受到重视。德勤在2017年4月发布的调研报告显示，良好的患者体验将在很大程度上提高医院的营收。基于种种需求，弥补医院管理漏洞的人工智能系统应运而生。

这种系统能够从点评网站、社交平台和新闻媒体等渠道收集客户对医院的评价，通过自然语言处理技术将非结构化的数据处理成能被系统识别的结构化数据，根据已经搭建好的模型，系统能够整理、分析出各种评价背后的真实含义，最后将信息总结成可视化的图表，呈现给医院的管理者，告诉他们根据客户的评价医院在哪些方面做得不到位，可以通过哪些方式进行整改。

在相对流程化的信息收集阶段，人工智能较人工收集的优势是非常明显的。对信息的收集和过滤往往需要耗费人工几周甚至几个月的时间，而人工智能系统全部进行数字化处理，将时间缩短至几个小时或几天，大大减少了工作量。

医院传统的调查方式存在形式单一、反馈有限等问题，而人工智能能够从内部和外部多个渠道收集客户对医院的真实评价。以往的医院满意度调查是人工操作，而满意度调查有可能直接影响到各个部门的绩效考核等相关利益，因此调查项目可能流于形式。而人工智能完全由机器进行分析，不带有任何主观的情感和利益考量，因此能给出客观、公正的调查结果。

两种方式的对比如表2-16所示。

数据收集和分析的准确性直接影响到后续整改方案落实的有效性。如果在数据收集和分析上就存在问题，之后的整改方案就是完全徒劳的。人工智能系统在给出分析结果后，还能给医院管理者提供一系列建议，供他们采纳。

表 2-16　弥补医院管理漏洞的传统方式和人工智能方式比较

项目＼方式	传统方式	人工智能
调查范围	窄，大部分医院仅依靠自有渠道搜集患者的反馈意见	宽，通过第三方机构、点评网站、医院反馈表等多方渠道搜集患者的反馈意见
耗用时间	较长，由人工读取患者的评价并进行总结	明显缩短，从信息的搜集、分析到总结全部由系统处理
最终效果	调查结果关系到医院内各方利益，调查往往流于形式	完全由系统进行客观的信息收集和分析，调查结果可靠性高

　　在人工智能的协助下，医院能够在多个衡量医院管理能力的维度上实现明显的提升。以医院管理的标杆型企业 Qventus[1] 为例，某医院在使用了它所提供的人工智能系统后，在图 2-28 和图 2-29 所示的 8 个维度的表现方面有所改善，同时患者对医院的满意度从第 29 位提高到第 3 位。

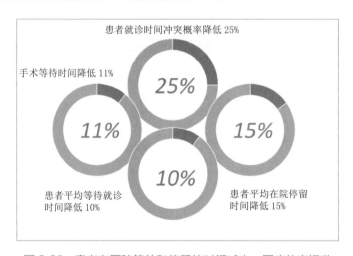

图 2-28　患者在医院等待和停留的时间减少，医疗效率提升

---

① Qventus：美国医院操作系统服务商，这家公司成立于 2011 年，2017 年 3 月完成了更名。Qventus 的客户包括纽约长老会医院、埃默里大学医院和 Mercy 医院等美国知名医院。

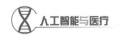

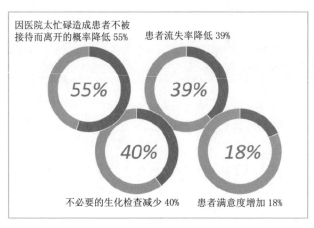

图 2-29　医院的运营效率提升，患者满意度增加

2.5.2　布局在医院管理的人工智能企业

前面对优化医疗资源配置和弥补医院管理漏洞的企业进行了梳理：在医院管理布局的人工智能企业多集中于国外（表 2-17 和表 2-18），在国内的人工智能企业中，蛋壳研究院查询到杭州百世伽科技涉足医院管理。

表 2-17　弥补医院管理漏洞的人工智能企业

企业名称	总部	融资总额（百万美元）	最近轮次	介绍
Binary Fountain	美国	21.7	A 轮	Binary Fountain 从客户的反馈中提取能改善运营情况的信息，然后将这些信息转化为可行的战略方案
Health Fidelity	美国	19.3	捐赠 / 众筹	Health Fidelity 融合了自然语言处理和大数据分析技术，它有强大的专利技术和专家团队，帮助医疗机构控制运营风险

续表

企业名称	总部	融资总额（百万美元）	最近轮次	介绍
NarrativeDx	美国	—	未公开	NarrativeDx 从各种医院内部和社交平台等外部渠道收集信息，并对其处理分析，最后用可视化的方式将提高医院管理水平的建议提供给管理者
Secure Healing	美国	0.5	未公开	Secure Healing 利用智能手段监控医院在保护患者隐私和合规等方面的运营过程

表 2-18　优化医疗资源配置的人工智能企业

企业名称	总部	融资总额（百万美元）	最近轮次	介绍
Cloudmedx	美国	6.72	种子轮	Cloudmedx 是一个临床的人工智能计算平台，它使用自然语言处理和机器学习技术，产生实时的医疗洞察，优化病人的医疗效果
Lucina Health	美国	—	种子轮	Lucina Health 通过对医院的智能监控，将患者的生命安全风险降到最低
Lumiata	美国	31	B 轮	Lumiata 采用人工智能支持的分析技术，帮助医疗机构准确地根据个人具体情况评估和管理患病风险，辅助医院决策
Medalogix	美国	5	A 轮	Medalogix 是个健康大数据分析企业，向医院提供患者的再入院概率评估等支持服务
Qventus	美国	—	B 轮	Qventus 利用人工智能对电子病历、医院实时情况等信息进行建模分析，为医院提供智能决策分析支持服务

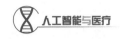

续表

企业名称	总部	融资总额 （百万美元）	最近轮次	介绍
百世伽	杭州	—	未披露	百世伽用物联网系统对人员行为、设备状态等数据进行自动采集，利用先进的算法进行智能计算与评估，最终形成决策支持

需要注意的是，虽然部分人工智能企业提供分级诊疗、远程医疗等与医院运营相关的服务（如专注于人工智能医学影像诊断的锐达医疗），但是最根本的人工智能技术仍应用在医学影像、智能语音等环节，在医院管理上并未使用到人工智能，因此我们未将这部分企业计入。

2.5.3　人工智能与医院管理企业的盈利模式

在商业模式上，应用于医院管理的人工智能系统一般采用按时间收费的方式。企业根据医院的具体情况，核算出业务功能的计算复杂程度，核定后按照季度或年度的方式进行收费（图 2-30）。在美国，人工智能 + 医院管理企业主要以大型的连锁医院作为主要客户，因为这部分客户有足够的预算进行采购，属于高价值客户，且美国民营医院占据主体地位，市场竞争激烈，这些连锁医院有强烈的动力采购这样的人工智能系统来改善自己的运营能力，在各类第三方医疗机构排行中占据领先的位置。

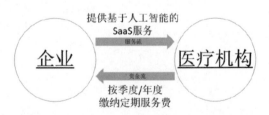

图 2-30　人工智能与医院管理企业的盈利模式

以另一家人工智能与医院管理的标杆型企业 NarrativeDx[①] 为例，它目前的客户就包括了美国规模较大的 3 个医疗机构：克里斯蒂娜健康系统（Christina Care

---

① NarrativeDx：美国德克萨斯州奥斯汀市的科技创业公司。NarrativeDx 通过人工智能中的自然语言处理技术，为医院分析影响患者体验的因素，提供改善患者体验的解决方案。

Health System)、纽约大学朗格尼医学中心（NYU Langone Medical Center）和怕利塞德医疗中心（Palisades Medical Center）。

从目前我国人工智能在医院管理的应用情况来看，其普及速度不会那么快，短期确实很难看到一个很好的商业盈利模式。与人工智能影像诊断等设备在投入使用后就能看到立竿见影的收益不同，人工智能在医院管理的应用需要较长的周期才能获得收益，因此医院对人工智能应用于医院管理的动力不足。

但是，人工智能改变医疗和管理已经势不可挡。国家已经把发展 AI 事业写入国家发展战略与规划中，这对目前在做 AI 的创业公司而言，是一个非常大的利好消息。抓住历史机遇，突破重点领域，促进人工智能产业发展，未来的 AI 行业必定会呈现加速度的发展。只要坚定地做下去，价值就一定会体现出来。

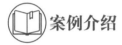 案例介绍

Qventus

Qventus（曾用名 AnalyticsMD）是一家提供医院智能决策分析系统技术的初创公司，面对传统医院管理方式效率低下、大量资源被浪费的现状，Qventus 专注于解决急诊室、手术室等系统的运营挑战，使用实时数据追踪、分析、预测和优化医院业务。

Qventus 帮助医院建立 SaaS 系统有两个目的。一个目的是可以让医院的管理者实时掌握目前的工作状态和进度，做出更好的选择，不落后于其他同行；另一个目的就是提高患者和医护人员看病的质量和效率，如医护人员和病床之类的资源可以在空出来的第一时间被利用，防止出现病人在急诊室门口无人医治的情况。另外，只要使用了 Qventus 开发的系统，利用系统分析的数据，就可以得到如何让病人避免遭遇治疗瓶颈的建议等。

Qventus 分析出来的辅助性决策或者预警性信息会通过电话或者手机短信的形式发送到医生及护士的手机上，方便他们及时调整策略。

图 2-31 所示为 Qventus 的人工智能系统服务流程。

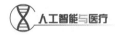

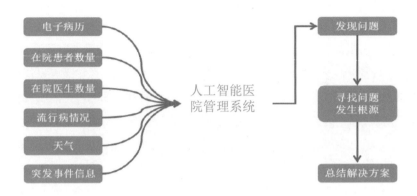

图 2-31　Qventus 的人工智能系统服务流程

目前，Qventus 开发的符合健康保险流通与责任法案（HIPAA）标准的 SaaS 系统已经广泛用于旧金山的医疗机构，它从美国政府医疗网站收集详细数据，美国所有接受医疗保险及医疗补助基金的医疗机构数据都汇聚于此。利用实时分析的 SaaS 平台对这些数据进行分析，可输出辅助性的推荐信息，帮助医院管理者和医护人员做出决策。

Cloud Medx

Cloud Medx 公司成立于 2014 年，总部位于加州帕罗奥多（Palo Alto）。公司的主营业务是基于大数据的整合和决策辅助，从众多医院实时收集不同患者的数据，经处理分析后向医疗机构提供符合 HIPAA 的健康预测和分析。Cloud Medx 将原始病历数据进行分析后，可以反映一些病症的发展趋势、发生模式、偏差及预测可能性结果，从而为临床治疗和早期检测诊断提供非常有借鉴意义的参考。2015 年 5 月，Cloud Medx 获得 660 万美元融资，腾讯是参投方之一，具体投资金额未知。

通过大规模和深度的基于自然语言处理的机器算法，结合主流医疗机构的 1000 万份病例数据，Cloud Medx 可以为医院的管理机构提供辅助决策服务。例如，它能根据患者住院的情况进行再入院预测。它提供的数据显示，经其系统帮助的医院降低了 30% 的重新住院率。目前，Cloud Medx 兼容主流的 18 家电子人力资源管理系统，在实时的患者信息提醒、风险管控等方面给医疗机构提供智能化运营。

2.6　智能化器械

2018 年 4 月初，美国食品药品监督管理局（FDA）批准通过了 IDx 公司研发的首个应用于一线医疗的自主式人工智能诊断设备 IDx-DR 的软件程序，该程序可以在无专业医生参与的情况下，通过查看视网膜照片，对糖网病进行诊断。这个产品的获批上市经历了长达 21 年的时间。仅 IDx 和 FDA 在如何评估系统并确保其准确性和安全性方面的沟通，就历时 7 年。

美国近期批复的几款 AI 产品全都走 Class II 的认证流程，通过跟传统临床决策支持系统（CDSS）做等同对比，证明其安全有效性。中国的法规相对来说更严格，对临床评价的路径控制也非常严格。

2018 年 8 月 1 日，我国新版《医疗器械分类目录》（以下简称《目录》）正式生效，医用软件按二类、三类医疗器械设置审批通道。《目录》指出，若诊断软件通过其算法，提供诊断建议，仅具有辅助诊断功能，不直接给出诊断结论，可以按《目录》中的第二类医疗器械管理；若诊断软件通过其算法对病变部位进行自动识别，并提供明确的诊断提示，则其风险级别相对较高，则按照第三类医疗器械管理。所以，目前人们所看到的 AI 产品，大多应属于第三类医疗器械。

为应对这一政策，我国大部分企业采取增删诊断功能的办法，将产品同时申报二类、三类器械。目前，多家企业已经率先获得了二类证书，雅森科技、汇医慧影、图玛深维、推想科技、深睿、Airdoc、依图科技等几个大公司都在积极进行三类医疗器械的申报。依图科技表示，其全产品矩阵都在做三类认证，Airdoc 送检了中国第一台装载待检人工智能 AI 软件的服务器。目前尚未有一款产品获得三类证书。

按照医疗器械注册流程，产品从申报到最终过审要经过产品定型、检测、临床试验、注册申报、技术审评、行政审批 6 步。目前，申报三类器械的医疗人工智能产品大多停留在注册申报起步阶段。

目前，在工业界和医疗界正在使用的机器人只能程序化地完成一些固定的任务，这与人们想象中的"人工智能机器人"区别较大，因此不在我们的案例介绍范围中。手术机器人仍不具有自主意识，仍需要医生根据自身的经验进行判断和操作，而智能化器械[①]能够根据历史病历记录，计算出相应的解决方案，应对当前的状况。

智能化器械按照企业类型可分为医疗器械巨头和初创企业（图2-32）。其中，医疗器械巨头以"传统器械＋技术合作"的模式借助外部技术优势合作研发，初创企业以"独立研发整套设备"的方式向客户提供医疗设备和配套的软件系统。

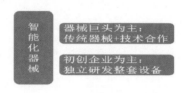

图 2-32　智能化器械的两大企业类型

相比于传统的医疗器械，智能化器械在两个方面能够大大提升医疗效率。

（1）智能化器械能够帮助医生节省工作量。传统的医疗器械仅仅能够作为一种工具帮助医生对患者进行诊断、治疗和康复，而在人工智能等技术的帮助下，智能医疗器械可以成为医生的助手，它们能与传统器械进行融合，方便医生快速进行诊断。例如，智能化器械能筛出不需要医生进行分析的信息，让医生专注于疑难杂症的处理。

（2）智能化器械能够提高器械使用的精准度。传统器械是独立操作，而智能化器械能够与其他设备产生广泛的联系，借用大数据的优势。例如，在利用智能化器械进行诊断时，它能够在大数据的帮助下，根据历史信息做出更加准确的判断。

2.6.1　布局在智能化器械的企业

布局智能化器械的医疗器械巨头主要包括国外的三大巨头GPS（通用、飞利浦、西门子）和国内领先的医疗器械厂商万东医疗等。这里对它们进行了梳理，如表2-19所示。

---

① 智能化器械：由现代通信与信息技术、计算机网络技术、行业技术、智能控制技术、人工智能技术汇集而成的针对医疗器械的应用。智能化器械不是指普通的拥有智能功能的医疗器械，它可以摆脱对医生操作的依赖，通过机器学习等底层技术实现自我的更新迭代。

表 2-19　传统器械＋技术合作企业的情况

企业名称	总部	融资总额	轮次	介绍
通用医疗	美国	10亿美元	被并购	通用电气公司（GE）在人工智能医疗领域的布局包括医学影像和医疗保健两部分，涉足了包括肺癌早筛、治疗方案筛选和疾病预测多个领域。在医学影响部分，GE 既独立研发，又与推想科技展开合作
万东医疗	北京	—	定向增发	万东医疗旗下万里云与阿里健康合作，上线后者的医疗人工智能产品"Doctor You"，这成为首个将医疗 AI 引入实际应用的远程影像诊断平台
安翰医疗	武汉	1亿美元以上	未披露	安翰医疗与 IBM 中国研究院签署协议，双方将在胶囊内窥镜医疗影像领域展开探索性合作，旨在探索将 IBM 在认知影像领域的技术用于提升消化道疾病早期精准筛查的可行性
西门子	德国	—	已上市	西门子与 IBM 联手，进一步巩固西门子在医学影像领域的领先地位。IBM 旨在利用西门子全球医疗器械销售网络、渠道及人脉关系，大举进军全球医疗和大健康领域的市场化应用
富士胶片	日本	—	已上市	富士胶片和奥林巴斯将与医师等组成的学会等合作，开发出在使用内窥镜的检查中，由人工智能自动判断胃癌等可疑病症的技术，技术方面将由东京大学提供
成运医疗	上海	—	已上市	成运医疗与希氏异构以后者进行技术授权的方式开展合作，他们在 2017 年年底推出国际上第一台人工智能消化内镜

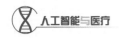

企业名称	总部	融资总额	轮次	介绍
飞利浦	荷兰	—	已上市	飞利浦与美国新创生物诊断公司 Pathai 合作，通过使用人工智能来寻找更快和更准确的癌症诊断技术。这项合作的最初目标是自动识别和分析乳腺组织中的癌变

1. 通用医疗

通用（GE）的人工智能布局可以分为两部分，一部分是医学影像，另一部分是医疗保健。

在医学影像方面，GE 的低剂量 CT 肺癌筛查方案是业内首个通过美国食品药品监督管理局（FDA）认证的方案。GE 的肺癌早筛早诊解决方案在低剂量 CT 设备的基础上，可以获得精准成像，实现微小结节的早期发现；通过自动标记难识别的肺结节，辅助医生快速、精准地进行筛查。

在医疗保健方面，GE 涉及的领域有很多。目前，GE 正在利用深度学习试验多种任务。其中包括：

①识别不同类型的癌组织细胞；

②为重症监护室的患者确定最有效的治疗方案；

③预测重症监护室患者是否有可能并发败血症或感染；

④利用超声波评估患者的心脏问题；

⑤预测疾病发作。

2. 飞利浦

飞利浦与美国新创生物诊断公司 Path AI 合作，通过使用人工智能来寻找更快和更准确的癌症诊断技术。这项合作的最初目标是自动识别和分析乳腺组织中的癌变。

迅速并准确地诊断癌症的发生和发展程度，对于病理学家来说是一项具有挑战性的工作。这项工作对于正确地治疗癌症非常关键，但是对于病理学家来说，观察并分析病理图片非常耗时，他们在需要迅速做出判断时压力很大。传统的分析方法需要医生在显微镜下一张一张地人工观察病理切片。在癌症病例越来越多的今天，医生们难以应对日益增加的工作量。因此，一个自动的智能图像获取和分析软件将能极大减轻医生的负担，提高医生的诊断速度和准确率。

飞利浦在自动诊断技术方面有着丰富的经验，旗下的智能网络病理解决方案（IntelliSite Pathology Solution）系统包括了自动图片扫描和图像管理系统。飞利浦还收购了专注于数码病理图片分析的爱尔兰公司 PathXL。飞利浦公司还有一个平台（Illumeo），利用适应性智能技术可提高放射科医生的效率。该方法的准确率可以与经验丰富的医生人工诊断结果相媲美。如今，飞利浦和 PathXL 的合作将致力于把这个非常具有潜力的算法投入实际应用中，以帮助病理学家进行快速、准确的诊断。

3. 西门子

西门子在人工智能领域的布局也是关于医学影像的。西门子医疗有一套基于人工智能技术的医学影像处理软件 syngo.via。syngo.via 基于海量医学文献与病例，构建大数据化的临床病种知识库，进而按照规范与指南，构建包括影像扫查、处理、报告全流程的结构化任务。

然后 syngo.via 模拟医生的处理操作与知识调用，创建相应的影像处理流，从而实现"智能前处理"与"处理即报告"。也就是说，在医生点开病例前，syngo.via 便可依循相关指南与共识，自动启动多软件并行处理。

病例被点开后即可自动呈现规范准确的病证结果，并将多软件的处理结果合成在一个报告中，进而嵌入分期与分级的报告选项。这些技术能够在不增加乃至减少医生工作时间的前提下，生成病症完整、表达图表化甚至分期与分级的报告，符合指南要求，并助力"规范化培训"落地。

4. 富士胶片和奥林巴斯

日本富士胶片和奥林巴斯将与医师等组成的学会等合作，开发出在使用内窥镜的检查中，由人工智能自动判断胃癌等可疑病症的技术，最早将于 2020 年投入实际应用。

富士胶片和奥林巴斯是全球性大型医疗器械企业。诊断胃和大肠的内窥镜的日本专业医师学会从 2017 年开始参与实证研究。其研究人员从日本的大学附属医院等全国 32 家医院收集了大量影像数据作为 AI 判断的基础，并在逐步增加数据量，还将追加医生的诊断结果和患者的既往病史等。AI 的学习技术将由东京大

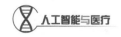

学等研究机构负责。

5. 万东医疗

在 2017 年中国国际医疗器械博览会（CMEF）的展会上，万里云发布了人工智能精准医疗平台——i影像。目前，"i影像"平台已经上线 DR 筛查和 CT 检测功能。据官方介绍，i影像在一些细小的肺结节上可避免 50% 以上的遗漏，检测的准确率达到 95% 以上。但万里云影像平台的颜子夜博士表示："智能影像平台只是一个工具，我们提供的是全套解决方案。"除了进行影像云服务外，万里云平台更注重智能处理和质控体系建设。

6. 安翰医疗

安翰医疗是一家研制胶囊内镜机器人系统并成功实现商业化应用的中外合资高新技术企业，专业从事医疗器械研发、生产、销售及服务，是世界上第一家成功研制出"主动精确控制消化道胶囊内镜机器人系统"并实现商业化的公司。

2017 年 4 月 20 日，安翰医疗与 IBM 中国研究院签署协议，双方将在胶囊内窥镜医疗影像领域展开探索性合作，旨在探索将 IBM 在认知影像领域的技术用于提升消化道疾病早期精准筛查的可行性。

安翰医疗的前沿精控胶囊胃镜系统，使用胶囊内镜机器人采集医疗影像数据，可以更高效率、更低障碍地收集胃部检查信息。但每次检查产生的约 2 万幅影像，给医生带来了数据处理和实现精准化分析等新的挑战。

在临床应用中，这些海量的影像数据很难通过人工阅读的方式对其快速诊断，IBM 的认知影像技术或可为破解此难题提供钥匙。IBM 中国研究院与安翰的早期研究合作项目，旨在展示通过智能病灶检测技术帮助安翰处理每年产生的数十亿幅影像，提高疾病筛查的精准性和可行性。

7. 成运医疗

上海成运医疗器械股份有限公司是一家中德技术合作企业，公司主要生产医用电子内窥镜，于 2003 年 3 月获得国家食品药品监督管理局《医疗器械注册证》，成为国内第一家成功获准注册上市的医用电子内窥镜生产厂家。

成运医疗与希氏异构以后者进行技术授权的方式开展合作，现已推出了一款内镜结合 AI 的产品，成运医疗将在卖出的人工智能内镜设备中与希氏异构进行分成。

表 2-20 所示为独立研发整套智能设备的初创企业情况。

表 2-20　独立研发整套智能设备的初创企业情况

企业名称	总部	融资总额 （百万美元）	轮次	介绍
Cenetesis	美国	7.5	A 轮	Genetesis 公司正在进行 CardioFlux 的临床试验，使用深度学习、传感器和物理学来正确诊断胸痛。CardioFlux 是一种非侵入性生物磁共振成像系统，能够测量胸部的弱磁场。它由 GPU 提供人工智能加速支持，在短短 90 秒内就能生成心电情况的 3D 地图，为医生提供快速且准确地诊断动脉阻塞并确定其位置的方法
Bay Labs	美国	未披露	A 轮	Bay Labs 开发了一款结合超声设备与使用深度学习诊断风湿性心脏病的软件，辅助全科医生进行心脏病的快速诊断
Athelas	美国	3.62	A 轮	Athelas 的便携式设备能够让用户随身测量体内白细胞数量，该机器采用了深度学习和机器视觉，只需通过几滴血，就能在几分钟之内识别白血病、感染、炎症等
SigTuple	印度	16	C 轮	SigTuple 的血液分析仪对显微镜和智能手机进行了有趣的融合。显微镜将影像传递到智能手机上，智能手机再通过 App 连接至人工智能后台，8 分钟后就能给出分析报告
Arcadia	美国	5.9	A 轮	Arcadia 推出了一款名为 iTbra 的智能文胸，可以通过热感应器来监测乳房细胞内的体温变化，帮助女性无须 X 光或超声筛查就能检测到乳腺癌的早期病变
Oriense	荷兰	0.2	种子轮	Oriense 生产出一款基于计算机视觉的导盲仪系统，帮助盲人用户生活

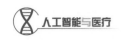

企业名称	总部	融资总额 （百万美元）	轮次	介绍
PhysIQ	美国	8	B轮	PhysIQ 向用户提供可穿戴设备传感器和个人生理信息分析平台，可穿戴设备能够收集用户的生理信息，并上传至数据平台进行分析，形成个性化的生命体征动态曲线
Sentrian	美国	15.7	A轮	Sentrian 打造的移动医疗平台，能够通过智能医疗设备传感器对患者实施不间断的连续监测
TinyKicks	美国	未披露	未披露	TinyKicks 开发了一种无线智能传感器，通过机器学习来捕捉胎儿运动，从而预测和引导健康的怀孕结果
云听（ChildCare）	上海	未披露	天使轮	云听的产品系统包括数字听诊器、人工智能算法与云端心肺音大数据平台，可针对肺炎、呼喘与心脏疾病，通过人工智能算法自动分析心肺音，用于辅助诊断。产品用于家庭心肺健康监测与基层医疗的心肺听诊

2.6.2　智能器械的商业模式

对于传统的器械公司来说，组建一个新部门研发产品的流程是比较复杂的，但是与人工智能公司合作，自己就无须耗费时间、财力和精力去做这个事情，通过合作的方式将人工智能系统搭载在器械上面销售，增加器械的竞争力。

对于医疗人工智能公司来说，产品研发出来以后，与器械厂商的合作有两个好处：一是可以通过科研合作的方式，验证自己产品的实际临床效果；二是可以通过器械厂商进行产品认证。现在大多数医疗人工智能公司都在寻找合适的盈利模式，但是由于医疗的严谨性，国家还没有出台专门针对人工智能产品的认证标准，通常公司是按照医疗器械的认证流程认证二类医疗器械或者三类医疗器械。

在没有获得认证之前，很多公司通过与器械公司的合作，将系统搭载在器械上，器械公司只需去省级食品药品监督管理局进行报备，不需要进行重新认证就可以在市场上销售，所得的销售利润可以按照双方商量好的比例进行分成（图2-33）。

　　另外，在这个过程中人工智能公司也可理解为器械公司的代理方，如果医院找到人工智能公司想要体验或者使用人工智能产品，那么通过人工智能公司销售出去的器械则按照另一种比例进行分成。

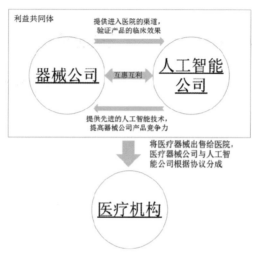

图2-33　传统器械＋技术合作企业的盈利模式

　　对于初创企业来说，其部分产品能够直接针对C端消费者，它们并不需要借用传统器械厂商的力量打通医院，而倾向于通过提供器械＋软件的全套产品获取利润（图2-34）。因此，初创企业的商业模式相对简单，它们直接通过线上或线下的渠道进行销售，而在B端也无须和传统器械公司进行利益捆绑，有更大的自主权和灵活性。

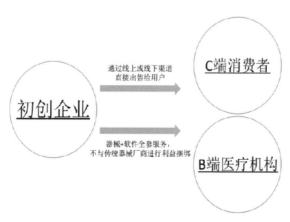

图2-34　独立研发整套设备企业的盈利模式

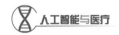

目前，市面上这两种商业模式并存，不同的企业根据自身的情况采用相应的模式，如图 2-35 所示。

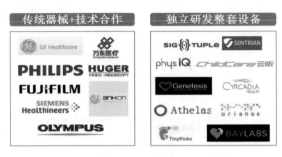

图 2-35　两类智能器械企业的分布

2.7　药物发现

在药物、生物技术和药理学领域，药物发现是发现新的候选药物的过程。早期，人们只能通过传统治疗方法或偶然发现鉴定活性成分来发现药物。之后，通过合成小分子、天然产物或提取物在完整的细胞或整个生物体中进行筛选，来鉴定是否有治疗作用的物质。

新药的开发流程可分为药物发现、临床前开发和临床开发 3 个部分。而现代药物发现在技术上又可以分为 3 个阶段：靶点的发现和确证、先导物的发现、先导物的优化 3 个阶段。

2.7.1　药物发现的现状

药物发现是一种资本密集型的研究，需要药业公司及各国政府的大量投资。尽管生物技术不断进步，药物发现仍然昂贵、困难和低效。药物发现的"最终产品"是一个关于潜在药物的专利。之后药物还需要经过非常昂贵的Ⅰ期、Ⅱ期和Ⅲ期临床试验，其中大多数产品会在这个过程中被淘汰。

关于创新药的研发，国际上有一种"双 10"的说法：10 年的时间，10 亿美元的投入。一般而言，制药公司需要花费 5 亿～ 10 亿美元，10 ～ 15 年时间，才能成功研发出一款新药。新药研发的风险大、周期长、成本高，是药企最大的痛点之一。

2.7.2　人工智能重构新药研发

目前，新药产品的研发越来越难以取得突破：一方面，大多数可以使用的化合物已经被发现，新的化合物的开发难度逐渐加大；另一方面，科学成果的数量增长速度很快，人类个体不可能完全理解这些数据。而人工智能可以从海量论文中摄取所需的分子结构等信息，并且可以自主学习，建立其中的关联，提供新的思路和想法。如图 2-36 所示，人工智能可以大幅度降低药物的研发成本，为药物研发带来机遇。

单位：百万美元

失败药物的开发成本	$37 175
获批药物数量	43
每件获批药物的失败成本	$865
FDA批准数	60
失败药物的总成本	$51 872
AI削减成本的可能性（$mn）	$25 936
每年获批药物成本（$mn）	$2 567
失败药物成本	$865
在总成本中占比（%）	34%

图 2-36　人工智能可以大幅度降低药物研发成本

2015 年，FDA 报告了 60 种获批药物，这意味着算上失败药物的研发成本，该年度每种获批药物的成本约为 6.98 亿美元，其中有将近 420 亿美元用在了失败药物上。蛋壳研究院认为，人工智能可以将新药研发过程中的风险减半：到 2025 年，全球制药行业每年可节省约 260 亿美元。

人工智能的加入，已经开始重构新药研发的流程，人工智能在新药研发上的应用也开始从靶点筛选向更多方面拓展。

根据在流程上的分布，我们将 AI+ 新药研发的服务类型分成了 3 类：临床前药物发现服务、临床前药物自主研发和临床研究服务（图 2-37）。

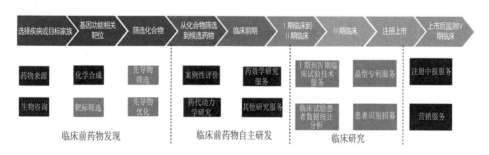

图 2-37　人工智能参与药物研发的服务类型

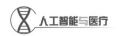

表 2-21 所示为新药研发过程中传统方案与人工智能应用方案对比。

表 2-21 新药研发过程中传统方案与人工智能应用方案对比

阶段	新药研发的机会	传统应用方案	人工智能应用方案
药物发现阶段	基础研究	科学家根据自身经验确定研究方向	分析海量文献，摄取分子结构，建立关联数据，提供新的研究思路
	药物发掘	手动验证各种生物活性化合物	分析数百万的分子组合来提出可能存在的化合物
		时间和资本密集	减少时间、资金、毒性风险
	药物优化	有 20 ~ 30 个指标需要优化，庞杂数据的分析和判断	借助人工智能，能够以直观的方式定性推测生理活性物质结构与活性的关系
临床研究阶段	患者识别与招募	与医院合作找到符合研究标准的患者	自动整合来自多个来源的患者数据
		手动整合和分析患者医疗记录	机器学习算法能够匹配给患者适当的临床试验
	服药依从性管理	试验药物的依从性完全依靠患者的自觉	面部识别算法识别患者和药物消耗时间
		患者不遵守会导致成本增加和统计异常	虚拟助手给出患者服药提醒
	患者数据收集	患者到研究所进行定期检查	生物传感器不断监测生物体，使用机器学习算法分析数据
		数据容易出现偏差、延误	异常数据自动警报，自动生成数据报告
	药物晶型预测	通过药企自有实验室验证晶型	结合人工智能和云计算，在云端高效地动态配置千核的药物晶型
		实验搜索空间有限，容易漏掉重要晶型	30 天内预测全部晶型

2.7.3 制药企业纷纷布局

一直观望 AI 发展的制药公司现在纷纷涉足 AI 领域。

Numerate 公司与武田药业（Takeda Pharmaceutical）正式签约，就使用 Numerate 公司的人工智能技术寻找肿瘤学、胃肠病学和中枢神经系统疾病的小分子药物展开合作。

葛兰素史克公司[①]（GSK）与 Exscientia 达成合作。这笔交易涉及金额约为 4300 万美元。双方合作之后，Exscientia 将利用其 AI 药物研发平台为 GSK 进行 10 个创新小分子药物疾病的靶点开发。包括默克（Merck&Co）、强生（Johnson & Johnson）和赛诺菲（Sanofi）在内的其他制药巨头也在探索人工智能的潜力，以帮助简化药物研发过程。

2.7.4 AI+ 新药研发的 7 个应用场景

人工智能在新药研发上的应用主要有两个阶段：一个是新药发现阶段，另一个是临床研究阶段。人工智能主要应用其强大的发现关系能力和计算能力助力新药研发，在发现关系方面，包括药物与疾病的链接关系、疾病与基因的链接关系等。人工智能不仅能够更快地发现显性关系，而且能够挖掘那些不易被药物专家发现的隐性关系，构建药物、疾病和基因之间的深层次关系。目前，人工智能在新药研发领域有 7 种不同的应用方向。

表 2-22 中列出了各个新药研发阶段的人工智能新药研发企业。

表 2-22 各个新药研发阶段的人工智能新药研发企业

阶段	新药研发的机会	人工智能结合点	代表企业
药物发现阶段	基础研究	文本分析＋靶点筛选	benevolent.ai
	药物发掘	计算机视觉＋高通量筛选	Google
		机器学习＋虚拟筛选	RECURSION
	药物优化	AI+ 构效关系优化	Atomwise

① 葛兰素史克公司：以研发为基础的药品和保健品公司，年产药品 40 亿盒，产品遍及全球市场。葛兰素史克由葛兰素威康和史克必成合并而成，于 2000 年 12 月成立。

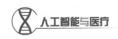

续表

阶段	新药研发的机会	人工智能结合点	代表企业
临床研究阶段	患者识别与招募	AI+患者病例分析	Mendel.ai
	服药依从性管理	人脸识别＋依从性管理	AiCure
	患者数据收集	机器学习＋可穿戴设备	SENSELY How are you today?
	药物晶型预测	人工智能晶型预测	XtalPi

图 2-38 所示为人工智能＋医疗药物发现企业分布。

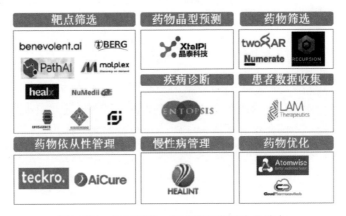

图 2-38　人工智能＋医疗药物发现企业分布

1. 靶点筛选

靶点发现也就是发现能减慢或逆转人类疾病的生物途径和蛋白，这是目前新药发现的核心瓶颈。针对前沿论文分析和处理并提供预测数据，也可以看作在靶点筛选上的应用。老药新用是目前寻找药物的常用方式，它的实现方式是将市面上已售卖的药物及人身上的 1 万多个靶点进行交叉研究及匹配。以往这项工作由人工试验完成，现在人工智能的参与将给试验的速度带来指数级的提升。据推测，搭建算法模型及大规模的算力，利用"老药新用"这一手段，有望将药物研发成本降至 3 亿美元甚至更低，研发周期也缩短至 6.5 年。

在科学研究飞速发展的今天，每 30 秒就会有一篇生命科学论文发表。除此之外，还有大量的专利、临床试验结果等海量信息散布在世界各地。这些信息中，只有一小部分的科学信息可以形成有用的新知识。对于药物研发工作者来说，他们没有时间和精力关注所有的新信息，但是这些信息又包含了全球大部分科研人员的研究成果和大量关于新药的信息，从这些信息中找寻新药的蛛丝马迹是药物发现的一种捷径。

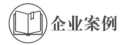 企业案例

Benevolent AI

Benevolent AI 由肯穆拉凡尼（Ken Mulvany）创立于 2013 年，起初名为分层医疗（Stratified Medical），2016 年 10 月改名为 Benevolent AI。该公司主要是利用人工智能技术，从散乱无章的海量信息中提取出能够推动药物研发的知识和新的可以被验证的假说，从而加速药物研发的过程。

产品介绍

Benevolent AI 的产品称为拥有判断加强认知系统（Judgment Augmented Cognition System，JACS）。该平台通过独特系统和设计的 AI 工具将科学论文、专利、临床试验信息的大量非结构化信息生成可用的知识。通过提取生物学知识，进行生物化学预测，推进分子治疗技术革新，从而使药物发现科学家更有效地开发新药。

应用情况

2014 年 6 月，Benevolent AI 宣布与一家美国的制药公司达成合作，并将两个正在研发的阿尔茨海默病新药卖给这家美国公司，这两款药物处在中标候选化合物评估阶段。此次交易高达 8 亿美元，Benevolent AI 获得 4 亿美元的预付款，如果这个新药后期研发顺利，公司将获得余下的 4 亿美元。此次交易的两款药物就是利用 JACS 系统开发的。

除了销售发现的小分子化合物之外（未上临床的创新药），Benevolent AI 也可以分析小分子化合物，进而参与新药研发的整个流程。2016 年 11 月，Benevolent AI 与强生达成合作，强生把一些尚处于试验中的小分子化合物转交给了 Benevolent AI，进行新药开发。2017 年 5 月 25 日，其发现的用来治疗肌肉萎缩性侧索硬化症的药物，经过英国谢菲尔德一家机构的研究，确实对治疗运动神经衰退有作用。

另外，从 Benevolent AI 官网了解到，Benevolent AI 将利用人工智能系统来指导临床试验的进行和数据的收集。除此之外，Benevolent AI 专注药物研发的 Benevolent Bio 部门已有两种非癌症领域的新药进入后期研发，其中一种治疗帕金森症的药物已经进入二期临床试验，另一种药物是治疗肌肉萎缩性侧索硬化症的，也就是通常所知的渐冻人症。目前，市面上最好的对症药物只能为患者延长 3 个月生命，此药将取得显著突破，预计需要 5 年进入临床阶段。

2. 药物筛选

药物筛选，也可以称为先导物筛选。制药企业积累了大量调控蛋白功能的小分子化合物，大规模的跨国药企一般都会有 50 万～ 300 万种的化合物储备。先导物发现首先通过少数模块组合成不同蛋白，然后会采用高通量筛选[①]来发现合适的先导物。高通量筛选方式会在同一时间由机器人进行数以百万计的试验，因此成本非常高昂。迄今为止，学者们已经纷纷倡导利用人工智能 / 机器学习开发有效和准确的虚拟筛选方法，以取代昂贵且耗时的高通量筛选过程。

现有虚拟筛选的方法名为"高通量筛选"，而它非常容易受到错误发现率（FDR）的影响。如果可以将第三阶段试验的风险减半，就可以为大型制药公司节约数十亿美元的成本。针对药物筛选阶段，人工智能有两种应用方案，一种是利用深度学习开发虚拟筛选技术以取代高通量筛选；另一种是利用人工智能图像识别技术优化高通量筛选过程。

谷歌和斯坦福的研究人员正致力于利用深度学习开发虚拟筛选技术，以取代或增强传统的高通量筛选过程，并提高筛选的速度和成功率。通过应用深度学习，研究人员能够实现跨越多个靶点的众多实验的信息共享。正如斯坦福大学博士 Bharath Ramsundar 等在一篇有关机器学习的论文中所称："我们的实验表明，深层神经网络优于所有其他方法，其大大超越了所有现有的商业解决方案。在许多靶点上，它都接近了完美的预测质量，让其适合被用作虚拟筛选装置。总的来说，深度学习提供了建立虚拟筛选并将其作为药物设计通道中标准步骤的机会。"

---

① 高通量筛选：High throughput screening，缩写为 HTS，是指以分子水平和细胞水平的实验方法为基础，以微板形式作为实验工具载体，以自动化操作系统执行实验过程，以灵敏快速的检测仪器采集实验结果数据，以计算机分析处理实验数据，在同一时间检测数以千万的样品，并以得到的相应数据库支持运转的技术体系，具有微量、快速、灵敏和准确等特点。简言之，就是可以通过一次实验获得大量的信息，并从中找到有价值的信息。

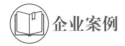 企业案例

Recursion Pharmaceuticals（递归药物）

Recursion 公司成立于 2013 年，这家公司的核心技术在于运用计算机视觉技术来处理细胞图像，并且通过分析 1000 多种细胞特征来评估疾病细胞在给药后的效果。使用先进的成像技术和人工智能技术，这一平台可以进行高通量的细胞模型实验，在上百种疾病的细胞模型中进行上千种候选药物的检测。

产品介绍

Recursion 使用最新的生物工具来构建数百种独特的细胞疾病模型。每个成像的模型都有成千上万个单元格，并从每个单元格提取近 1000 个结构特征。使用这些功能，Recursion 开发出了专有细胞"指纹"，被命名为酚醛树脂。通过酚醛树脂，可以了解到任何药物是否可以让细胞恢复健康。

应用情况

Recursion 公司已经发现了 15 种治疗罕见病的候选药物，其中治疗脑海绵状血管畸形（Cerebral Cavernous Malformation,CCM）的候选药物即将进入临床试验。该公司的目标是在 10 年内找到 100 种疾病的治疗方法。

3. 药物优化

药物优化又可以称为先导物优化，这个步骤主要是对先导物的构效关系进行优化。这个阶段需要全面改进先导物的分子缺陷，当代药物发现有时可能有 20 ～ 30 个指标需要同时优化，而分子改造牵一发而动全身。借助人工智能，能够以直观的方式定性推测生理活性物质结构与活性的关系，进而推测靶酶活性位点的结构和设计新的活性物质结构；可以进一步提升药物的构效关系分析速度，快速挑选最具安全性的化合物。

4. 患者识别及招募

招募合适的志愿者一直是制药公司面临的难题之一，在时间就是金钱的药物研发过程中，除了招募的直接成本外，由于延长时间造成的间接成本也不容忽视。在实际过程中，大多数临床试验不得不大幅延长其时间表，因为在原定时间内很

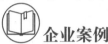

难发现足够数量的患者。这类麻烦并不罕见，根据拜耳①的数据，90% 的临床试验未能在指定时间内招募到足够数量的患者，通常而言，所耗费的时间是指定时间的两倍左右。利用人工智能对疾病数据进行深度研究，制药企业可以更精准挖掘目标患者，快速实现患者招募。

2016 年，Biogen② 进行了一项研究，使用 Fitbit③ 追踪多发性硬化症患者的活动。结果 24 小时内便成功招募了 248 名患者，其中 77% 的人完成了后续研究。这项试验显示，有一小部分可穿戴设备使用者非常愿意自我量化，并分享他们的生理数据。使用数字健康设备（包括医疗级的可穿戴设备）招聘大量的志愿者参加临床试验正在成为趋势。

📖 企业案例

Mendel.ai

Mendel.ai 以现代遗传学之父孟德尔（Gregor Mendel）命名。该公司开发的临床试验招募人工智能系统可以帮助癌症患者精准匹配参加最合适的相关临床试验，享受到免费治疗机会。该系统每 3 个月服务期限收费 99 美元，服务期内患者可以不限量地上传医疗病历记录。受试者可以自己将病历资料直接上传到公司平台，也可以委托医生，同意医生将病历共享到公司平台。

创始人卡米·加利尔（Karim Galil）是一名医学博士，据他自己介绍，医生在实际工作中，需要对每种病进行大量的临床试验。举例来说，肺癌患者，临床时需要进行 500 种潜在的治疗试验，每种试验结果都有其独特、详尽的合格标准，必须仔细核对、审查，而且每种试验每周都可能有不同的变化，单靠人力不可能追踪所有结果。这就导致了 Galil 每天需要面对混乱的、堆积如山的医学记录。

Mendel.ai 的工作原理是靠算法，从大量临床试验中提取的文件中理解杂乱、

---

① 拜耳：世界 500 强企业之一。总部位于德国的勒沃库森，高分子、医药保健、化工以及农业是公司的四大支柱产业。
② Biogen：全称为 Biogen Idec 公司，成立于 2003 年 11 月，总部位于美国的马萨诸塞州。Biogen Idec 公司为肿瘤学、神经学和免疫学树立了护理新标准。作为开发、生产和销售创新疗法的全球领导者，Biogen Idec 公司能够将科学发现转变为人类健康保健方面的实质性进展。在欧洲国家及加拿大、澳大利亚和日本均有分支机构，主要研发癌症、精神病、皮肤病和风湿病相关药物。
③ Fitbit：第一款支持 Windows Phone 平台的智能手环的记录器。

非结构化的自然语言，并将结果与患者的情况配对。根据创始人 Galil 介绍，搜索过程结束后，会得出一个完全个性化的匹配结论，并在几分钟内评估出患者到底适合哪一种治疗方法。系统会自动将上传病历与临床试验数据库登记的相关临床试验进行实时精准匹配，并会将匹配结果更新，实时通知受试者本人。为了提高精确匹配效率，Mendel.ai 公司平台系统会建议患者进行 DNA 检测，这将会提高临床试验招募入组效率。

5. 药物依从性管理

依从性是指患者执行医嘱的客观应答的程度。在新药临床试验中，依从性可定义为受试者按照规定的药物剂量和疗程服用试验药物的程度。传统方式服药依从性主要通过人工随访来管理，如果数据量大，则只能依靠患者的自觉性。在这个阶段利用移动技术和面部识别技术来判断患者是否按时服药，用自动算法来识别药物和药物摄取，可以提醒患者按时服药，对患者的服药依从性做出精准管理。

人工智能监测（Ai Cure）官网数据显示，20% ～ 30% 的临床试验会因为患者不遵医嘱而失败。图 2-39 是单组样本量增加比例与不遵医嘱比例的数据可靠性曲线，如果不遵医嘱的比例达到 20%，那么样本量必须增加 60% 才可以保证数据的可靠性。

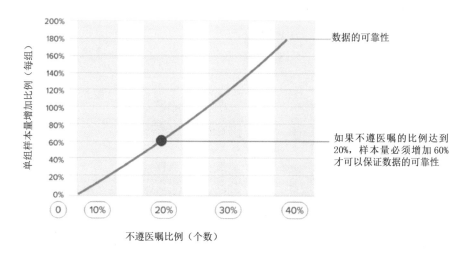

图 2-39　单组样本量增加比例与不遵医嘱比例的数据可靠性曲线

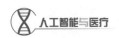

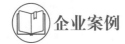 企业案例

Ai Cure

Ai Cure 通过建立和部署临床验证的人工智能技术，优化了患者行为和药物依从性（图 2-40）。该公司成立于 2010 年，旨在提高患者的依从性，最终目的是减少住院费用并延长预期寿命。Ai Cure 通过技术手段改善了用药依从性问题。Ai Cure 可以监测不同药物的多种给药途径，如口服、舌下含服、吸入器和注射等，并支持多种语言模式。同时，它有机器学习的能力，随着数据的积累，可以不断优化监测与治疗方案。当监测到有异常的用药行为时，系统还能发送警报。

鉴于临床试验中药物开发的成本，Ai Cure 的工具可以提高临床试验的依从性，并提高其结果的质量。Ai Cure 将其技术定位为临床试验提供有效的远程监控支持。

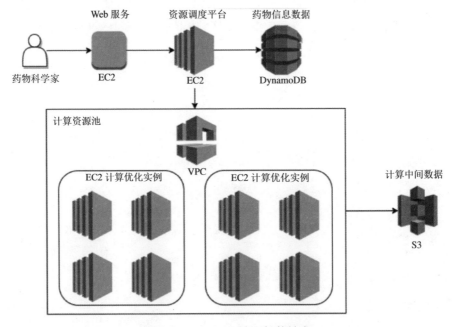

图 2-40　Ai Cure 人工智能技术

产品介绍

Ai Cure 的 App 可以通过面部识别技术来判断患者是否按时服药，再通过

App获取患者数据，用自动算法来识别药物和药物摄取。患者数据会通过与健康保险流通与责任法案（HIPAA）兼容，通过网络实时反馈给临床医生，这样一来，医生就可以确认他的患者是否按照嘱咐按时服药。

应用情况

针对精神分裂症患者人群的临床试验，将依从性比例由50%提升至90%。

6. 患者数据收集

在传统的新药研发流程中，患者的健康状况和身体数据情况只能在临床中进行评估，患者需要进行定期检查，特定时间和地点获得的数据并不能完整地代表患者的身体情况，容易出现数据偏差。在这个阶段可以应用可穿戴设备与机器学习分析来提升临床试验中的患者参与度、数据质量和操作效率。

生命科学临床研究领域云解决方案供应商Medidata宣布与Garmin达成战略合作，通过Garmin的健康手环与Medidata的临床数据云（Medidata Clinical Cloud）相结合的方式提升临床试验中的患者参与度、数据质量和操作效率。此外，可穿戴式生命体征监测公司Vital Connect等还获得了食品药品监督管理局的批准，利用其生物传感器来监测患者的各项生物指标。这些涉及生命科学研究领域的公司正把我们推向一个新的时代，连接到之前根本无法获取的一系列新行为数据。前文所述案例均能让科研人员在临床试验中提升患者的互动率，最终让他们获得更多、更实用的数据，这些对于药物研发取得突破至关重要。

7. 药物晶型预测

药物晶型对于制药企业十分重要，不但决定小分子药物的临床效果，同时具有巨大的专利价值。药物晶型专利是药品化合物专利之后最重要的专利，是原研药企业阻止或推迟仿制药企业在其化合物专利过期后将仿制药推入市场的重要筹码。药物晶型专利可以延长药物专利2～6年，对于重磅药物而言，则意味着数十亿美元的市场价值。

利用人工智能高效地动态配置药物晶型，可以预测一个小分子药物所有可能的全部晶型。相比传统药物晶型研发，制药企业无须担心由于实验搜索空间有限而漏掉重要晶型，可以更加自如地应对来自仿制药企的晶型专利挑战。此外，晶型预测技术也大大缩短了晶型开发的周期，使研究者更有效地挑选出合适的药物晶型。

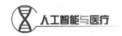
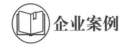 **企业案例**

晶 泰 科 技

晶泰科技是一家为全球创新药企提供药物晶型设计服务的公司，总部位于深圳，成立于 2015 年 9 月，并在 2015 年 12 月获得腾讯和人人公司数千万元的 A 轮融资。公司以量子物理学家和医药界资深专家为核心成员，是全球领先的以计算驱动创新的药物固相研发公司。通过计算物理、量子化学与云端强大的智能算法，实现高度精确的药物固相筛选与设计，大幅度缩短了药物设计、固相筛选与药物制剂开发的时间，对药企的专利申报与保护起到关键作用。公司主要提供药物晶型预测和晶型专利保护服务，帮助药企提高研发效率，降低药物的质量风险和专利风险。

晶泰科技开发的"药物固相筛选与分析系统"是基于人工智能的深度学习和认知计算能力，能够在短时间内通过对医学文献、临床试验数据等非结构化数据进行处理、学习和计算，预测各种晶型在稳定性、熔点、溶解度、溶出速率等方面的差异，以及由此而导致的在临床过程中出现的不良反应与安全问题，在短时间内筛选出稳定性和溶解度最佳的晶型结构。

2018 年 5 月 9 日，晶泰科技与辉瑞制药签订战略研发合作协议，辉瑞将借助晶泰科技的人工智能技术，建立小分子模拟算法平台，驱动小分子药物创新。目前，晶泰科技已完成 B 轮融资，累计融资总额达到 2030 万美元。

2.7.5　中国药物发现的难点

中国的药物研发公司在进行人工智能药物研发方面，要面对人才、数据和商业模式的困难。

（1）人才。AI 应用于药物研发需要若干个垂直领域的专家共同参与才能有所突破；既需要物理学家、化学专家、药物学家、药企研发高管，又需要人工智能科学家、云计算工程师等跨学科人才。在多个领域积累人才和经验，整个团队紧密合作，这样才更容易获得突破性的思路和好的成果。

（2）高质量数据。AI 药物研发需要高质量的数据支持。国内创新药物研发起步较晚，与国外相比，对于优质数据的积累还有一定差距。

（3）商业模式。生物科技在国内成功的标杆案例较少，同时，药物研发这一领域相比于医疗、金融等领域，其本身有相当的复杂性和不可预测性。这就是为什么人工智能这么热门，人工智能制药却仍"门庭冷落"的原因。

2.7.6 AI+ 药物发现商业模式探索

关于商业模式的探索，动脉网在这里分享 3 种模式，第一种模式是由晶泰科技联合创始人、北京大数据及人工智能研发中心负责人赖力鹏博士提供，后两种模式是动脉网从巢生资本的研究中整编获取的。

1. 开放和反馈的思路

晶泰科技一开始就明确了初期主要客户群，在地域设置上形成国内研发、国际业务拓展的模式。在有效控制研发成本的同时，起步阶段就努力在国际范围内寻求合作者。目前，晶泰科技已获得国际顶级药企的信赖并达成长期合作。

除了拓展国际业务之外，鉴于药物研发流程的复杂性，赖力鹏认为机器学习在药物研发中的大规模应用依赖于整个产业链的共同努力，所以商业上晶泰科技主要施行开放和反馈的思路，其长处是为传统研发人员提供最先进的计算软硬件工具，帮助他们更好、更快地完成科研任务。

2. 虚拟筛选团队外包验证

虚拟筛选团队外包的主要方式有两种：一种是与利益相关者合作，另一种是与非利益相关者合作。

引入利益相关者，如一个更大的医药公司，公司将受益颇多，如激励一致，与已有临床生产线的整合，致力于特定疾病团队带来的专业知识等。虽然公司需要割舍部分控制力或所有权，但是有利于项目研发成功率的提升。

与非利益相关者合作，如合同研究组织（CRO），公司保留完全的知识产权，执行速度快但是成本高，而且在实验设计上有可能面对控制权的损失，所以为了保证高质量的结果，必须给予特殊的关注。

这个模式的好处是成本低、速度快，特别是工业界的合作伙伴在新化合物后期验证和临床研发中具有巨大机会。合作伙伴能够理解这些验证实验的动机和设计是至关重要的，因为他们在后续的临床研发中充当重要角色。

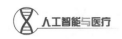

3. 独立的药物研发团队和虚拟筛选团队的良好合作

在这个模式中，公司团队专注于计算机虚拟筛选，而其他团队给予实验药物研发的支持。和通常专注于特定的配体／受体、生物现象或者疾病领域的团队良好合作，能使项目研发团队有独特的专业性。

虽然配合程度没有一个完全整合团队那么强，但这种模式的优势在于所提供的处理结构的可变性和合作者的可选择性。具有广泛应用平台的虚拟筛选团队可以考虑用这个结构，在使资本成本最小化的同时处理很多研发项目。

2.8 健康管理

个人的健康数据十分复杂，按照数据的来源可以将个人健康数据分为基因数据、生理数据（如血压、脉搏）、环境数据（如每天呼吸的空气）和社交数据等。有了这些个人健康数据，加上人工智能，最终可以实现人们对健康的前瞻性管理。

健康管理是变被动的疾病治疗为主动的自我健康监控。通过带有医疗监控功能的可穿戴设备实时监控人体各项生理指标，结合其他个人健康数据，对潜在健康风险做出提示，并给出相应的改善策略。

一个人每天产生的有关健康和生命的数据，如果能够数据化，数据量将会非常大。怎么处理这些数据，把数据变成信息，把信息变成知识，把知识变成健康管理的信息，这便是人工智能在人类生命数据收集后的工作。

2.8.1 健康管理现状

在健康管理的 3 个环节中，获取体征数据是最开始的一环。普通医疗器械不能做到实时、连续监测，有了带有监控功能的可穿戴式设备，在拥有强大远程无线数据传输能力的情况下，医生可对患者的身体状况有长期的把握，从而制定更为有效的治疗方案。

对于一些病愈出院的患者来说，出院后的监控可以使他们获得更好的康复帮助，大大降低了一些疾病的复发或后续并发症、后遗症发生的可能性。

根据体征数据，人工智能健康管理通过数据学习每个人的身体特点，针对每个人设计个性化健康管理方案；当身体出现异常时能够快速发现并做出响应；

能够提供长时间、不间断监测的健康管理服务（图2-41）。

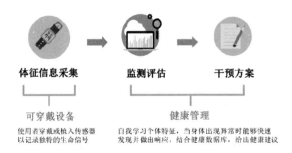

体征信息采集　　　监测评估　　　干预方案

可穿戴设备　　　　　　　健康管理

使用者穿戴或植入传感器　自我学习个体特征，当身体出现异常时能够快速
以记录独特的生命信号　　发现并做出响应，结合健康数据库，给出健康建议

图2-41　人工智能参与健康管理的方式

从硬件上看，可穿戴设备提供长时间的监测功能，这就对智能穿戴设备的佩戴舒适性、续航能力、灵敏度提出了极高的要求。

人工智能健康管理的最终目标是要实现人们对健康的前瞻性管理，需要对人体多方面的健康情况进行管理，这就意味着这样的健康管理系统是一套拥有多种人体数据库的系统。多维度、多种类数据的积累便成为人工智能健康管理企业长久的任务。

2.8.2　人工智能应用情况

健康管理配合智能硬件理论上能实现人体的全面健康管理，但由于目前传感器、硬件的发展水平不高，以及相关疾病数据积累不足等原因，其主要的应用范围是糖尿病、慢性病管理、血压管理、乳腺健康管理、胎心监测等；涉及的健康环节主要有风险识别、健康评估、精神监测、健康干预等。

（1）风险识别。通过获取信息并运用人工智能技术进行分析，识别疾病发生的风险及提供降低风险的措施。

（2）健康评估。收集患者的饮食习惯、锻炼周期、服药习惯等个人生活习惯信息，运用人工智能技术进行数据分析并评估患者的整体状态，协助规划患者的日常生活。

（3）精神监测。运用人工智能技术，根据语言、表情、声音等数据进行情感识别。

（4）健康干预。运用AI对用户体征数据进行分析，制订健康管理计划。

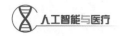

根据人工智能应用在不同领域的健康管理，我们将 AI 在健康管理上的应用分为人口健康管理、母婴健康管理、慢性病健康管理和精神健康管理 4 个细分领域。

图 2-42 所示为人工智能＋医疗健康管理企业分布。

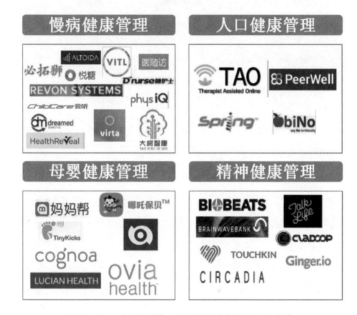

图 2-42　人工智能＋医疗健康管理企业分布

1. 人口健康管理

人口健康学是"人类健康 2020"（Healthy People 2020）[①] 愿景中关于医疗卫生研究与医疗健康服务建设的主旨。它包括 3 个核心目标：①更好的个性化医疗与健康服务；②更好的社会群体医疗与健康发展；③可负担的医疗费用支出。实现这 3 个目标的最终目的就是让人们更加健康长寿，更好地预防疾病，同时，避免各种形式的残疾、伤害和早产死亡现象等。人口健康管理与其他类型的健康管理区别在于它能为多种类型的个人或群体提供健康管理服务，并且可以为医疗机构、政府、可穿戴设备公司等提供人口健康的信息化解决方案。

---

① 本愿景由美国卫生和人类服务部制定。

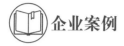 **企业案例**

Welltok

Welltok 是一家致力于帮助用户实现个人健康管理和生活习惯提升的数字医疗公司。该公司采用软件即服务（SaaS）的服务模式，打造了 CaféWell 健康优化平台（Café Well Health Optimization Platform），致力于为用户提供在线健康管理服务。该平台首开了利用物质奖励督促用户完成健康计划的先河，在用户遵循 Welltok 制定的健康方案生活时，会得到平台给予的积分、礼品卡或现金等奖励。据了解，美国科罗拉多州超过 60% 的职场人士都是 CaféWell 平台的活跃用户。

产品介绍

在 Welltok 开发的 CaféWell 健康优化平台上，能看到所有影响个体健康的变量因素，平台根据这些因素设计个性化的解决方案。CaféWell 大平台整合有众多健康管理项目、医疗保险计划、App、跟踪健康的可穿戴设备等。为了增加用户黏性，CaféWell 承诺为会员用户带来最先进的可穿戴设备，引入奖励机制，即分发零售礼品卡甚至现金来表彰用户健康的行为选择。同时，CaféWell 保证应用能在安全、保护隐私的情况下运行，跟踪用户行踪、指导用户健康管理，针对性提出达成目标的建议，并记载目标完成情况。

优势

CaféWell 被定位为健康管理网络平台，是在线的互联网医疗产品，允许用户使用网页、手机或可穿戴设备等移动设备自由管理健康；具有个性化健康管理功能，能针对个体提出差异化的健康管理计划，当然这与具有战略化发展眼光的 IBM 不无关系，因为正是 IBM 的鼎力支持，才让 Welltok 的 CaféWell 平台真正实现基于大数据检索与人工智能的个性化医疗服务；融合多种互联网科技产物，如 App、可穿戴设备等共同监测用户身体数据，所以技术先进、功能领先也是必然的；除了应用先进的技术手段，平台后配置了医疗专家、健身教练等人工服务，融入了社交功能，增强了用户黏性，也是很多医疗类 App 的标配；与商业医疗保险公司的合作，让用户真正有动力坚持锻炼，用户明白身体越健康，越能得到保险公司的额外奖励与其他福利等。

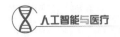

合作情况

2014 年 2 月 13 日，IBM 旗下的沃森基金首次进行对外投资，跟投了 Welltok 的 C 轮融资（具体金额未披露）。此次融资后，双方更是在产品和服务领域展开了深度合作，Welltok 公司可以使用并依托 IBM 的沃森认知计算平台，解读复杂的人类语言，在极短的时间内从大数据中找出有用的答案，为用户提供更灵活、全方位的健康解决方案。值得一提的是，沃森基金是 IBM 旗下专门用来帮扶使用"沃森认知计算平台"第三方企业的基金。

2. 母婴健康管理

人工智能在母婴健康领域可以分为两方面，一方面是针对女性受孕前后的数据监测，通常会结合智能硬件或可穿戴设备，对个体的生理症状、情绪状态、睡眠等数据进行监测；另一方面是针对育儿知识的智慧问答，从健康孕育新的生命，到宝宝出生长大，以及个人形体变化、心理情感变化、育儿技能和各种复杂的家庭问题等。

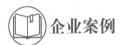 企业案例

Ovia Health

Ovuline 成立于 2012 年 6 月，后改名为 Ovia Health。Ovia Health 开发的产品 Ovia Fertility 和 Ovia Pregnancy 通过健康跟踪设备，收集与女性受孕和怀孕相关的各种数据。

产品介绍

Ovia Fertility 是一款基于数据分析的智能孕期预测产品，它允许手动输入与女性受孕相关的各种数据，如基础体温、子宫颈液分析、排卵测试结果、生理症状、情绪状况，以及睡眠、体重、营养摄入和日常活动等因素。基于计算机算法的数据分析，来精准预测女性的排卵期，从而提高女性受孕率。同时，它也支持像 FitBit 这样的自助量化设备自动收集数据，如睡眠周期等。

Ovia Pregnancy 是 Ovia Health 公司为成功受孕的用户开发的一款孕期追踪应用，它同样可以整合 FitBit 等自助量化设备来监测用户的健康指数，如血压、日

常活动情况等，都助孕妇健康地度过这段非常时期。

Ovia Parenting 是 Ovia Health 公司为刚刚成为父母的用户开发的个性化服务产品，它能够帮助这些父母追踪和记录宝宝的健康成长情况，在呵护宝宝的同时，帮助用户记录那些难忘的美好瞬间。

应用情况

Ovia Health 作为一家健康管理及拥有健康大数据的公司，正扩大其面向企业端（ToB）的业务范围。目前，其 B 端企业用户包括了医疗保险公司 Blue Cross Blue Shield of Massachusetts、通用电气、保健服务公司 Optum 等。

妈妈帮

妈妈帮前身为丫丫网，已根植母婴产业 14 年，2011 年正式从 PC 端转阵移动端。妈妈帮是以知识和交流为核心，通过个性化服务、专业工具等建立核心优势的专业、可信赖的移动母婴生活服务平台，现已成为众多中国母婴人群获取知识、答疑解惑、社群交流，乃至健康问题求助、购物推荐、同龄伙伴聚会等需求的集中解决平台。

产检报告解读是妈妈帮的一个在线对妈妈的报告数据进行获取和分析的功能，涉及图像识别技术。运用产检报告解读功能，用户拍一张照片并上传，3 分钟后系统即可做完图像数据化处理，妈妈可以看到所有的专业名词解释、数据指标解读。

虚拟机器人通过数据的积累可以了解这个用户是谁，有什么差异化的需求，从而帮助妈妈群体发现更好的内容，给予非常精准的服务。

3. 慢性病健康管理

在我国，每年以心血管疾病和糖尿病为首的慢性病，占据了所有死亡人数的 85%，且慢性病在我国疾病负担中所占比例超过 70%，造成了极大的经济负担。对于慢性病患者来说，虽然药物治疗可以在一定程度上减轻疾病症状、延缓疾病发展，但更为重要的是，应该改变自身不健康的生活习惯，对饮食、运动、作息进行合理规划和控制。随着科学技术的发展，患者的慢性病管理从纯线下的医患交流逐步演化出线上、线下结合的新慢性病管理模式。

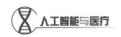

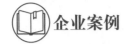 企业案例

Virta Health

Virta Health 是由从事营养化学 40 多年，加州大学戴维斯分校医学院的教授 Stephen Phinney 博士和俄亥俄州立大学的教授 Jeff Volek 共同创办的一个互联网慢性病管理平台。Virta Health 有两大优势：Virta 的技术平台运用了 AI 技术，在其医生和健康咨询师团队的辅助下，提供连续和实时的医疗支持；Virta 针对患者提出精准的饮食方案，为患者设计出个性化的碳水化合物摄入和饮食方案。

产品介绍

当患者注册成为 Virta Health 的会员后，它会寄给患者一套经过 FDA 认证的医疗设备，用于每日血糖、血压和体重等身体指标的监测。在监测完成后，医生根据当天的各项数据，通过人工智能的计算给患者制定出个性化的饮食方案。

Virta Health 还设立了健康教练的职位，向患者提供一对一的咨询服务。如果是在非工作时间，语音机器人可以给患者回答一些答案标准度高的医学问题。此外，患者可以选择加入在线社区，与其他病友分享治疗心得，互相激励。图 2-43 所示为 Virta Health 参与慢性病管理的方式。

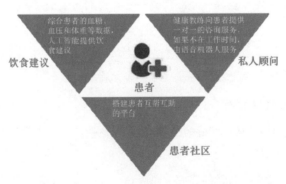

图 2-43 Virta Health 参与慢性病管理的方式

应用情况

在 Virta Health 与印第安纳大学医学院于 2016 年针对 262 位 2 型糖尿病患者展开的为期两年的试验中，前 10 周就已经取得了令人振奋的治疗效果。87% 的患者减少了胰岛素的注射量，56% 的患者糖化血红蛋白含量降至健康水平，75% 的患者体重至少减少 5%。这些成果已经刊登在知名的医疗杂志 Journal of

Medical Internet Research 上。

盈利模式

企业用户在签约后需要按人数提前支付一笔年费。如果在一年的治疗期结束时，患有 2 型糖尿病的会员在各项指标上没有达到健康标准，Virta Health 会全额退款。

对于个人来说，Virta Health 提供了两种付费方式：①第一年收费 4500 美元，从第二年开始每年收费 2250 美元；②第一年收取 500 美元的定金，每月收费 370 美元，第二年开始每月收费 199 美元。

图 2-44 所示为其盈利模式。

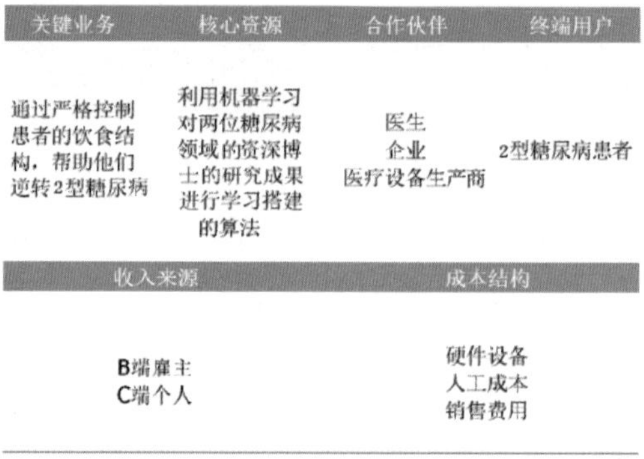

图 2-44　人工智能参与糖尿病慢性病管理的盈利模式

糖　护　士

公司介绍

北京糖护科技有限公司，2013 年 7 月成立于北京。首创"App+设备＋服务"模式，依托先进的智能医疗设备、应用软件、健康服务及基于大数据构建的人机智能决策支持系统，为糖尿病患者及高危人群提供全方位的糖尿病管理综合解决方案，帮助患者提高自我管理的意愿和能力，提高血糖达标率、降低并发症发生率及后续医疗成本。

产品介绍

糖护士利用"数据采集设备＋智能决策"的模式，为患者及产业链提供个人服务、企业服务及专业服务。在掌握了大量的数据后，糖护士进行了决策支持系统的开发，通过智能决策支持系统（IDSS），为用户提供自动化的、实时的、个性化的健康和健康管理建议，以及正确的行为路径。

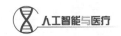

糖护士根据《美国糖尿病指南》和《中国 2 型糖尿病指南》，形成专家库和知识库，导入 1000 多万条数据，聘请了 700 名医生进行数据和结论的解读，形成了 1 万多个糖尿病真实场景。现在，只要患者的监测数据出来，他就可以得到实时的、个性化的专业互动和反馈，从而提高患者的依从性。

应用情况

糖护士截取了 2015 年 11 月到 2016 年 1 月约 30 万名用户的 268 万条血糖数据。这些数据显示，糖护士用户的血糖达标率是 69%，显著高于中国 2 型糖尿病患者血糖达标率 39.7%，表征并发症发生率大幅降低。使用糖护士 1 年以上的患者相比使用半个月的患者，血糖达标率高出 12%。

4. 精神健康管理

据世界卫生组织估计，心理障碍疾病占全球疾病总量的 13%，目前全球几乎每 10 人中便有 1 人患有心理疾病，其中 17 人中有 1 人忍受着严重的心理障碍，这导致自杀成为人类死亡的第二大原因，每年有超过 80 万人死于自杀。越来越多的创业公司关注到心理疾病管理这一块。

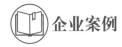 企业案例

Ginger.io

Ginger.io 成立于 2011 年，它创造性地提供了一个分析平台，能判断用户是否处于非正常的心理状态，是否应该进行适当的心理治疗。虽然每 10 个人中就有 1 个人患有心理疾病，大多数人对自己患有心理疾病是毫无察觉的。通过在合适的时间给予合适的帮助，心理疾病是可以治愈的。Ginger.io 就是这样一个神奇的应用，通过大数据分析帮助用户早发现、早治疗心理疾病。

产品介绍

Ginger.io 能够通过深入分析数据，了解用户的心理状况。通过 Ginger.io，用户也能得到无微不至的医师帮助，因为每个人都会有自己固定的手机使用习惯，一旦日常的行为习惯突然改变，负责的临床医疗团队就会接收到异常预警，做好应急准备，避免意外发生。

Ginger.io 通过观察用户活动的时间，和多少人通话，通过向用户询问几个简单的问题，以明白用户身体传达的信息。当情况发生改变时，Ginger.io 会报告给

身边的至亲好友，如家人、朋友、医生等。

Ginger.io 是一个以迹象为基础，数据为驱动，需求为核心的应用软件，其优势在于以下几个方面。

（1）更容易获取数据。智能手机的加入使得医师更容易收集患者的信息，得到患者对测试的反馈结果。

（2）自动展开分析过程。通过面向医师的网页图表，Ginger.io 的行为分析引擎能够帮助医师更好地理解患者生理、心理状态的变化。

（3）更加迅速地对患者提供帮助。当患者的分析结果显示处于情绪低谷，行为模式发生改变或缺少及时回馈时，Ginger.io 会立刻通知医师提供帮助。

2.9　基因测试

近年来，基因领域的发展已经进入快车道，基因检测技术得到不断发展和完善，落地应用多点开花，检测价格不断下降，基因检测趋向大众化，海量基因数据的获得已不再是制约。

图 2-45 所示为基因技术发展简史时间轴。

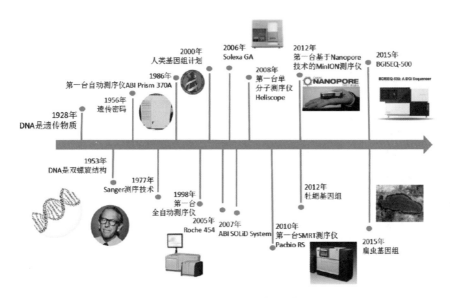

图 2-45　基因技术发展简史时间轴

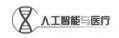

20世纪80年代兴起的聚合酶链式反应（PCR）、荧光定量PCR、一代基因测序技术和基因芯片技术奠定了基因检测和研究的基础。第一台高通量基因测序技术（NGS）测序仪是在2005年出现的，454生命科学公司推出了第一个焦磷酸测序原理的高通量基因组测序系统（Genome Sequencer 20 System），正式开启了第二代基因检测技术高通量基因测序技术的历史进程。

仅仅过了10年多的时间，技术已经日趋成熟，检测成本也大大降低（图2-46）。现在单个基因组的检测成本已经降到1000美元以下，并且正在逼近100美元的时代。从成本和实验流程来说，NGS技术已经成为很多实验室和医院触手可及的基因检测工具。

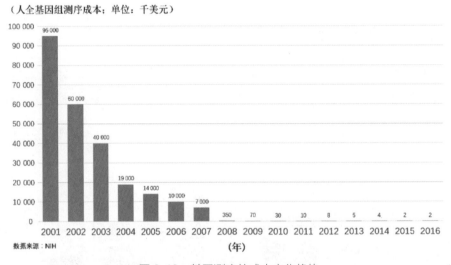

图 2-46　基因测序的成本变化趋势

新一代测序技术检测产生了海量的数据，并且还在以指数级速度增长。如果把基因记录的信息看作一维的（如疾病表型和测序得到的基因序列），那么这些数据间的关系便是二维的、多维的，数据间可能存在关系的信息量又比一维的数据本身高许多个数量级。

在聚合酶链式反应和一代测序技术时代，每次检测能产生的数据量有限，结果判读和分析较为简单。随着检测技术的发展，对基因检测数据的判读也有了新的变化，目前对NGS得到的基因序列间及基因和表型间关系的分析，主要采用的是基于特定目标的统计学分析和确证法的方式，能发掘出来的信息量相对于基因序列中存在的信息来说非常有限，究其本质，NGS 生物信息分析中的序列比对和记录本质上还属于比较低层次的运算，在更多意义上是对基因序列进行解码和记录，解读层面还很有限。

单个人类基因组由约 30 亿个碱基对组成，编码约 23 000 个功能性的基因。要掌握自己的健康状况，必须先对这些基因密码进行剖析，基因检测就在做着这种解码工作。基因检测与精准医疗临床应用最大的制约就在于基因检测的结果过于复杂，人脑难以处理如此多的数据。

随着数据的不断积累，对数据的准确注释、解读及其如何对临床产生应用价值成为基因产业下一步发展的关键。分析能力和大数据库是遗传解读和咨询的关键，信息的解读与整合成为基因相关企业的核心竞争力。

1. 切入方式

如何解读基因的奥秘，是当代生命科学界的一大难题；如何通过解读基因大数据，获取与疾病相关的变异，找到致病基因，是基因应用于精准治疗、药物研发、个人健康管理并产生影响的核心环节。基因检测通常包含两个方面：基因测序和基因解读。在基因检测趋向大众化的过程中，其中的基因解读仍然是目前发展需要突破的瓶颈，人工智能便依靠其强大的数据处理能力和学习能力切入基因序列解读的进程中。

目前，我国卫计委批准用于临床的基因检测项目有 4 类：遗传病诊断、产前筛查与诊断、植入前胚胎遗传学诊断和肿瘤诊断与治疗。这 4 类项目的共同特点是疾病仅与一个或者几个易感基因相关。实际上，除了单基因遗传病之外，其他疾病易感基因的多少，取决于对该疾病的研究程度。

人类的生命信息承载于基因里，经转录传递到核糖核酸（RNA），再传递到有生物活性的蛋白质，最终由蛋白质实现所有生命活动。在这个过程中存在两个基因变异引发的疾病或基因剪切变异导致的疾病。

人群中的 DNA 突变（单核苷酸位点变异，SNVs）总数数以亿计，其中突变频率大于 1% 的称为 SNPs（单核苷酸多态性），SNPs 大概有 300 万个。要研究疾病与 SNPs 之间的关系，需要巨大的患者样本量，统计出患者群体与正常人群体 SNPs 之间的差异。根据目前基因检测的思路，是很难对这些人的 SNVs 进行

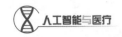

分析的。但是人工智能的到来给这一海量数据集的研究带来了新方式。

接下来以 Deep Genomics 人工智能参与基因解读的技术手段为例，介绍人工智能在基因解读领域的技术切入点。

Deep Genomics 主要关注的是基因转录过程中的变异。他们首先建立一个初始基础数学模型；其次将健康人的全基因组序列和 RNA 序列导入，对模型进行训练，让模型学习到健康人的 RNA 剪切模式；再次通过其他分子生物学方法对训练后的模型进行确认和校正；最后使用目前已知的病例数据，检验模型判断的准确性。

针对基因变异导致的疾病的研究方法类似。首先进行 DNA 提取、测序，测完序之后进行分析和过滤，过滤完之后使用一些通路分析结果进行筛选，获取关键变异。基于这些变异和基因的信息，把它们的频率和个数进行累加，获得特征数据，然后开始做机器学习。

2. 发展情况

目前，基因企业都意识到了基因解读的瓶颈，Illumina、华大基因、贝瑞和康等龙头企业已经走在了前列，纷纷将人工智能纳入自己的分析体系。

其实早在 2014 年时，IBM 就与纽约基因组中心展开了合作，基于 IBM 的沃森人工智能系统开发了一个专门分析肿瘤基因组的程序，称为"沃森基因组分析"。这个团队在患者身上试用了这个程序的 β 版本，它可以从超过 2700 万篇生物医学方面的论文中寻找针对特定基因变化的靶向治疗方案。

IBM 在最近发表在《神经病学遗传学》（*Neurology Genetics*）杂志上的一篇文章中披露了他们利用人工智能针对脑瘤基因组的研究成果，科研人员从患者身上获取了肿瘤的活检样本及一份血样，并对两份样品中的 DNA 和肿瘤中的 RNA 进行了测序。

为了进行比较，这些测序数据被分别送给了 IBM 沃森基因组程序和一个由生物信息学家、肿瘤学家组成的专家团队进行分析。沃森系统仅仅用了 10 分钟就完成了一份可供参考的临床治疗方案报告，而专家组的人工分析花了 160 个小时才得到一份相似的报告。沃森系统甚至还找到了更多的可能进行靶向治疗的基因突变。

　　人工智能在基因解读领域带来了人类不曾拥有的能力，让人类有机会用数字
描述生命。相信在不远的将来，这样的场景将会出现：基因检测由专业检测机构
完成，结果分析交给人工智能，临床医师只需要最终结论，用这个结论去指导治
疗，进行精准的健康管理。

　　基因领域的企业融资理由绝大部分是基因技术和生物技术，与人工智能的关
联度不大。基因行业本身近年来融资额度大，频率高。所以，在后续章节的人工
智能企业融资盘点中没有考虑纳入基因行业表表 2-23 所示的是人工智能 + 医疗
基因行的投融资情况。

表 2-23　人工智能 + 医疗基因行业投融资

企业名称	类型	总部	融资总额	轮次	投资方
23andMe	基因 + 人工智能	美国	4 亿 3607 万美	F 轮	Sequoia Capital、Johnson & Johnson Development Corporation、Google 等
23 魔方	基因 + 人工智能	成都	3.345 万元	B+ 轮	汉王科技、丰厚资本、雅惠精准医疗基金、德商奇点、汉王启创、奇点资本、辰德资本、软银中国、本草资本、经纬中国
Deep Genomics	基因 + 人工智能	加拿大	1670 万美元	A 轮	Bloomberg Beta、Eleven Two Capital、True Ventures、Khosla Ventures
Illumina	基因 + 人工智能	美国	—	已上市	—
Veritas Genetics	基因 + 人工智能	美国	4200 万美元	B 轮	Jiangsu Simcere Pharmaceutical、Lilly Asia Ventures、Trustbridge Partners
安吉康尔	基因 + 人工智能	深圳	数千万元	Pre-A 轮	丹华资本、和盟创投、利申资本
贝瑞和康	基因 + 人工智能	北京	—	已上市	—

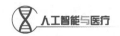

企业名称	类型	总部	融资总额	轮次	投资方
博奥生物	基因＋人工智能	北京	—	—	—
海普洛斯	基因＋人工智能	深圳	超过 46 000 万元	B 轮	山蓝资本、优选资本、可信资本、软银中国、深创投
华大基因	基因＋人工智能	深圳	—	已上市	—
基云惠康	基因＋人工智能	北京	数百万元	天使轮	天使投资人王刚
美迪维康	基因＋人工智能	上海	1000 万元	A 轮	未透露
明码生物	基因＋人工智能	上海	3.3 亿美元	B+ 轮	淡马锡、云峰基金、Amgen Ventures、3W Partners、Polaris Partners、Arch Venture Partners
诺禾致源	基因＋人工智能	北京	7 亿元	B 轮	招银国际、国投创新投资、方和资本
奇云诺德	基因＋人工智能	北京	数千万元	A 轮	凯泰资本
赛福基因	基因＋人工智能	北京	数千万元	A 轮	将门创业、创见资本、朗玛峰创投、国中创投、凯盈资本
生命奇点	基因＋人工智能	北京	5000 万元	A 轮	汇晶财富
碳云智能	基因＋人工智能	深圳	超过 13 亿元	A 轮	腾讯、中源协和、天府集团
星舰基因	基因＋人工智能	北京	数千万美元	天使轮	永柏资本、PGA Ventures

03

第 3 章

全球格局：
人工智能与医疗全球发展

美国时间 2017 年 9 月 28 日下午，谷歌、脸书、亚马逊、IBM 及微软正式宣布成立一个新的 AI 组织——AI 合作组织（Partnership on AI），目标是保障 AI 在未来能够安全、透明、合理地发展。该组织的全名为保障 AI 利于人类社会组织（Partnership on Artificial Intelligence to Benefit People and Society）"简称为 AI 合作组织。该组织的成立旨在重点研究、解决 AI 给人类社会带来的各种挑战，并探索人类能如何最有效地利用高速发展的科技。

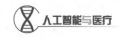

3.1 人工智能 + 新型硬件提供商——IBM

作为人工智能的先驱企业，IBM 已经逐渐将自身的核心业务集中在 "Watson 认知" 上，通过自己强大的数据分析能力、人工智能技术和云计算平台，为全球各行各业提供解决方案。

（1）人工智能基础技术。在认知商业时代中，IBM 发展了以认知计算、大数据分析、物联网、异构计算、神经元芯片 Synapse、人工智能基础平台 SystemML、量子计算平台、认知型机器系统等为代表的一批新兴前沿技术。IBM 未来 10 年的战略核心是 "智慧地球" 计划，在智慧能源、智慧交通、智慧医疗、智慧零售和智慧水资源等人工智能应用层面发力。

（2）人工智能与医疗。Watson 在医疗领域主要关注肿瘤和癌症的诊断，其优势在于自然语言处理，通过挖掘非结构化数据寻找深层关系。Watson Health 的商业战略为：第一，深度聚焦肿瘤领域，并向其他领域扩展；第二，通过大规模收购获取数据资源；第三，通过合作等扩展使用场景，输出生态能力。

汇聚了医疗保健数据、人力、能力、客户后，Watson Health 将成为潜力巨大的医疗保健大平台。

IBM Watson 肿瘤治疗（IBM Watson for Oncology）已经能提供肺癌、乳腺癌、结肠癌和直肠癌解决方案。除此之外，IBM 还与制药巨头辉瑞合作，辉瑞将在沃森药物发现（Watson for Drug Discovery）的自然语言处理、认知推理系统的帮助下，进行新药物的识别。IBM 的布局场景主要包括医学影像、新药研发、病历 / 文献分析、决策辅助等。

3.1.1 IBM Watson 人工智能医疗应用详情剖析

1. "认知计算" 带领电子计算走入新时代

IBM 把电子计算时代划分为 3 个阶段（图 3-1）。

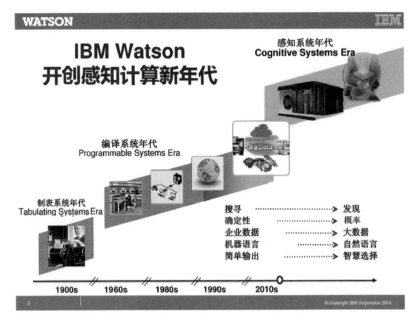

图 3-1 IBM 把电子计算时代划分为 3 个阶段

第一个阶段是制表系统年代，时间是 20 世纪初。1886 年，美国统计学家赫尔曼·霍勒瑞斯借鉴了雅各织布机的穿孔卡原理，用穿孔卡片存储数据，用机电技术取代了纯机械装置，制造了第一台可以自动进行加减乘除四则运算、累计存档、制作报表的制表机。这台制表机参与了美国 1890 年的人口普查工作，使预计耗时 10 年的统计工作仅用 1 年零 7 个月就完成了，是人类历史上第一次利用计算机进行的大规模的数据处理。霍勒瑞斯于 1896 年创建了商旅管理公司（TMC）。1911 年，TMC 与另外两家公司合并，成立了 CTR 公司。1924 年，CTR 公司改名为国际商业机器公司（International Business Machines Corporation），这就是 IBM 公司。

第二个阶段是编译系统年代，时间是从 20 世纪 60 年代到 2010 年。计算机硬件已经从晶体管向大规模集成电路迈进。而计算机所读的语言从 0、1 组成的机器语言逐渐过渡到汇编语言和高级语言。计算机之间的数据交换变为可能，各种计算机程序开始铺天盖地。

第三个阶段就是 2010 年以后的认知系统年代。此阶段的代表就是人工智能的出现，如拥有"认知计算"能力的 Watson。IBM 在 2006 年启动研发 Watson，于 2014 年投资 10 亿美元成立 Watson 事业集团，次年便组建了 Watson Health

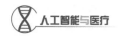

平台，专门针对医疗健康行业提供人工智能认知解决方案。

2. Watson 是如何回答问题的

IBM Watson 的出名，源于 2011 年参与美国问答节目《危险》（*Jeopardy*!）。在这次节目中，Watson 战胜了这一节目的两位人类冠军选手，被认为是人工智能历史上的一个里程碑。从底层来讲，Watson 由深度问答系统（Deep QA）驱动，是一个集自然语言处理、信息检索、知识表示、自动推理、机器学习等开放式问答技术于一体的应用，基于为假设认知和大规模的证据收集、分析、评价而开发，图 3-2 所示为其问题处理逻辑。深度质量保证的目标绝不仅仅是回答一些特定的简单问题，而是利用运算能力，建立一套基于概率化证据的大规模并行架构，它综合利用数千种自然语言处理、信息检索、机器学习和推理算法，分析生成多种假设，然后从中收集、评估、权衡各类证据，最终给出最佳答案。

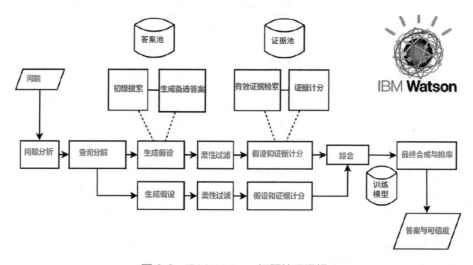

图 3-2　IBM Watson 问题处理逻辑

Watson 的能力包括 3 个方面：理解、推理和学习。首先，能够"理解"人类的问题，是 Watson 能进行认知协作的第一步，主要运用的是计算系统处理结构化和非结构化数据的能力；其次是推理，Watson 主要运用一种名为"假设生成"的算法，从数据中抽丝剥茧，寻找事物间的相关联系；最后是学习，Watson 从大数据中提取关键信息，以证据为基础进行学习。

3. Watson 在医疗上的商业化应用

Watson 的第一步商业化运作就是在医疗行业，通过和纪念斯隆一凯特琳癌症中心进行合作，得到大量的癌症临床知识、分子和基因组数据、癌症病例历史信息。在该中心"学习"之后，Watson 为临床医师提供以证据为基础的治疗方案。随后该系统被 Watson Health 部署到了许多顶尖的医疗机构，如克利夫兰诊所和 MD 安德森癌症中心，提供基于证据的医疗决策系统。

医疗数据处于爆发式增长态势，仅凭人力不足以处理和学习，而 Watson Health 可以帮助人们提高医疗效率，图 3-3 所示为 Watson 数据处理的效率优势。IBM 判断，在 2020 年，医疗数据每 73 天就会翻一番，而且其中 80% 以上的数据是非结构化的，非结构化数据主要是指那些无法用固定结构的逻辑方式来表达、实现的数据，如视频、音频、图片，对计算机来说是不可见的。而 Watson 可以看到这些数据，并进行深度学习。医生若想学习最新的医疗知识，每周需花 160 小时，而 Watson 在 15 秒内就可以读取 4000 万个文件，学习速度非常快。

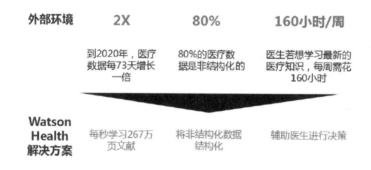

图 3-3 IBM Watson 的数据处理效率优势

IBM Watson 的发展，也经历了多宗并购，使其得到技术上的加强，图 3-4 所示即为其并购升级过程。2015 年年初，IBM 宣布收购 Alchemy API，这个平台有数万名开发者在利用机器学习算法，做自然语言处理和图片识别，可以改善 Watson 的生态系统。不久之后，又先后并购了 4 家医疗数据公司：探险家（Explorys）、菲特尔（Phytel）、合并医疗（Merge Healthcare）和特文卫生分析（Truven Health Analytics），其中特文卫生分析的收购价格高达 26 亿美元（探险家是一个基于云技术的数据分析公司；菲特尔开发以云计算为基础的工具来加强健康护理的协调工作和成果）。2015 年 8 月，IBM 用数十亿美元收购了 Merge

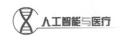

Healthcare，强化 Watson Health 的主业务。Watson 的每一种应用都需要一段时间的预先训练，这也给计算和数据提出了要求。如上所述，IBM 的投资和收购都是围绕公司这一长期发展战略而进行的，如收购私有云服务商 Blue Box、数据库管理工具 Compose、API 接口工具 Strong Loop、海量数据存储 Cleversafe 等，希望从数据量和算法两方面提高 Watson 在医疗和其他领域的实力。

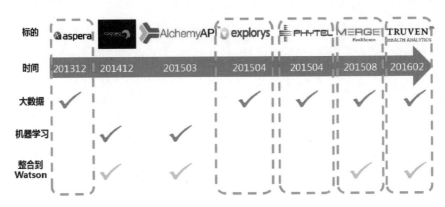

注：用虚线框起来的表示与医疗有关。

图 3-4　IBM Watson 的并购升级过程

4．Watson 是如何治疗癌症的

人类对肿瘤的认知经历了漫长的过程。从早期的外科手术直接切除肿瘤，到后来的放疗、化疗，再到基因研究的深入，肿瘤学家认识到肿瘤不是一种疾病，而是一大类疾病，即使是相同部位的肿瘤，每个人的病理特性也都不尽相同。例如，对 ER 受体阳性的乳腺癌，他莫昔芬有效；而对于 ER 受体阴性的乳腺癌则无效。由于这种特异性的存在，因此每种肿瘤治疗方案都需要个性化定制。

2013 年，纪念斯隆—凯特琳癌症中心与 IBM Watson 达成了合作，共同训练 IBM Watson 肿瘤解决方案。癌症专家在 Watson 中输入了纪念斯隆—凯特琳癌症中心的大量病历研究信息以进行训练。在此期间，该系统的登入时间共计 1.5 万个小时，一支由医生和研究人员组成的团队一起上传了数千份患者的病历，近 500 份医学期刊和教科书，1200 万页的医学文献，把 Watson 训练成了一位杰出的"肿瘤医学专家"。

Watson 治疗癌症的过程是这样的。首先，IBM Watson 分析患者的病历。Watson 肿瘤解决方案拥有先进的能力，可分析临床记录和报告中的结构化和非结构化数据的含义和内容，吸收以普通英语编写的关键患者信息，这些信息可能对于选择治疗方法至关重要。

其次，Watson 识别基于证据的潜在治疗方案。通过将患者文件中的属性数据与临床知识、外部研究结果和数据相结合，Watson 肿瘤解决方案识别潜在的患者治疗方案供医生参考。

最后，IBM Watson 从大量文献中查找并提供支持证据。IBM Watson 将识别的治疗方案进行排序，并将每种方案支持的证据链接在一起，帮助肿瘤医生研究患者的治疗方案。图 3-5 所示为 IBM 肿瘤解决方案的操作流程。

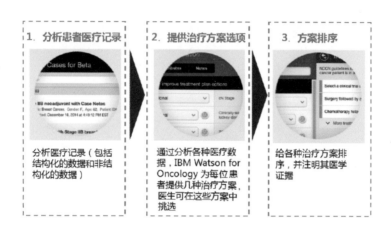

图 3-5　IBM 肿瘤解决方案的操作流程

2015 年，来自美国和加拿大的 14 家肿瘤中心宣布将部署 Watson，根据患者的肿瘤基因选择适当的治疗方案。通过此次合作，IBM 希望 Watson 系统能基于所处理的基因信息来选择治疗方案，从而取代当前"肿瘤委员会"（Tumor Board）用药决定的模式。"肿瘤委员会"是肿瘤治疗实践中建立的一种类似会诊的治疗模式，拥有不同医疗专业技能的医生，如手术外科医师、药剂师等聚集在一起，成立针对某个病例的肿瘤委员会，讨论疑难、少见肿瘤病例的诊断和治疗，制定合理的诊断方法和治疗措施。

Watson 已经广泛应用于多家癌症治疗机构。总部位于曼谷的布伦格勒国际医院（Bumrungrad International Hospital），是南亚最大的私人医院，也是全球最受欢迎的医疗机构之一。为改善其癌症护理质量，布伦格勒选择了 Watson 肿瘤

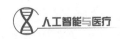

解决方案，帮助医生为癌症患者规划最高效的治疗方案——创新性认知计算解决方案。

2016年8月，IBM与杭州认知网络科技有限公司共同宣布Watson进入中国。在国内，有21家医院计划使用经由纪念斯隆—凯特琳癌症中心训练的Watson肿瘤解决方案，以期基于此认知计算平台助力中国医生获得个性化的循证癌症治疗方案。

5. Watson 在其他医疗领域的应用

我们梳理了一张IBM Watson的医疗布局图谱（见图3-6），Watson的重点布局是在肿瘤和心血管疾病的诊断和治疗上，其他领域如糖尿病方面也有涉及。以下是Watson在医疗健康领域中，在不同的细分领域所做的一些事情。

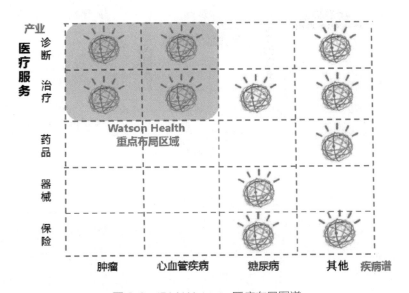

图 3-6　IBM Watson 医疗布局图谱

（1）退伍军人健康管理局（Veterans Health Administration，VHA）：VHA具有1700多个医护站点，是美国最大的综合性医疗保健系统，每年为约870万名退伍军人提供医疗服务。当为创伤后精神紧张性障碍（PTSD）患者寻求一种更好的医护方式时，该机构采用认知计算来帮助改善这些退伍军人的医护质量。

Watson可处理大量医学文献、临床资料和患者医疗记录，并对患者提出适

当的治疗方案。它还可以对临床医生的系列问题提供基于证据的答案。Watson
有助于节省医师的研究时间，医师得以将更多的时间用在聆听患者的意见及与患
者进行互动上。

（2）CaféWell：一个由 Welltok 保健公司创建的平台，该平台从各种渠道
分析用户的健康状况并提供保健建议。为使该平台更加具有交互性和个性化，
Welltok 采用了 IBM 开发的一种认知方法。其开发的新产品 CaféWell Concierge 能
够利用自然语言和认知能力，改善用户互动，并从潜在的纯文本来源中提取更多
知识，如医疗对话、活动数据和健康效益信息等。

（3）贝勒（Baylor）：用几周的时间，就能从 2300 万篇候选文档中筛选出
一个名为 p53 的研发靶点。

（4）美敦力（Medtronic）：通过与美敦力合作，运用美敦力的设备、护理
管理产品、疗法和辅导，以及 IBM Watson Health 云平台，优化患者的治疗效果。
在糖尿病患者发生低血糖前近 3 个小时做出预测，防止出现严重的低血糖。

（5）苹果（Apple）：存储和分析 ResearchKit 数据。

（6）强生公司（Johnson & Johnson）：分析科学论文，为药物开发找出全
新关联。

（7）安德玛（Under Armour）：推出"认知教练系统"，围绕睡眠、健康、
活动和营养为运动员提供指导。

6. Watson 为 IBM 带来了什么

在 2016 年 1 月的国际消费类电子产品展览会（CES）上，IBM 首席执行官
罗睿兰表示，IBM 已经不再是一家硬件或者软件公司，而是一家"认知解决方
案云平台"公司。的确，最不赚钱的硬件平台早已经被 IBM 淘汰，然后是软件。
IBM 在之前已经连续 15 个季度同期相比利润下滑，而 Watson 智能云平台已经成
为 IBM 盈利的新目标。从 2016 年 Q2（第二季度）的财报来看，IBM 的总收入为
202.38 亿美元，低于上年同期的 208.13 亿美元，已经连续 17 个季度同比下滑。
但是，这其中以 Watson 为代表的认知解决业务于 2016 年 Q2 开始发力，呈稳步
增长态势，认知解决业务收入占总收入两成以上，已成为 IBM 第二大收入来源图
3-7 所示为 IBM 各业务利润率分析。

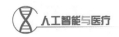
项目 ＼ 时间	2016Q1 (2016年第一季度)	2015Q1 (2015年第一季度)	2016Q2 (2016年第二季度)	2015Q2 (2015年第二季度)	2016H1 (2016年上半年)	2015H1 (2015年上半年)
收入						
认知解决	3979	4047	4675	4516	8654	8564
占比	21%	21%	23%	22%	22%	21%
全球商务服务	4131	4318	4255	4345	8377	8663
占比	22%	22%	21%	21%	21%	21%
云平台服务	8424	8554	8857	8898	17280	17452
占比	45%	44%	44%	43%	44%	43%
系统	1675	2142	1950	2541	3626	4683
占比	9%	11%	10%	12%	9%	12%
金融	410	461	424	478	834	939
占比	2%	2%	2%	2%	2%	2%
其他	66	67	76	35	142	102
占比	0%	0%	0%	0%	0%	0%
总收入	18684	19590	20238	20813	38923	40403
利润	8686	9452	9702	10390	18388	19842
利润率						
认知解决	82.00%	84.50%	82.20%	85.70%	82.10%	85.10%
全球商务服务	25.80%	26.50%	26.50%	27.10%	26.10%	27.40%
云平台服务	40.90%	42.10%	41.60%	42.20%	41.30%	42.10%
系统	57.20%	54.80%	56.50%	56.50%	56.90%	55.70%
金融	42.40%	49.60%	38.70%	44.70%	40.50%	47.10%
总利润率	46.50%	48.20%	47.90%	49.90%	47.20%	49.10%

以 Watson 为代表的认知解决业务于 2016 年 Q2 开始发力，呈稳步增长态势；认知解决业务收入占总收入的两成以上，已成为 IBM 第二大收入来源

云平台服务仍是IBM 最大收入来源，占比超四成

以 Watson 为代表的认知解决业务利润率远高于其他业务

图 3-7　IBM 各业务利润率分析

3.1.2　IBM 未来几年的医疗人工智能计划

IBM 在人工智能与医疗领域有核心能力：人工智能＋新型硬件。它们计划实现：芯片比全球最好的实验室更厉害，微型摄像机能从分子层面上检验药片的真假，系统仅从语言中就能检测出某人患有心理疾病。IBM 研究室已经开始着手把这3项研究变成成熟的医疗工具，将公司现存的机器学习和人工智能系统与硅片、毫米波相控阵传感器等结合。

1．AI+ 超成像系统，"看"到疾病和危害

"超成像系统"是一种广范围的电磁波谱成像技术，不仅可以获取人眼可见光形成的图像，还能模拟超出此范围的电磁波图像。

使用高性能相机和其他传感器，临床医生就能发现用药是否适合患者。"用这种超成像技术，人们就像长了第三只眼，能发现我们日常所忽视的线索。"IBM 技术总监拉希克·帕尔马（Rashik Parmar）说道。

尽管实现超成像的硬件已经出现，但要使其进入市场，还需做更多的工作。能够进行广泛光谱成像的仪器不是什么新鲜事物，但区别就是IBM 要将其简化、小型化，并降低制造成本，还要用认知算法来进行破译和可视化，让这项技术真正发挥作用。帕尔马还补充道，IBM 现在有很多"花里胡哨"的发明，但让它们

变为可用性较高的产品是有可能的。而在医疗应用上，简单的例子就是用超成像设备迅速看牙，或者为标准医疗射线检查提供更丰富的信息。

也许在 IBM 计划的 5 年之内（从 2017 年开始），这种机器就会变成人们身边的药理学、毒理学专家——最终，这种超成像技术会被整合到手机中，在吃饭或服药之前可以先扫描一下，看是否有有害物质或致敏源等。

2. AI+ 芯片实验室，精细疾病早诊

同时，IBM 也有可能会在几年内推出一种新的人工智能分析技术——芯片实验室（图 3-8）。这种设备相当于荷包大小，用一滴血或任意体液就能分析出细菌、病毒或预示着某种疾病的蛋白质。

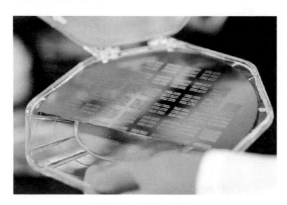

图 3-8　芯片实验室

帕尔马表示，IBM 从 2011 年左右就开始探索"纳米纤维"这种概念了，那时是要做一种可以模拟气味的工具。如果将纳米纤维与其他种类的传感器相结合，就能用纳米结构来检验体液，包括唾液、血液、液体活检的样品，从中分析出潜在的疾病。结合数字化制造和 3D 打印等技术，IBM 就能把传感器放入定制化探针，进行有效分析。

相比需要等待数周的血检，芯片实验室不用花时间把病毒培养至能够被监测到的量，而是直接通过传感器来追踪最为细微的生物标记。

这项技术最厉害之处在于，它能让人们在出现症状之前就了解自己患病的风险。举个阿尔茨海默病的例子，在出现明显症状之前的很长一段时间内，患者的神经状态已经产生了显著改变。如果定期检查血样，可以在阿尔茨海默病的早期就寻找到生物标记，迅速开始根据个人的情况制定治疗方案。

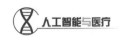

虽然这种能从一滴血分析疾病的技术对人工智能的水平是个巨大的挑战，但真正考验 IBM 公司把此种产品推向市场的，还是技术难度超高的芯片。"芯片的最小测量级别为 20 纳米，它能让你从一个相当细化的角度来观察病毒等物质，但要看到这个精细程度，在材料的制作上可要花费大量的心血。"帕尔马说道。

3. AI+ 文字信息，形成精神疾病模型

精神疾病是又一个需要人工智能技术来仔细咀嚼大量数据，化作有效医学见解的领域。从 2015 年开始，IBM 尝试制造出能从人的讲话中诊断精神疾病的机器学习系统原型。在 2018 年年初，IBM 公布了研究成果，59 名受试者中有 19 人在两年内患上了精神疾病，其余 40 人则一切正常，算法预测的准确率高达 83%。这套算法还能够区分近期罹患精神疾病的人群与正常人群的语言模式，并且准确率达到了 72%。

在精神疾病诊断中，患者的谈话一直是医生用以判断病情的重要因素。语速、音量、用语特点都可以用于判断精神疾病。现在 IBM 把这个分析工作交给了人工智能，患者与医生的交流或人们自己在社交网站上写下的话语都可以作为分析材料。

IBM 之所以能做到这一点，是因为他们已花费数年时间来研究精神、心理障碍与语言之间的关联，建立起了一套测量体系。"我们目前提上日程的研究，是要弄清这件事：对于特定的个体来说，某段话中的某些用语，能否帮助我们理解这个人的心理状态？"IBM 技术总监帕尔马说道。

IBM 早已有过建立医疗模型的尝试：沃森最早的商业化尝试——"蓝色巨人"认知计算机系统就是癌症护理医师的助手。今天，公司还与医疗行业产生了不少的合作，建立各式各样的医疗认知工具原型。例如，IBM 透露佛罗里达的地方医疗中心木星医疗中心（Jupiter Medical Center）就会引进 IBM 沃森的肿瘤辅助诊疗技术。另外，它还与纪念斯隆—凯特琳癌症中心合作了癌症治疗培训项目。

除了精神分裂症、双向情感障碍和抑郁症等，IBM 还会从可穿戴运动健身设备和医疗设备处获取数据，来辅助诊断帕金森症等神经疾病。虽然现在已经有医药健康专家把可穿戴设备中的数据用在诊断判断上，但 IBM 希望用机器学习来加速这个进程，并能提供额外的见解。

帕尔马说，其实美国和欧洲已经有人做了可穿戴数据的实验，也有教授分享

了实验数据，但没有人把这些数据综合到一起，研究这些数据中间是否有可关联之处，或者用整合的数据得出更深层次的理解。"用机器来处理和整合，恰好就是这个问题的答案。"

4. 利用机器学习算法预测精神分裂症

（1）IBM 科学家发现 AI 和机器学习算法能够以 74% 的准确率帮助预测精神分裂症病例。

精神分裂症是一种慢性衰弱性神经障碍，每 1000 个人中就有 7 ～ 8 个人会受其影响。精神分裂症患者可能会出现幻觉、错觉或思维障碍，还可能会出现认知障碍，如无法集中注意力；或身体缺陷，如运动障碍。

IBM 科学家和阿尔伯塔大学加拿大埃德蒙顿分校在《自然》杂志的合作期刊《精神分裂症》（*Schizophrenia*）上发布了新的数据，证明 AI 和机器学习算法能够以 74% 的准确率帮助预测精神分裂症病例。

这项追溯性分析还表明，根据在大脑不同区域观察到的活动之间的关联，该技术能够从很高相关性的关联中预测精神分裂症患者特定症状的严重程度。这项开创性研究还可以帮助科学家识别更可靠、客观的神经影像生物指标（Neuroimaging Biomarkers），用于预测精神分裂症及其严重等级。

阿尔伯塔大学的精神病学兼神经科学教授塞尔达·达尔孙（Serdar Dursun）博士表示："这种独特、富有创新性的多学科方法加深了我们对精神分裂症的神经生物学原理的理解，可以帮助改善该疾病的治疗和管理。我们在大脑中发现了许多重要的异常连接，未来的研究可以探索这些连接，而且 AI 创建的模型让我们离发现基于神经影像的客观模式更进了一步，这些模式可以作为精神分裂症的诊断和预后指标。"

在论文中，研究人员分析了来自开放数据集生物医学信息学功能研究网络（fBIRN）的去标识化的大脑功能核磁共振影像（fMRI）数据，数据中既包括精神分裂症患者和分裂情感性障碍患者，也包括健康的实验对照组。

fMRI 通过大脑特定区域的血流变化来测量大脑活动。具体来讲，fBIRN 数据集反映了根据对调研参与者执行一个普通听觉测试时收集的数据，在不同清晰度水平上对大脑网络执行的研究。通过检查来自 95 位参与者的扫描影像，研究人员使用机器学习技术开发了一种精神分裂症模型，用于识别大脑中与该疾病相关

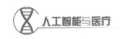

的最紧密的连接。

从图 3-9 可以看出，在精神分裂症患者与没有该疾病的患者之间，一些大脑区域表现出具有统计意义的区别。例如，箭头 1 表示中央前回（Precentral Gyrus），箭头 5 表示参与处理视觉信息的楔前叶（Precuneus）。

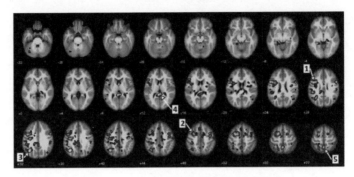

图 3-9　人工智能识别大脑区域疾病

（2）精神疾病的量化研究。IBM 和阿尔伯塔大学的研究结果表明，甚至在从多个站点（不同机器、跨越不同主体群等）收集的更具挑战的神经影像数据上，机器学习算法也能通过利用不同大脑区域间的活动关联，以 74% 的准确率区分精神分裂症患者与实验对照组。

此外，研究表明，功能网络连接也可以帮助确定患者表现出的多种症状的严重等级，包括注意力迟钝、行为怪异、思维形式障碍、失语症（言语贫乏）和动力缺乏。

通过预测症状严重等级，可以得到更加量化和基于测量结果的精神分裂症特征，可以在一个范围内确定该疾病，而不只是看到一个非此即彼的二元标签（诊断或非诊断）。这种客观的、数据驱动的严重等级分析方法，最终可以帮助临床医生为患者量身定制治疗方案。

IBM 研究院医疗与生命科学副总裁阿贾伊·罗伊尤鲁（Ajay Royyuru）表示："这项研究工作的最终目的是识别和开发客观的、数据驱动的测量指标来描绘患者的精神状态，并将它们应用于精神疾病和神经障碍的诊断。我们还希望提供新的洞察，揭示如何利用 AI 和机器学习来分析精神疾病和神经障碍，帮助精神科医生评估和治疗患者。"

美国国家心理卫生协会（NIMH）的研究领域标准（RDoC）强调了客观测量在精神病学中的重要性。这一领域常常被称为"计算精神病学"（Computational

Psychiatry），旨在使用现代技术和数据驱动的方法改善精神病学中的循证医疗决策，这一领域常常依赖于主观的评估方法。

作为这次持续合作的一部分，研究人员将继续调查大脑中与精神分裂症具有重要联系的区域和连接，继续努力改进这些算法，对更大的数据集执行机器学习分析，并探索将这些技术扩展到抑郁症或创伤后应激障碍等其他精神疾病的方式。

3.2　全产业链布局 AI 医疗——谷歌

近年来，谷歌从搜索和广告等传统业务逐渐向医疗保健方向扩展，并认为其 AI 技术可以为疾病的检测、诊断和治疗创造一个强大的新范例。

2018 年 4 月，CB 洞察（CB Insights）出具的一份报告列举了谷歌在人工智能方面所做的探索，以及未来可能扩展的领域。该报告指出，谷歌的布局场景主要包括医学影像、手术辅助系统、可穿戴设备和医疗大数据。

3.2.1　谷歌涉足医疗保健领域的子公司 / 部门

2015 年，谷歌进行组织架构重组，成立控股母公司 Alphabet，谷歌成为其下属全资子公司，之后，AI 几乎成为每个部门战略的核心。在此次重组中，之前属于 Google X 研发实验室（谷歌秘密项目实验室）的医疗保健项目成为 Alphabet 的新子公司。图 3-10 所示为谷歌改组后的整体结构。

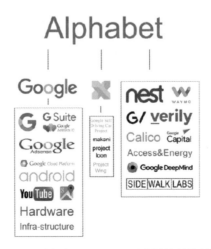

图 3-10　改组为 Alphabet 后谷歌的整体结构

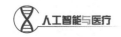

在新的结构下，谷歌的健康业务相对分离了出来，以下将重点介绍几家与医疗保健有关的子公司/部门。

1. Verily

Verily 是 Alphabet 旗下承载大部分医疗保健业务的公司，该子公司专注于在大量数据的基础上，通过分析工具、干预措施和数据研究等来改善医疗保健。

Verily 由 Andrew Conrad 创办，同时他也是美国国家遗传学研究所的创立者。该子公司主要致力于与现有医疗机构合作，寻找应用 AI 的领域，并研发出第一款应用于医学的智能手表 Study Watch———一种捕获生物特征数据的可穿戴设备，其已成为下文许多研究计划的核心。

2. DeepMind

DeepMind 致力于人工智能研究，其主要任务之一是寻找人工智能在医疗保健领域的应用方式。2014 年 1 月，谷歌以超过 5 亿美元的价格收购 DeepMind。DeepMind 位于伦敦，由戴密斯·哈萨比斯（Demis Hassabis）经营，一直以来，该公司都与国家卫生服务机构保持着密切的合作。

3. Calico

Calico 专注于研究与抗衰老及与年龄有关的疾病。该子公司使用 AI 来理解大型数据集，同时实现实验室流程的自动化。Calico 由前美国基因泰克工程技术公司（Genentech）首席执行官亚瑟·莱文森（Arthur D. Levinson）经营。

4. 谷歌风险投资（Google Ventures，GV）

谷歌通过其风险投资部门 GV 在医疗领域投入了大量资金。GV 在不同行业进行投资，但最近几年，在其整体投资速度放慢的情况下，GV 却一直在增加其在医疗保健公司的投资速度，足见谷歌对其医疗保健领域的重视。

3.2.2 底层架构为医疗保健数据提供动力

医疗保健面临的最大挑战之一是数据孤岛现象，系统之间的互操作性很小。即使在同一家医院内，不同电子病历集成数据也很困难，更不用说移动应用、连接设备和其他健康跟踪产品的数据了。

谷歌致力于通过以下 3 个方面的努力为新的数据基础架构层提供支持。

1. 打通数据与数据间的通路

为了提高医院、医生和其他相关方之间的互操作性，谷歌正在支持研发一项名为加快医疗保健互操作性资源（FHIR）的新技术。FHIR 为不同的数据元素创建标准，以便开发人员可以构建可用于访问来自不同系统的数据集的应用程序编程接口（API）。

谷歌于 2016 年以 6.25 亿美元收购了 API 管理公司 Apigee，Apigee 的部分业务致力于使用 FHIR 构建医疗保健 API。目前，Apigee 已与多家知名医疗公司合作，其系统有助于在数据流之间搭建桥梁，用于链接多个现有数据集，或者构建移动应用程序，并寻找从其他来源（如可穿戴设备）获取数据的新方法。

同时，谷歌的 DeepMind 利用 FHIR 建立了一个新的数据基础设施，以便从 EMR、医院设备和医生的笔记中分离出单独的数据，建立一种一致的、结构化的格式数据。

例如，该公司推出了 "Streams" 应用程序，将相关患者信息和警报通过移动应用推送给医生、护士等来检测急性肾损伤。这大大降低了以往通过人力传输信息的成本，对于紧急事件来说大有裨益。

目前，DeepMind 计划构建更多自己的应用程序，或允许第三方开发商在此新基础架构之上构建，或将其用作增加一系列其他谷歌服务（如 Google Cloud）的手段。

2. 推广谷歌云平台

谷歌正在推动构建在谷歌云平台之上的医疗保健专用服务，如谷歌的在线生产力和协作平台 G Suite（Drive、Docs 等）。G Suite 提供符合标准的云服务，医疗保健企业可以用云平台来共享患者信息、改善患者体验（如使用谷歌的跨平台即时通信 App Hanouts）等。

另外，谷歌为开发人员提供了一套更通用的工具，如基于 DistBelief 进行研发的第二代人工智能学习系统 TensorFlow。

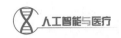

最近，谷歌发布了用深度神经网络从 DNA 测序数据中快速精确识别碱基变异位点的开源工具 DeepVariant，用于基因组学的分析。

随着越来越多的研究人员在谷歌云产品套件的基础上进行研究，谷歌云对谷歌来说更具价值，谷歌的基础架构层也成为医疗保健基础架构中最根本的一部分。

3. 为第三方建立数据集

目前，谷歌正在构建自己的数据集，开放给研究人员使用，其他人最终可以将其集成到自己的研究中。Verily 正在研究的两个主要数据项目是与 NIH 和 Verily 自己的独立项目基线研究相结合的 All of Us 研究计划。其所有的研究计划（以前称为精准医学倡议）旨在追踪来自不同背景的 100 万参与者的健康数据，包括基因组数据、生活方式数据、生物标志数据等，目标是让研究人员分析最全面的数据集，以发现关于健康的新见解。

2016 年，Verily 与布罗德研究所和范德比尔特大学一起获得了美国国立卫生研究院 5 年的资助，来构建数据基础架构和分析工具，容纳来自 79 000 名参与者的数据。一旦参与这项计划，参与者需使用 Study Watch 监控自己的日常活动，使用睡眠传感器监控睡眠模式，通过移动设备或电子邮件回答定期调查问题，并每年参加 4 次站点进行的各种测试。Verily 的知情同意书表明，该公司正在构建一个第三方研究人员最终能够访问和构建的综合数据库。

同样值得注意的是，所有人和项目基线的数据都存储在谷歌的云基础架构中，而研究人员建立的这些数据集将帮助谷歌云平台成为健康 IT 基础架构层的更深层部分。

3.2.3 谷歌 AI 技术在特定疾病上的应用

谷歌涉及医疗保健的业务包括以下几个方面。

数据生成：包括数字化和摄取由可穿戴设备、成像设备等产生的数据。

疾病检测：使用 AI 来检测给定数据，数据异常则表示可能存在某种疾病。

生活方式管理：利用谷歌研发的 AI 工具可帮助诊断患有疾病或有疾病风险的人，通过了解他们的日常生活，对其生活方式进行积极的调整。

以下将对谷歌 AI 技术所涉足的医疗健康领域进行深入分析。

1. 不同类型的癌症

谷歌的子公司 DeepMind 制订了癌症治疗计划。2017 年，DeepMind 发布了有关肿瘤鉴定的研究，在该研究中，对已经转移到邻近淋巴结的现有乳腺癌图像集进行了算法培训。该算法可以 92% 的准确度检测肿瘤。

图 3-11 所示的是巨噬细胞与肿瘤细胞。

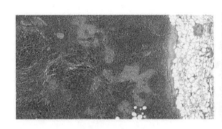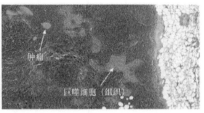

注：根据算法，绿附代表可能出现肿瘤的区域。

图 3-11　乳腺癌转移淋巴结活检图像[①]

自 2017 年以来，DeepMind 已与英国国家医疗服务体系（NHS）和伦敦帝国理工学院的癌症研究中心合作，进一步开展这项研究并改进乳腺癌的早期检测。

DeepMind 也在研究其他癌症，如头颈部癌症。DeepMind 在这方面的工作与治疗设计更相关，如应用 AI 来加速绘图过程。目前传统的映射过程大约需要 4 个小时，而运用 AI 技术则可以将这一时间缩短到 1 个小时。

值得注意的是，谷歌本身无法生成这些数据，而是与提供癌症数据的医院合作。同时，谷歌还与西门子医疗健康公司或菲利普斯公司等合作，以获得 MRI / CT 图像，然后使用这些数据构建算法，以改善检测和治疗计划。

2. 眼科疾病

目前，Verily 正与尼康子公司 Optos 合作，检测糖网病的发病状况，Optos 为视网膜成像测试和眼病检测提供机器。Verily 不仅专注于检测眼部疾病，还修复某些潜在疾病。研究表明，谷歌的算法与受过训练的眼科医生在检测病情方面同样出色（图 3-12）。

---

① 图片来源：CB Insights.

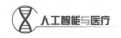

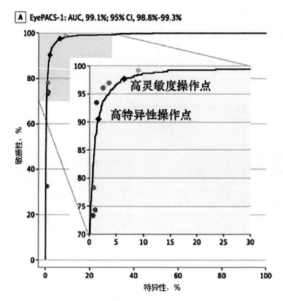

图 3-12 谷歌的算法与医生相匹配[①]

此外，DeepMind 还与英国的 Moorfields 眼科医院合作，改进此前的眼病研究，协助眼科医生评估患者眼部问题的风险，并根据病情的紧急程度指导他们进行医疗护理。

3. 糖尿病

糖尿病检测和管理是谷歌在医疗保健领域的重点内容，谷歌已经研发了一些成功产品并已推出市场，如小型连续葡萄糖监测仪（CGM）。这款监测仪由 Verily 与医疗设备公司 Dexcom 合作开发，已经进入商业化流程。而谷歌公司的长期目标是创造一个更小的一次性传感器，可以像绷带一样穿 14 天，而且不需要指血针次校准。

糖尿病管理相对容易做到，但目前糖尿病检测市场仍然存在缺口。

使用心率监测和预测疾病的初创公司心电图（Cardiogram）最近发布了一项研究：由于人体的胰腺与自主神经系统相连，心脏节律的微小变化可能有助于检测疾病的发展。该研究使用现有可穿戴设备，包括基于安卓系统的设备，通过 AI 算法和监测心率的手段，使检测糖尿病的准确率可达 85%。

---

① 图片来源：CB Insights.

2016 年 9 月，Verily 与赛诺菲集团共同投资了研发糖尿病管理可穿戴设备的公司 Onduo，两家公司共同向该解决方案投入了 5 亿美元，旨在通过传感器指导干预，帮助 2 型糖尿病患者管理他们的身体状况。该项目将硬件（血糖监测器、智能体重秤等）、软件和慢性病管理结合起来，帮助糖尿病患者管理病情。在这之中，AI 可以检测到处于风险中的患者，并简化指导管理慢性病的过程。

此外，Verily 最近获得了智能注射器专利，以帮助糖尿病患者监测他们的胰岛素注射，而智能注射器也很可能是 Onduo 糖尿病解决方案的一部分。

4. 心脏病

目前，谷歌以两种方式达到数据生成和心脏状况监测的目的。一种是研究人员用 Verily 制作的可穿戴设备 Study Watch 监测研究参与者的不同生物指标，包括心电图和心率监测，用它来发现心脏的异常情况，并更好地了解可能导致心脏病发作的前兆，这有助于在病情发展早期确定更好的心脏疾病预测因子。

另一种方式是利用一种专利——被动心脏监测器的专利（图 3-13），该监测器使用光学传感器和机器视觉，可提供持续的心脏健康监测，以促进更健康的行为，更适合在日常生活中使用。

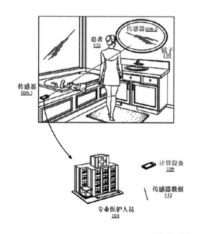
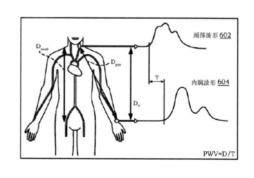

图 3-13　被动心脏监测器专利 ①

此外，该专利包括一个疾病检测组件，可以检测脑部区域的血流问题，还可

① 图片来源：CB Insights.

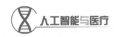

以检测卒中或检测心律失常等心血管问题。

目前，Verily 参与了由布里格姆妇女医院（BWH）心血管医学主任卡鲁姆·麦克雷（Calum Macrae）博士发起的项目——One Brave Idea，并与阿斯利康和美国心脏协会共同出资 7500 万美元支持该项目。该项目旨在更好地了解造成不同类型心脏病的因素，以及预防和治疗心脏病的方法。

5. 帕金森综合征

帕金森综合征又名震颤麻痹，是一种常见的中老年人神经系统变性疾病。对于这种疾病，业界目前没有很好的解决方案。目前，Verily 正试图通过捕获和分析数据进行早期疾病识别，以实现个性化治疗和改善管理方案，从而达到预防帕金森综合征的目的。

Verily 与荷兰 Radboud 大学合作推出了个性化帕金森综合征项目，以结合临床数据研究和观察收集患者数据，包括心脏功能、皮电活动和惯性运动。

通过这项研究，研究人员一方面在 24 小时的监测过程中，能够确定疾病发作的指标，如心律变化或睡眠模式；另一方面，通过对监测数据的收集，Verily 可以构建能够将帕金森患者分类的算法，对不同类型的患者进行个性化治疗。

通过个性化帕金森（Personalized Parkinson）的研究，Verily 开发了一个加密的数据库，供研究人员使用，同时它还为美国国立卫生研究院（NIH）建立了一个名为"知识门户"的数据库，使研究人员可以实时共享与帕金森综合征研究有关的数据集。

Verily 也在研究如何帮助帕金森患者管理他们的日常生活。例如，Verily 收购了智能勺 Lift ware 的创建方 Lift Labs，该智能勺能够帮助帕金森患者在吃东西时稳定食物（图 3-14）。

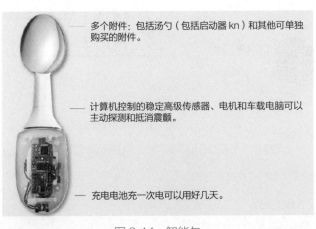

图 3-14 智能勺

同时 Verily 也在探索其他方式以使 Lift ware 工具帮助患有神经系统疾病的人。例如，这项专利提出，勺子可以用来检测食物的质量和每餐咬食的次数，以确保患者获得足够的营养。这对于帮助管理神经系统疾病患者的护理人员和提供者来说非常有用。

6. 多发性硬化症（MS）

多发性硬化症是以中枢神经系统白质炎性脱髓鞘病变为主要特点的自身免疫病，可导致肌肉控制退化、记忆丧失等。

Verily 正在与生物技术公司 Biogen、布里格姆妇女医院合作开展一项研究，以了解多发性硬化症的发展状况。这项研究将佩戴 Study Watch 的参与者的数据与提供给 Verily 机器学习算法的临床数据相结合，以改善检测并了解导致疾病发作和进展的原因。

有研究表明，Verily 正在与 GlaxoSmithkline 公司开展一项称为 Galvani Bioelectronics 的项目。该项目使用微型电子设备来控制电信号在身体内的流动方式。电疗通过非常小的电子植入物来完成，这有助于调节电信号通过神经系统流动。

上述事实显示，该项目有可能在生物电子领域用来帮助管理 MS。

另外，谷歌在外骨骼机器人方面的探索也可以帮助人们治疗这种疾病，外骨骼机器人可以通过结合软件、传感器和电子技术，帮助运动功能受损的人恢复部分运动能力。Robotics 等外骨骼公司的解决方案。

7. 其他医疗保健领域的研究

谷歌接下来可能会探索的疾病领域，包括慢性阻塞性肺病（COPD）、心理和行为健康、衰老等。

慢性阻塞性肺疾病（COPD），是由呼吸道炎症引起的慢性支气管炎和（或）肺气肿，可进一步发展为肺心病和呼吸衰竭的常见慢性疾病。全球 40 岁以上人群发病率已高达 9% ～ 10%，是美国第三大人口死亡原因。

谷歌通过对环境数据的捕获及分析，声称可通过 Study Watch 对穿戴者进行预警。此外，谷歌于 2017 年收购的 Senosis Health 可用于开发 COPD 的诊断工具和治疗方法。Senosis 能够使用现有的智能手机麦克风作为肺活量计来测量肺

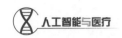

功能，还可以使用智能手机摄像头来测量血红蛋白水平，这对于检测贫血症非常有用。贫血症被认为与 COPD 的潜在并发症有关，因此这两个数据集可以相互促进，从而更好地理解和治疗 COPD。

在心里和行为健康方面，谷歌可以通过其搜索功能来检测心理健康问题，进入行为健康领域。该公司已经与全国精神疾病联盟（NAMI）合作，为寻找抑郁症系统的用户开发问卷。

2016 年 4 月，谷歌风险投资投资了 Quartet Health，该公司通过分析健康数据来确定患者是否需要心理咨询，并为他们匹配合适的心理咨询师。Quartet Health 可以利用其专业知识和数据帮助患者更早发现行为健康问题。

在对抗衰老的问题上，谷歌的子公司 Calico 正在研究不同的生活方式对人们老化的机制产生的影响，如细胞过程、遗传学等如何影响衰老过程。Calico 试图通过 AI 技术寻求更好的疾病检测方法和更科学的生活管理方式。该公司最近发布了关于裸鼹鼠衰老模式的研究，并宣布与 Abbvie 达成合作协议。同时，谷歌正针对阿尔茨海默病进行药品研发，将 AI 技术应用于此类病症，将对人类的医学探索产生深远的影响。

3.2.4　AI 医疗工具

在疾病之外，谷歌正在探索如何用 AI 作为医疗工具帮助医院的医生，从而减少医生的人力成本。

Verily 与强生公司合作创立了 Verb Surgical 公司，该公司的网站涉及机器学习、机器人手术、仪器仪表、高级可视化和数据分析。

Verb Surgical 的目标是普及手术技能，通过提供外科医生信息，来提高手术的技能和护理标准，从而为手术带来更好的结果。

Verily 已经提交了与机器人手术相关的专利，其中一项专利详述了机器人外科医生（图 3-15）使用手术前产生的图像进行解剖的方法，另一项专利涉及在不同类型的生物组织上使用光来指导切割位置。

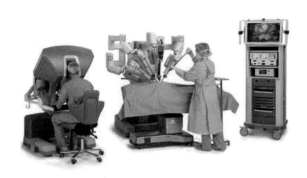

图 3-15　外科手术机器人

　　还有一个专利是自动腹腔反射测试。该测试需要医生注意特定颈静脉在厘米级别产生的变化。谷歌通过压力袖带、相机和机器视觉结合在一起，可以更准确地进行测试，并且与医生的测试进行对比差距更小。

　　谷歌 2015 年与梅奥诊所合作推出面向患者的健康评估工具健康卡，提供患者的疾病信息、症状和常见疾病，与 WebMD 的用法类似。

　　谷歌正在更深入地参与消费者层面的疾病筛查和诊断，如谷歌开发的 Pixel 手机，可用于对患者进行健康检查，对疾病进行诊断和筛选。

　　此外，患者也可以利用谷歌的语音助理 Google Home 进行健康评估。患者利用这些工具回答与健康相关的问题，类似于搜索中的健康卡片，用来确保药物的依从性，这类工具也可以帮助患者管理与疾病相关的生活方式，询问后续问题以评估患者的风险水平。

　　该公司还在研究其他可穿戴设备以用于提高医生的诊断能力，如谷歌眼镜（图 3-16）。该工具可以将眼睛、语言和运动测试自动化，代替格拉斯哥昏迷评分表[1]，评估脑损伤的严重程度。

---

① 格拉斯哥昏迷评分表：是医学上评估病人昏迷程度的方法，由英国格拉斯哥大学的两位神经外科教授 Graham Teasdale 与 Bryan J.Jennett 在 1974 年发明。昏迷程度以三者分数相加来评估，分值越高，提示意识状态越好。

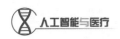

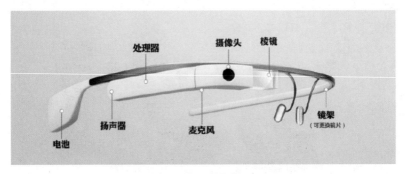

处理器　　摄像头　棱镜

镜架
（可更换镜片）

扬声器　　麦克风

电池

图 3-16　谷歌眼镜

3.2.5　人口健康管理

关于如何使用 AI 改善大部分人群的健康状况，谷歌也作了大量的尝试。谷歌正在研究一个叫做调试（Debug）的项目，该项目旨在设计并向人群释放无菌蚊子，以消除携带疾病的蚊子。该公司表示，它使用传感器和机器视觉对雄性和雌性埃及伊蚊进行分类并对其进行监控。

另一项研究是城市环境对健康的影响。这项研究最终分配给以医疗补助 / 医疗保险为重点的 Cityblock Health 公司，由谷歌的 Sidewalk 实验室投资。

Cityblock 正在创建有医疗补助和低收入医疗保险患者地区的个人邻里医疗中心，以确保这些患者能够使用医疗基础设施，并在需要时获得护理。该公司还开发了一个名为 Commons 的健康应用程序，将护理团队与这些患者联系起来。

在收集了大量有关公共医疗补助和医保制度接受者的数据之后，Cityblock 就会采用 AI 作为基于风险和适时进行干预的手段，以半自动或自动的方式进行分类。

在食品安全方面，谷歌尝试通过早期监测动物和检测由疾病引起的牲畜的行为或生理变化，来提高公共卫生安全。一家名为 Cainthus 的创业公司已经使用机器监控家畜。同时，谷歌可以用机器视觉技术更好地帮助消费者检测食物是否变质。

此外，像 Kewpie 这样的公司已经在使用谷歌的 TensorFlow 来追踪食物中的成分。

3.2.6　谷歌的盈利模式

谷歌可以为大型医疗设备和制药公司提供外包原型和研发引擎。这些巨头可以为新发明背后的知识产权和技术支付费用，然后将其商业化专业知识付诸实践，并将其真正推向市场。例如，Verily 在 2014 年将其智能装置授权给了诺华。

随着人工智能越来越多地应用于医疗设备中，谷歌已经开始销售自己的 AI 产品，包括 Google Home 和 Google Pixel 等。对于像糖尿病管理这样利用数据可以不断迭代、提供更高效诊断和管理的人工智能，可以将其出售给医院或保险公司。

随着谷歌推出谷歌云服务，并与其他科技巨头竞争，医疗保健由于有大量数据产生，因此销售数据存储和计算能力在这个领域中很有吸引力。

虽然谷歌正在致力于通过人工智能来解决医疗保健问题，但必须处理公众的看法和信任问题。考虑到健康数据的敏感性，消费者对谷歌保护个人数据隐私能力的信任至关重要。

谷歌正在开展医疗保健的众多领域不同分支的人工智能研究，如果谷歌能找到有效的方案解决用户隐私、公信力等问题，就有可能创建一个新的数据和人工智能驱动的医疗范例。

3.3　创业投资加速器支持——微软

微软在人工智能方面的研究更偏向基础层和技术层，在医疗行业的布局主要是为医院提供 IT 解决方案。人工智能基础技术包括人工智能算法、算法框架、机器学习平台、大数据挖掘技术、图像识别、自然语言处理和人工智能芯片。

人工智能＋医疗主要包括 6 个部分的解决方案。第一是提高医务工作人员的协同性，第二是搭建医院的数据体系，第三是提高医疗数据的安全性，第四是改善医院的运营流程，第五是提高患者的参与度，第六是提供远程医疗。

除了提供解决方案外，微软研究院还有多个和医疗健康相关的项目。Biomedical Natural Language Processing 旨在利用机器学习技术，从医学文献和患者的电子病历中发掘有效信息，并且结合患者的基因数据，生成一系列的推荐治疗手段，最后由专家做决定；Inner Eye 项目致力于利用人工智能技术协助医生

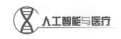

分析患者的影像资料，从而做出疾病诊断。

微软的布局场景主要包括病历 / 文献分析、医院运营。

3.3.1 微软创投加速器

微软风投包括 3 个部分——创业社区、孵化器和客户支持。创业社区吸收了微软 2008 年启动的 BizSpark 项目，可以为创业团队提供免费或低价的微软软件和其他服务，同时也可以方便创业者进行交流，寻找合作伙伴，提供技术支持平台；而微软的孵化器则在美国、中国、以色列等世界多个国家都设有办事处，可以为创业者提供为期 3 ～ 6 个月的创业孵化；客户支持服务则利用微软在全球广阔的客户资源，为初创企业提供必要的客户渠道，帮助他们建立自己的客户群，扩展自己的品牌。

从 Microsoft Venture 及 Microsoft Accelerator 的投资情况看，在 2016 年前（第七期前），微软没有全面的布局，投资方式无明显的规律可循，其团队曾投资 Inthera Bioscience、Telesofia Medical 等这样的天使轮项目，但在 2016 年之后，微软的意图开始变得明显，几家获得融资的企业均是 D 轮以后已经在医疗领域扎根的企业或项目，且投资方向集中在人工智能、慢性病治疗（癌症）、基因等高科技领域，这与微软自身的属性非常契合，且能与微软的云服务 Microsoft Azure 进行深度结合。

微软仅在 2016 年之前投过多家从事医疗信息化的企业，之后再也没有向此类企业伸出橄榄枝。因为初创企业的数据、研发能力均有限，微软作为一家商界巨擘，本就拥有自己的信息化产品，若在此基础上进行开发，速度更快且更高效。

微软领投 DNAnexus 展示了它的目标。DNAnexus 是一家成立于 2009 年的公司，为用户提供 DNA 数据储存、共享、分析、管理等服务，具有"独角兽"的潜质，于 2018 年 1 月获得了 5800 万美元 E 轮融资。投资 DNAnexus 项目为 Microsoft Genomics 发展铺平了道路，微软有了自己控制的基因云平台，可以更精准地切入精准医疗（PM）领域，同时加快 AI 在 PM 方向的机器学习过程。

微软整个布局以云储存为核心，AI 为主要应用手段，通过可穿戴设备及其他外源数据库（如 DNAnexus、Validic）获得数据，直击精准医疗领域。

早在 2016 年微软就提出要开发人工智能治疗癌症，而现阶段微软的布局也凸显了它的决心，从平台到数据再到技术，微软已经做足了准备。

2013 年 6 月，微软宣布将整合旗下的风险投资支持计划，推出统一的"微软风投"（Microsoft Ventures）计划，为创业企业提供更加深入、更加全面的创业服务。动脉网此前也报道过微软加速器中的公司。图 3-17 所示为微软风投主页。

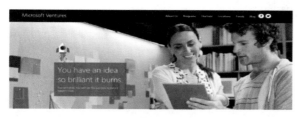

图 3-17　微软风投主页

2014 年 6 月，微软宣布将与医疗科技公司 Becton Dickinson（BD）合作，在位于以色列 Tel Aviv 的 Microsoft Venture 分处新建立一个专注于健康医疗科技创业公司的孵化器，这将是微软唯一的一家专注于医疗科技领域的孵化基地。

目前，微软风投设在世界各地的办事处已经孵化出了许多成功的企业，其中也包括一些医疗健康领域的初创公司。据动脉网的统计，微软风投在全球的孵化器已经累计孵化出超过 200 家初创公司，与医疗相关的也有十数家，其中设在中国的 Microsoft Ventures Acceletator 迄今为止已举办了 6 期，有超过 100 家初创公司加入加速器中，其中与医疗健康相关的企业有 6 家，覆盖了慢性病管理、健康管理、母婴健康等多个领域。表 3-1 所示为微软创投加速器中的国外医疗健康团队。

表 3-1　微软创投加速器中的国外医疗健康团队

LOGO	团队名称	国家	业务领域
GEST SURE	GestSure	加拿大	GestSure 技术主要在于创建丰富、无触觉的手势界面，允许外科医生和介入放射科医师控制周围的设备

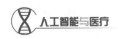

续表

LOGO	团队名称	国家	业务领域
HealthifyMe	HealthifyMe	印度	HealthifyMe 允许用户从计算机和智能手机上实现健身和减肥目标，由医生、营养师和健身教练提供专业的指导建议和方案
JINTRONIX	Jintronix	加拿大	Jintronix 是一个生物医学设备公司，主要业务是设计身体和认知康复软件
Kytera	Kytera	以色列	Kytera 正在开发相关活动分析技术，能给照顾者带来心灵的安宁，告诉他们年迈的亲人安然无恙
MediSafe	MediSafe	美国	MediSafe 是一个数据驱动的药物管理平台，旨在理解患者没有服从性的原因，使用这些信息创建更好的患者参与平台，提高药物依从性
Telesofia	Telesofia	以色列	提供全面完整的患者出院指导，提高在家治疗计划的效果。通过互动式的教学视频来改善患者的参与和交流，改善慢性疾病管理，减少医疗费用
ZEB CARE	Zebcare	美国	监控家中的老人，让你随时知道其是否安全

3.3.2 投资并购

微软早在 1999 年 5 月就曾对健康信息网站 WebMD 投资 2.5 亿美元，开始通过并购进入医疗健康领域。

2006 年，微软表示，根据与非服务医疗机构 MedStar Health 新的合作协议，微软将收购后者旗下华盛顿医疗中心（Washington Hospital Center）开发的医疗数据库软件 Azyxxi，收购完成后，将把 Azyxxi 投放到全球医疗市场，这也是微软首次进入医疗信息技术领域。

2007 年，微软当时的 CEO Steve Ballmer 在新奥尔良举行的与医疗保健信息有关的会议上宣布，微软将收购健康信息搜索引擎 Medstory 公司。

2009 年，微软又宣布将收购专注于医疗保健行业的软件厂商 Sentillion，并计划将 Sentillion 的产品与微软的 Amalga UIS 系统结合在一起，让医护行业的专业人士更容易获得各种 IT 应用程序和患者资料，从而为患者提供更好的医疗服务。

3.3.3　智能可穿戴设备

对于智能可穿戴设备这片"沃土"，微软自然不会放过。动脉网此前也介绍过，微软曾研发了针对盲人用户的采用 3D 音景技术的骨传导耳机，以及为盲人和弱视群体打造的一款名为 Alice Band 的腕带。而在可穿戴设备市场最火的手环和眼镜领域，微软也在 2017 年和 2018 年陆续发布了 Microsoft Band 智能手环和 HoloLens 全息眼镜这两款最具代表性的产品。

1. 产品 1：Microsoft Band

随着智能手环和智能手表越炒越热，2017 年 10 月底，微软发布了自己的智能手环产品 Microsoft Band。这款手环配置了 10 个智能传感器，可以让用户 24 小时佩戴，实时监测用户的睡眠及锻炼时的心率、燃烧的卡路里等数据，并且与知名的健身房合作，可以为用户提供合理的健身计划，帮助用户达成自己的健身目标。此外，该手环还能通过日历通知及邮件预览功能让用户对自己的健康指数一目了然，并能通过 Cortana 语音助理进行笔记记录及日程提醒等。不过可穿戴产品销量惨淡，评价也不尽如人意。

2. 产品 2：Emma Watch

Emma Watch 是一种可穿戴式设备，最初是为了帮助图形设计师、帕金森患者艾玛·劳顿缓解震颤带来的不便。这款名为"Emma"的智能手表通过发出震动信号来抵消大脑神经发出的震颤信息，破坏脑部与手部的反馈环路，以缓解患者的静止性震颤。微软研究小组正在进一步测试该产品对其他帕金森患者是否有

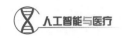

效，并探索其他非侵入性可穿戴设备的可行性。

3．产品3：FReAD

其他研究阶段的可穿戴设备还包括 FReAD，这是一款以视障人士为服务群体的产品，在用户日常物体的触觉操作过程中为其提供音频辅助。

在互操作性和用户体验方面，可穿戴设备本身有一定的局限性，大部分用户不愿意佩戴诸多设备。要培养出这样的用户习惯，各大企业还有很长的路要走。

4．产品4：HoloLens

谷歌暂停了自己的 Google Glass 项目，但微软却在 2017 年发布了自己的智能眼镜产品 HoloLens。从各方面看，这款带有黑科技属性的产品都像是 Google Glass 的升级版。而事实上，HoloLens 是一款带有现实增强功能的全息眼镜。与那些虚拟现实的智能眼镜完全为用户制造一个虚拟的世界不同，HoloLens 则是增强了用户与现实的交互。

与三星之前发布的虚拟现实眼镜需要结合手机使用不同，HoloLens 是一台完全独立的计算机，内置了 CPU、GPU 和一个专门的全息处理器。这款头戴式的智能眼镜在黑色的镜片上配备了透明的显示屏，并且还拥有立体音效系统，让用户不仅可以看到，还可以听到周围全息景象中的声音。HoloLens 还能跟踪人的眼部和手部的活动，并根据这些活动做出智能的反应。

3.3.4　微软的医疗布局

1．HealthVault：微软医疗生态地基

自 2007 年开始，微软便启动了个人健康记录中心 HealthVault。这一平台相当于全世界联网的医疗系统，起初的作用是用于医院和医生之间共享患者的医药信息，以提升看病效率。

如今 HealthVault 是一个基于云的平台，旨在让人们控制其健康数据，帮助人们收集、储存和分享自身的医疗信息，且该平台可与各种第三方应用程序和设备连接，帮助人们管理健身、饮食和健康数据。

但是这个平台的界面常被人诟病，因为它的用户体验不够好，但它比其他平台更注重用户的个人隐私信息。此外，这是一个极其开放的平台，任何人都可以构建相应程序连接至 HealthVault，它拥有同 Windows、Java、iOS、Android 等众

多平台交换数据的互操作性。

2. Microsoft Genomics：精准医疗的哨站

比尔·盖茨曾具体地指出："下一个能真正超过我的世界首富，一定来自基因领域。"这一预言很有可能成为现实。

现在，测序人类基因组的成本从 10 年前的数百万美元急剧下降到大约 1000 美元，低廉的成本支持研究部门进行大规模测序计划，并将其用于临床研究。基因组测序的急剧扩展对数据存储和计算能力提出了极大的考验，储存每个基因组需要约 60GB 的储存空间，通常需要大约 1000 个 CPU 时间 [①] 来处理。

Microsoft Azure 可以满足这种需求，为基因存储提供可靠、安全的全球云储存服务。Microsoft Azure 上的 Microsoft Genomics 服务提供了一种易于使用的 Web 服务，用于分析比较用户的基因组，这一服务比传统手段快数千倍。该服务遵循麻省理工学院和哈佛大学 Broad 研究所确定的一致性和准确性准则。Microsoft Genomics 服务迅速、简单、准确的特性可以使其广泛应用于癌症、罕见疾病，以及大健康和精准医疗领域。

3. AI 驱动的智能聊天机器人

Health Bot 旨在帮助医疗健康合作伙伴轻松提供智能且合规的医疗虚拟助理和聊天服务。例如，保险公司可以安置机器人，使客户能够轻松查询索赔状态并提出相应的问题；医院可以配备机器人，用症状检查器对患者病况进行分类，对患者的问题进行解答，并帮助患者查找距离最近的医生。

4. Project InnerEye

Project InnerEye 开发了特定的机器学习技术，用于自动描绘肿瘤及 3D 放射影像，其合作方包括泰锐影像和 Intuitive Surgical，具体功能包括：为定量放射学提取靶向放射组学测量数据，高效地规划放射治疗计划，提供精准的手术计划及导航系统。

InnerEye 项目建立在多年的计算机视觉和机器学习研究之上，它采用 Deep Decision Forests（已在 Kinect 和 Hololens 中使用）及卷积神经网络（如在 CNTK 中可用）的算法进行医学图像的自动分析。该技术旨在为医生提供帮助。机器学

---

① CPU 时间：反映 CPU 全速工作时完成该进程所花费的时间。

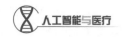

习的结果可以由临床医生轻易地完善和调整，直到临床医生认为该运算结果是有效的。整个过程中，医生始终保持对结果的完全控制。

5. Microsoft Health 云服务平台

在 Microsoft Band 发布的同时，还有微软自己的健康管理平台 Microsoft Health。与苹果、Google 类似，Microsoft Health 云服务平台的做法也是向消费者提供行业存储、整合保健与健身数据等功能。消费者可通过 Microsoft Health App 来访问 Microsoft Health，微软同时提供了 Android、iOS 及 Windows Phone 版本供用户下载。

Microsoft Health 可以把从不同的健康和健身设备中收集的数据进行整合，并安全地存储在云端。用户也可以把已经存储在微软健康平台云端的数据与自己在不同的设备中获取的数据进行对比分析，如步数、卡路里、心率等，并通过微软的"智慧引擎"（Intelligence Engine）得出有价值的结论，如怎么锻炼能够燃烧最多的卡路里，基于锻炼强度推荐合理的恢复时间，推荐有效的睡眠时间等。此外，用户还可以把锻炼信息和时间、位置等结合，根据用户上传的身体和健康数据，Microsoft Health 平台中的"智慧引擎"就可以为用户制订出合理的锻炼计划，并给出日常的生活建议，如吃早餐是否可以让你跑得更快、白天参加会议的多少是否会影响睡眠质量等。

针对 Microsoft Health 的开发者，微软宣布将提供 App 及开放 API 等整套设施，并且可以让他们把数据上传到云端，利用微软先进的算法和强大的"智慧引擎"为他们提供商业化的建议。

目前，微软已经就 Microsoft Health 与包括 Jawbone UP、MapMyFitness、MyFitnessPal 和 Run Keeper 在内的设备和服务商达成了合作意向。未来计划提供相应的选项，让用户通过 Microsoft Health 与 HealthVault 的连接将数据共享给医疗提供商。

6. Amalga UIS 信息系统

微软 Amalga UIS 是一套专门针对医疗人员开发的信息系统，它具有数据仓库和网络门户的特性，可作为医疗健康行业商业智能解决方案的补充，帮助实现对数据的深度挖掘和分析，解决以往非常困难或者代价过高的难题，它可以将所有数据以各种不同的方式呈现，弥补了以往许多商业智能解决方案的不足。

7. Xbox Fitness 健身服务

2013 年 9 月，微软在发布自己的新一代游戏娱乐主机 Xbox One 的同时，上线了 Xbox Fitness 个人体感健身服务。

Xbox Fitness 主打游戏健身。在 Kinect 体感识别技术的帮助下，Xbox Fitness 服务可以通过识别用户心率、肌肉力量等数据，追踪锻炼质量，也会根据用户过往的锻炼历史和效果来动态调整计划。为了保证健身的质量和专业性，Xbox Fitness 引入了许多著名健身品牌的教学视频，包括 P90X（Tony Horton）、INSANITY（Shaun T）、Jillian Michaels 和 Tracy Anderson 等。Xbox Fitness 还与 Xbox Live 进行了整合，让用户在与朋友的竞争中增强自己的锻炼积极性。目前 Xbox Fitness 用户数量已超过 160 万人，有报道称，微软还将推出移动版本。微软还专门推出了应用 Kinect 技术的创新加速器，鼓励初创企业利用该技术进行创新，加拿大的 GestSure、Jintronix，美国的 Zebcare 等医疗行业的初创公司都采用了 Kinect 技术。

图 3-18 所示为微软互联网医疗领域的布局。

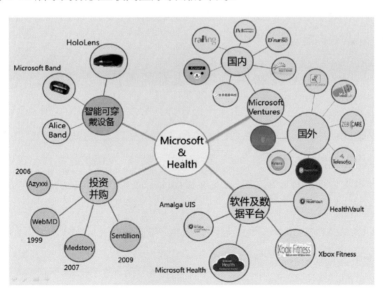

图 3-18　微软互联网医疗领域布局

8. NExT 计划：医疗创新领导者

2018 年，微软陆续在 iOS、Android、Windows 商店中删除了 HealthVault

Insights——由微软在 2017 年 2 月与 Healthcare NExT 同时推出的一款为特定患者提供长期护理和康复计划的软件。这一措施并不意味着微软退出个人护理领域，相反，这表明 Microsoft Healthcare NExT 项目已经进入一个新阶段。"AI+ 医疗"布局已经成型，微软在其医疗布局的每一步都散发着"前沿科技"的味道。

NExT 是一个神秘又低调的部门，全称为新经验和技术组织（New Experiences and Technologies Organization）。它不仅有微软亚洲研究院（MSRA）及其合作实验室作科研后盾，还有微软工程院诸多工程师负责把想法变成现实。看上去它更像一个孵化器 + 风险投资机构。

由 AI 驱动的医疗研究计划 Healthcare NExT 利用微软在 AI 和云技术方面的优势来推动医疗创新，主要目的包括减轻医生的数据录入负担、分流患者及监督患者院外护理。其主要部分为 4 个板块，分别是 HealthVault、Microsoft Genomics、AI 驱动的智能聊天机器人、Project InnerEye。4 项应用组成了现在微软在医疗领域的宏观布局。

从作用上看，HealthVault 与 Microsoft Genomics 主要起到数据收集和整理的目的，而 Project InnerEye 则是一项实验性的细分研究项目，两个板块间可通过 AI 驱动的智能聊天机器人来联动。

3.3.5　微软在 HIMSS2018 会议上发布的项目

除了 Healthcare NExT 主要的 4 个板块外，微软还在 HIMSS2018 会议上分享了相关的辅助项目，以协助 Healthcare NExT 健康发展。这些辅助项目如下。

（1）AI Network for Healthcare：微软"AI+ 医疗"网络扩建项目，在心脏学领域建立以人工智能为核心的网络，此项目与印度最大的医疗系统之一阿波罗医院合作。

（2）Project Empower MD：与匹兹堡大学医学中心（UPMC）的研究合作项目 Empower MD，它可以创建一个系统，以 AI 为动力，倾听和学习医生的说法和做法，从而减轻医生记笔记的负担。

（3）Microsoft 365 Huddle Solution Templates：发布可扩展的全新开发者模板，以帮助团队从最先进的协作中受益。

（4）Microsoft Azure Security and Compliance Blueprint：通过提供端到端的应用程序开发基础，帮助医疗机构以更简单、合规、安全和行业标准兼容的方式将数据迁移到云端。

（5）Microsoft 365 Huddle Solution：办公软件新模板，帮助健康和医疗工作者更好地使用 Microsoft Teams 服务。

以上项目就像微软医疗建筑群的地基，确保 Healthcare NExT 的各个项目有良好的网络支持、高效的数据传输、合理的互操作性、灵活的可扩展性。

3.3.6 微软在医疗领域的投资思维

除了上述 NExT 系列项目及在 HIMSS2018 会议上新提出的项目，微软风投也投资了一系列医疗项目，或有机会将这些项目纳入微软自身的布局（图3-19）。

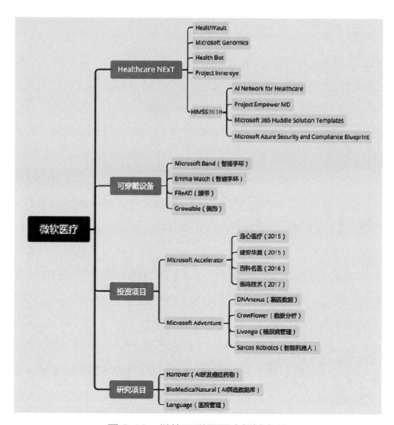

图 3-19 微软互联网医疗领域布局

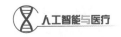

3.4 iPhone 平台切入 AI 医疗——苹果

2015 年 8 月，Backchannel 主编、著名科技评论人 Steven Levy 走访了苹果公司后，发现这家公司其实先于业界使用了基于神经网络的深度学习技术，并发表了一篇重磅长文 *The iBrain is Here*，其中谈到了许多苹果公司在人工智能领域的大计划。

3.4.1 苹果手机上的 Siri

其实，苹果已经将 Siri 的语音识别移植到了基于神经网络的系统上，这一服务首先面向美国用户，并在 2016 年 8 月 15 日推向全球。一些早期技术仍有用，包括隐马尔可夫模型，但现在系统使用的是机器学习技术，包括深度神经网络、卷积神经网络、长短期记忆单位，封闭复发性单位（Gated Recurrent Units）以及 n-grams 等。用户升级后，Siri 虽然看起来还是一样的，但经过了深度学习的加强。与其他底层改进一样，由于不愿向竞争者暴露自己的技术，苹果公司没有公布 Siri 的进展。但是 Siri 准确度的改善令人震惊。

正是因为苹果自己设计芯片，因此苹果工程师能直接与编写固件的芯片设计组工程师合作，最大化提升神经网络的性能。Siri 团队的需求甚至影响了 iPhone 设计的方方面面。当苹果的神经网络在一个产品上成功时，还能成为其他产品的核心技术。机器学习让 Siri 理解了用户，也让输入方式由手动变成了听写。也正是因为 Siri 的技术，用户语音输入的信息变得更流畅和完整。至于对自然语言理解方面，Siri 在 2014 年 11 月就开始用机器学习理解用户的意图，并在一年后推出了深度学习版。例如，在语音识别方面，机器学习提升了用户体验，特别是在理解指令上。在 2018 年 9 月 13 日升级的 iOS 10 系统中，Siri 在图片搜索、语音识别等方面有了重大升级。

机器学习并不仅仅应用于 Siri 上，识别陌生来电、在解锁后列出用户最常使用的应用，或者在提醒事项中标记了一个约会（但用户并没有将之放入日程表中），以及自动显示附近标记的酒店，这些在苹果全面拥抱机器学习及神经网络后，都能做得尽善尽美。

"深度学习"现在在苹果的产品及服务中无处不在。苹果的应用商店 App Store 使用深度学习辨别骗保行为，公测版操作系统收到的反馈也会使用人工智能筛选一遍，找出有用的反馈报告，通过算法，还可以自动审核健康应用。还有苹果的 News 应用，采用机器学习挑选出用户可能感兴趣的新闻源。

但和谷歌、Facebook、微软等有公开的、专门的人工智能技术科研机构的公司不一样，苹果在人工智能领域的动作和收购似乎都是为了增强自身已有业务或即将实现的业务，而对长远规划的关注则相对较少。不过苹果也可能只是秘而不宣，就像苹果自己说的那样："苹果会经常收购一些小型技术公司，而我们通常不会讨论我们的目的或规划。"

3.4.2　苹果与人工智能相关的收购

下面简单梳理一下苹果近几年与人工智能相关的收购。

2015 年 3 月，苹果收购网络应用数据库技术公司 FoundationDB。它由 David Rosenthal、Nick Lavezzo 和 Dave Scherer 联合创立于 2009 年，该公司的产品 FoundationDB 是一种 NoSQL 数据库，非常适合低成本的 Web 应用。

2015 年 4 月，苹果收购以色列的摄像头技术公司 LinX，据《华尔街日报》报道交易金额大约为 2000 万美元。这家公司设计的摄像头模组具有背景焦点模糊、视差图像和 3D 图像拍摄等功能。

2015 年 5 月，苹果公司收购了全球定位系统（GPS）创业公司 Coherent Navigation，这家公司的高管也加入了苹果公司的地图团队。Coherent Navigation 的主要研究方向是基于卫星技术的商用高精度导航服务。

2015 年 9 月，苹果悄然收购了旧金山地图数据分析和可视化创业公司 Mapsense。Mapsense 称该公司的基于云端的高速地图系统可为开发者提供重要数据分析和工具，客户可以向其服务上传 TB 级的位置标记数据，然后该公司可通过强大的搜索和过滤工具创建定制可视化信息，以提供给开发者分析。

同月，苹果还收购了来自瑞士的脸部动画生成技术公司 Faceshift。该公司是一家专注实时动作捕捉技术的公司，专利是无标记（Markerless）面部动作捕捉技术。该公司还经常和游戏、动画工作室合作，通过 3D 传感器实现快速、准确的面部表情捕捉。

2015 年 10 月，英国自然语言处理创业公司 Vocal IQ 被苹果收购，苹果收购 Vocal IQ 的目的可能是强化其语音助手 Siri。

同月，苹果还收购了创业公司 Perceptio，该公司的技术可以帮助企业客户

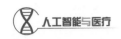

在智能手机上运行先进的人工智能系统，该公司的负责人 Nicholas Pinto 和 Zak Stone 都是知名的人工智能研究者，研究领域主要是基于深度学习技术的图像识别系统。

2016 年 1 月，人工智能创业公司 Emotient 被苹果收购，其可利用人工智能技术对人们的面部表情进行分析以解读情绪。

同月，苹果公司还确认已收购教育技术初创公司 LearnSprout，这家位于旧金山的软件创业公司成立已有 3 年，其在线数据洞察力可以帮助 K12（学前教育到中学教育）教育工作者追踪学生的学习情况。

2016 年 8 月，苹果收购了机器学习与人工智能创业公司 Turi。Turi 能让开发者打造出配有机器学习和人工智能能力及可以进行自动调整的应用。它的产品包括 Turi 机器学习平台、GraphLab Create、Turi Distributed 和 Turi 预测服务，旨在帮助大大小小的组织更好地感知数据。使用案例包括推荐引擎、欺诈检测、预测客户流失、情绪分析及客户细分。

此外，苹果还在 2016 年 8 月宣布已经收购了创业公司 Gliimpse，Gliimpse 于 2013 年由安尼尔·赛迪（Anil Sethi）和卡蒂克·哈里哈兰（Karthik Hariharan）创立于硅谷，提供了一个独特的服务平台，让用户可以将不同来源的医疗和健康数据整合到一起，并按照需要与第三方（包括医生）共享。该公司的业务是使用机器学习技术帮助人们安全地管理和共享个人医疗信息。据了解，这项交易在 2016 年早些时候就已经完成，但苹果公司一直以来都没有公布这项交易。

3.4.3　进军医疗健康领域

苹果于 2017 年 5 月收购了一家数据挖掘和机器学习公司 Lattice.co。该公司主要利用机器学习技术解析数据库或网络资料来回答用户的查询，是一种可以了解人、地和事物之间关系的技术，通过大数据分析进行智能学习，让机器可以有更强的思考能力，类似于谷歌知识图表。

2018 年 11 月，苹果收购了一家名为 Silk Labs 的人工智能创业公司，该公司由 3 位 Mozilla 前员工于 2015 年创建，专注于开发轻量级的人工智能软件，以适应相机等消费硬件，同时保护用户隐私。苹果也一直大力支持以将保护用户隐私放在首位的方式去使用人工智能。

在最新发布的 Apple Watch 上，苹果为其添加了一个内嵌 GPS 功能，它会非常准确地计算用户的距离、步频，运动完之后会有一条彩色地图显示用户的路线和速度，这些功能非常适合用户在跑步、登山等户外运动时使用。用户将获得加强的用户界面、大幅度提升的性能及包括活动共享在内的全新健身与健康管理功能，而且还和 Nike 合作开发了一款定制版 "Apple Watch Nike+"。

医疗大健康的智能化也是科技巨头看上的一块 "大蛋糕"，谷歌、IBM、微软和苹果等都已入场，尤其是谷歌和 IBM，已经和医疗机构开展了深度的合作。在 2014 年苹果全球开发者大会（Apple Worldwide Developers Conference，WWDC）上，苹果推出了全新的健康平台 Healthkit，凭借苹果公司遍布全球的数亿 iPhone 用户，苹果已获得来自手机/手表传感器和大量第三方配件的健康数据，这也决定了苹果在医疗健康领域内具有扎实的数据基础。

2016 年 5 月，苹果还聘请了 Nest 前首席技术官松冈容子（Yoky Matsuoka）加入该公司的健康产品团队。Yoky Matsuoka 是 Google X 实验室的共同创办人，后来又于 2010 年加入智能家居公司 Nest 担任技术负责人。另外，苹果还招募了超声波公司 Zonare 的安妮·谢尔丘克（Anne Shelchuk）、人骨 3D 可视化领域专家克雷格·斯莱菲尔德（Craig Slyfield）、可穿戴领域专家杰伊·芒格（Jay Mung），Jay Muny 曾研究了美敦力的连续血糖监测系统的传感器算法。

2016 年 8 月 11 日，苹果向美国专利和商标局（USPTO）申请了一项有关医疗健康的新专利。这份专利显示苹果正在研发一款可穿戴式医疗设备，通过内置的一系列传感器，可以快速测量心电图。它可以通过监测身体运动，收集原始数据，并与已经存储的数据进行对比，指向更复杂和精准的数据处理分析功能。也许不久，人们就能看到苹果在医疗健康领域的新产品和大意图。

3.4.4　苹果开启心脏研究，iPhone X 引爆生物人工智能

美国时间 2017 年 9 月 12 日上午 10 点（北京时间 9 月 13 日凌晨 1 点），苹果秋季发布会在 Apple Park 的乔布斯剧院举行。在这个被称为 "科技界春晚" 的发布会上，苹果相继发布了内置蜂窝网络的第三代 Apple Watch、支持 Dolby Vision 和 HDR10 的 Apple TV 4K（中国区用不了）及如约而至的新一代 iPhone 8 系列手机。而最令人兴奋的，也是最受人期待的 iPhone X 正式发布。这部采用 5.8 英寸全面屏、取消 HOME 键，解锁方式改为全新的 Face ID 的苹果手机于 2017 年 11 月 3 日开售。

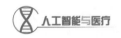

1. 新 Apple Watch 提供实时心率监测，开启苹果心脏数据研究

作为首个发布的产品，库克强调 Apple Watch 的宗旨是为了让生活质量更高，且至今已达到 97% 的用户满意率，苹果甚至制作了一段专门的短片以展示 Apple Watch 如何让生活更健康。

苹果首席运营官杰夫·威廉姆斯向大家展示了未来 Apple Watch 的变化。心率监测技术是从第一代 Apple Watch 开始搭载的，而第三代 Apple Watch 拥有全新的界面设计。新的心率 App 将提供全面的心率统计和管理，甚至可以测量在运动过后心率逐渐恢复的速度，同时提供一天中的心率变化对比。

"休息的时候心率是多少，锻炼的时候心率是多少，抬抬手腕就知道了。"杰夫·威廉姆斯这样介绍道。

同时，第三代 Apple Watch 新增提醒功能，在心率不是特别正常的时候会发出提醒。据杰夫·威廉姆斯透露，苹果的心率检测器是世界上使用频率最高的。

在发布会上，杰夫·威廉姆斯还郑重宣布，苹果心脏研究（Apple Heart Study）正式开启（图 3-20），苹果将利用 Apple Watch 收集海量用户的心率数据用于研究，致力于攻克心律不齐、房颤等在生活中容易被忽视的问题，协助医院进行心脏疾病研究。这项研究受到斯坦福大学医学院和美国官方的支持。

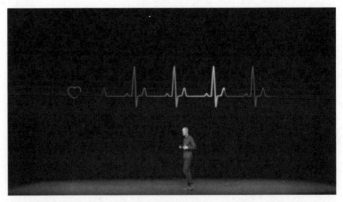

图 3-20　杰夫·威廉姆斯宣布苹果心脏研究正式开启

此外，运动监测功能依旧是重点，第三代 Apple Watch 配备了智能教练功能，增加了不少新的运动监测功能。

2017 年的发布会恰逢 iPhone 发布 10 周年，库克在发布会上宣称，Apple Watch 可以是健康生活的终极设备。这并不是他第一次表现出苹果对健康领域的看好。其实早在此次发布会之前，库克就在接受《财富》杂志采访时表达了他对苹果医疗保健应用的兴趣，并表示对其在未来公司战略中将扮演的角色感到激动："我很想看看苹果的健康工具包还能做些什么，这是一件令人兴奋的事！"

同时，根据斯坦福大学在 2018 年早些时候的研究发现，Apple Watch 比其他可穿戴设备的监测数据更准确。由此可见，苹果正在将 Apple Watch 打造成一款可穿戴式医疗设备。

2. 利用手机进行健康管理：盘点苹果手机中的睡眠健康应用程序

除了心率监测、运动监测这些大家已经耳熟能详的健康管理功能之外，苹果的健康生态体系还远不止如此。

在 2015 年的春季发布会上，苹果推出了能让医学研究人员直接创建诊断应用的开源框架 ResearchKit，这不仅能为医学研究提供大量苹果用户的数据，还可以将 iPhone 变成医疗诊断工具。

目前，苹果 App Store 中已经有不少应用可以帮助用户来应对帕金森综合征、糖尿病、哮喘和乳腺癌等疾病，而有了"健康"应用和 ResearchKit 之后，苹果搭建起了一个围绕用户身体健康的生态系统。

在苹果应用商店的医疗、健康和健身板块，经常在特定的健康领域创建一份简短的清单。虽然应用商店的推送方法并不透明，但它让我们了解了苹果正在推广的应用程序，以及消费者在寻找特定类型的健康应用程序时看到的应用程序。

其中，睡眠是苹果越来越感兴趣的领域，苹果公司过去曾聘请过许多睡眠专家，且最近又收购了睡眠跟踪公司 Beddit。收购 Beddit，也预示着苹果将把其开发的睡眠追踪功能运用到旗下的所有产品上。

3. 苹果 HealthKit 上的 137 个 App 详情分析

2014 年年底，MobiHealthNews 发文探讨了苹果 HealthKit 平台上的一些 App，一共包含 137 款健康应用，并分析了它们与苹果 HealthKit 平台的整合方式。在这 137 款健康应用中，有些应用仅仅是从 HealthKit 中获取数据，而有些应用则是为 HealthKit 提供数据，以供其他相关应用使用。大约 20% 的应用可以同时做这两项工作。

当然，本次分析列举的应用并不是一份极其详尽的名单，因为不断有新的应用加入 HealthKit 中，而苹果也在逐渐地向这个平台中加入新的项目数据。我们

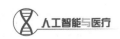

也发现了 2 ～ 3 个虽然宣称自己与 HealthKit 相连，但是具体要从 HealthKit 中获取或者不甚明了分享何种数据信息的应用，这些应用因而没有被加入本文的分析中。虽然 HealthKit 平台能共享各种各样的身体和健康数据，但大部分 HealthKit 平台上的健康应用都只是使用了其中的一小部分同类数据。活动卡路里和体重数据是从 HealthKit 中获取或上传的最常用的两项数据，心跳数据则紧随其后，位于第三位（图 3-21）。

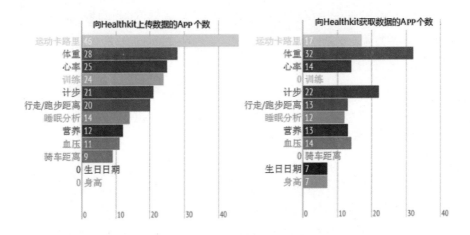

图 3-21　向苹果 HealthKit 上传和获取数据的 App 个数统计

绝大多数 HealthKit 的健康应用都定位于健身跟踪，但是在苹果发布 HealthKit 之初，这个平台却更加强调能在医疗领域有所作为。这一点从它的合作伙伴 Epic 游戏公司和梅奥诊所那里得到了充分说明。分析发现了 15 款与医疗服务提供者相关的应用，以及其他 3 款与医疗支付方和企业雇主相关的应用。

（1）集成于 HealthKit 的患者激励类 App。在所列举的健康应用中，远程医疗和患者激励的应用有 7 个。American Well 此前在 2018 年 9 月底发布的一条新闻中宣布他们也加入了 HealthKit 平台，其开发了两款提供视频访问功能接口的健康应用。其中一款应用从 HealthKit 中获取心率、血压、血温、营养状况、呼吸率及血糖状况的数据，以便于使用者可以通过视频通话的方式选取这些数据，与他们的医生进行交流。另一款应用——First Opinion，采用让患者和医生通过文本信息进行交流的一种科技含量稍低的方式进行远程医疗。HealthKit 可以使患者和他们的医生能够分享更多的健康信息。

其他的一些此类健康应用则可以让患者和医生通过其他的方式进行交流。例如，Health Loop 使用 HealthKit 来帮助医生关注术后患者的活动数据信息；而 Filament Labs 开发的应用 Patient IO 则是让医疗服务的提供者与出院后的患者继续保持联系，使用 HealthKit 来追踪患者的健康数据并发送给他们的医生；Yingo Yango 是一款为患者连接一个医疗团队的应用，其使用 HealthKit 的数据，让每一个医疗人员在治疗同一个患者的时候实现进度的同步。

最后，两款来自大公司的健康应用开始进入患者激励领域。Web MD 和 Share Care 应用都提供了追踪功能，并且开始与 HealthKit 共享追踪数据。Share Care 也会从 HealthKit 中获取一些基础数据。

（2）电子健康记录和个人健康记录。有一些医疗相关应用来自 EHR 供应商或者独立的个人健康记录提供者，在苹果 WWDC 大会上随 HealthKit 一起发布的 Epic 的 My Chart 就是这样一款应用。与此同时，Cerner 也有一款苹果 HealthKit 平台的应用 Healthy Now，它从 HealthKit 中读取步行数据，并以此鼓励患者要更多地活动。除了 2018 年早些时候的谣言，Allscripts 公司并没有参与 HealthKit 平台整合的迹象。

一个更小的电子健康记录（EHR）开发者 Drchrono，同样也进入了 HealthKit 平台——虽然这并不是它主要的产品平台，因为 iPad 上并没有 HealthKit 应用，但是 Drchrono 使用 HealthKit 来为它的患者个人健康记录（PHR）应用提供数据——这款应用可以从 HealthKit 中读取体重、血压、心率等数据。此外还有个人健康记录应用 Hello Doctor。

（3）服务付费方与提供方。目前有两家保险公司的应用加入 HealthKit 平台，分别是 Humana 公司的 Humana Vitality 和 the Health Care Services Corporation（HCSC）的 Centered，其都是为用户设计的基础健康追踪应用。此外还有来自 Virgin Pulse（以前的 Virgin Health miles，一个用户健康信息数据的提供者）的应用和 Max Activity Tracker 及 HealthKit 连接。

直接来自医疗服务机构的应用只有梅奥诊所。由梅奥做后盾的 Axial Exchange，是一家为许多医院和医疗系统开发应用的科技公司，也宣布他们开发的应用均支持 HealthKit。Axial 称为患者开发的应用会从 HealthKit 中获取以下类别的信息：身高、步行数据（活动追踪）、体重（体重追踪）、血压（包括舒

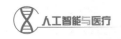

张压和收缩压)、心跳数据(有氧运动追踪)、血糖指数(血糖追踪)及睡眠分析(睡眠跟踪),同时 Axial 也会增加对用户的体重、血压、心跳及血糖等数据的分享。

4. 一些奇思怪想的 HealthKit 应用

以上是大部分健康应用的一般情况:利用 HealthKit 平台,定位于健康和自我检测。但还有一些奇怪的应用,它们以一些有趣和新颖的方式利用 HealthKit 中的数据。以下是一些我们没有预见到的 HealthKit 应用介绍。虽然其创意可嘉,但能否有可持续的吸引力并最终具有变现价值,还有待观察。

(1) Deadline。这款售价 2.99 美元的应用从 HealthKit 平台获取数据,并和人口统计学数据进行比较,以此得出使用者在统计学意义上可能的死亡时间(图3-22)。如果用户改变锻炼及饮食习惯,其健康数据会发生变化,而死亡时间也有可能会相应地延后。这款应用从它的支持者那里获得了大量关注,但也有很多人认为这种病态的引导锻炼的方式显然是哗众取宠。一位评论家说:"我非常喜欢这款应用。我们所有人都在谈论如何变得更健康,但看着你的生命在一点点地流逝才会真的引起你的注意并让你去做点什么。"

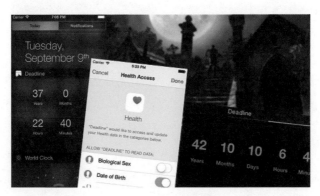

图 3-22　苹果收费 App Deadline 应用界面

(2) Wokamon。还记得在 20 世纪 90 年代流行的虚拟宠物吗?它们是一些小型地虚拟生物,并需要模拟地照看和喂养,甚至需要在传感器的监测下带它们进行真实的散步。Wokamon 把这种概念引入了智能机时代,开发了更为先进的动画头像,并通过 HealthKit、Fitbit、Jawbone 及 Moves 来获取活动数据(图 3-23)。

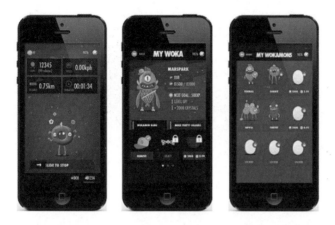

图 3-23　苹果收费 App Wokamon 应用界面

（3）Carrot Fit。当众多激励人们开始健身的应用仍然不能让你积极地锻炼身体的时候，也许来自 Carrot——一位严格的健身教练的口头警告会有用处。通过利用 HealthKit 平台及其他应用中的数据，Carrot 可以完整地评估你的健身情况（图 3-24）。

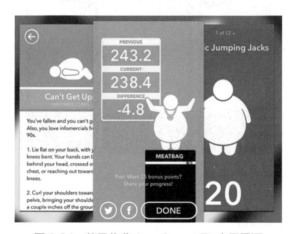

图 3-24　苹果收费 App Carrot Fit 应用界面

（4）On Campus。美国北卡罗莱纳州立大学已经开始使用这款学生健康应用来应对大一新生体重暴增（Freshman 15）的问题（图 3-25）。这款应用可以为学生建立食谱，并且在 HealthKit 上同步，它还可以显示大学各个餐厅每个区域的菜单，这样学生可以在吃饭的时候把每种菜加入他们的食谱之中。

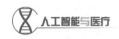

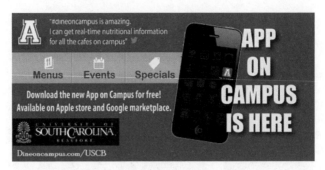

图 3-25　苹果 App On Campus 应用界面

（5）Panera Bread。Panera Bread 是与 HealthKit 连接的连锁餐厅（图 3-26）。像北卡罗莱纳州立大学的学生食堂那样，在 Panera Bread 就餐时可以选择菜单中的任意一样菜，将它输入 HealthKit 中，了解其营养成分。如果其他的餐厅也这样做，并且常用的食物日志应用如 Lose It! 及 MyFitnessPal 可以与 HealthKit 中的营养数据库进行同步，那么食物日志将会变得越发便捷有用。

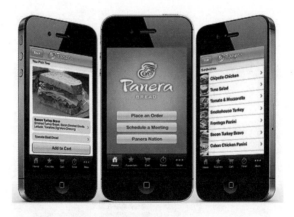

图 3-26　苹果 App Panera Bread 应用界面

3.4.5　苹果人工智能回顾与展望

无论是过去我们已经熟悉的 ResearchKit、健康监测、运动监测功能，还是最新启动的心脏研究布局，或是苹果在收购 Beddit 之后应用商店推广的一系列睡眠健康 App，都在表明进军医疗健康领域是苹果未来的一大发展方向。

而在医疗健康领域，不只是苹果，包括谷歌、IBM、亚马逊等国际巨头都已相继入局，且谷歌和 IBM 在医疗人工智能领域的成就已经遥遥领先于苹果。人工智能是否会成为苹果下一个发力的领域呢？其实除了"听你使唤"的 Siri 之外，我们在苹果的发布会上还看到了苹果人工智能技术在面部识别解锁中的应用。

全新的 iPhone X 可能是苹果 AI 属性最强的一个产品，"Face ID"人工智能生物识别技术将是很重要的功能演进。Face ID 功能通过深感摄像头来实现，会投射超过 3 万个肉眼不可见的光点，并对它们进行分析，为脸部绘制精确细致的深度图，涵盖了人脸验证、TrueDepth 摄像头、验证简便、专门的神经网络、自然和安全、用户隐私、注意力察觉、自适应性、Apple Pay 和其他应用绑定的特性。

配合全新的 A11 Bionic 神经引擎，iPhone X 可以实现面部识别的准确无误，每秒 6000 亿次计算，即使佩戴眼镜、改变发型、佩戴帽子、修剪胡须都不会影响识别。

库克强调："我认为苹果改变世界的第一种方式是通过我们的产品。"苹果在医疗保健领域的应用更偏重健康管理与数据收集，如此次开启的心脏研究更是得到美国官方和斯坦福大学医学院的支持。而随着人工智能技术的深入发展，海量用户健康数据的收集与分析，都是未来苹果在医疗健康领域可以利用的资源。

上一个 10 年，苹果用智能手机改变了世界；下一个 10 年，苹果的人工智能"黑科技"可能将改写人类的医疗健康进程。

3.5　引领人工智能芯片 + 医疗——英伟达

英伟达（NVIDIA）是一家人工智能计算公司，公司创立于 1993 年，总部位于美国加利福尼亚州圣克拉拉市，黄仁勋（Jensen Huang）是创始人兼首席执行官。IBM、谷歌、Facebook 等公司虽然在人工智能方面成绩斐然，但是他们所做的研究都是基于人工智能中的应用层，是利用人工智能技术为大家服务。而 NVIDIA 则位于人工智能最底层的技术层，是一家人工智能芯片公司。虽然该公司的图形处理器（GPU）产品最初是为计算机游戏而生的，但是目前已经成为驱动深度学习和自动驾驶等突破性技术的主力。

3.5.1　NVIDIA 发展经历的 3 个阶段

过去的 20 年是 IT 技术飞速发展的时代，而人工智能一直是计算机科学家的梦想。现在，人工智能不再是科幻片中的情景，已经开始在各行各业崭露头角。

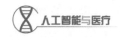

究竟是什么使得人工智能引领了新的 IT 技术革命？答案就是基于 GPU 的深度学习这一全新的计算模式，它让计算机能够从海量数据中进行学习，然后编写出人类无法写出的复杂软件。

在过去的 20 多年中，NVIDIA 历经了 3 个阶段的发展，从 PC 游戏显卡芯片的领军者，到 2006 年 GPU 通用计算的实现者，然后转型到人工智能计算公司。GPU 最初用于模拟人类的想象力，实现 PC 游戏和电影的虚拟世界。今天，它也模仿人类的智慧，去更深入地了解物理世界。

GPU 通过数千个计算核心实现了强劲的并行处理能力，这对于运行深度学习算法至关重要。拥有人工智能的算法，使得计算机能够从海量数据中进行学习，并充当可以感知和理解世界的智能计算机、机器人和无人驾驶汽车的大脑。

成为全球最聪明的智能公司只是 NVIDIA 的光环之一，它还是几年来全球表现最好的半导体公司：2016 年纳斯达克 100 指数里表现最好的股票，几乎超出第二名 3 倍，2016 年第三季度，由于数据中心、比特币挖矿对 GPU 芯片强势的需求，NVIDIA 的销售额增长了 54%，利润更是翻番，达到有史以来的最好水平。

图 3-27 比较了 2012—2017 年每年 1 月底的 NVIDIA 股票、标准普尔 500 指数、标准普尔半导体指数和纳斯达克 100 指数的累计回报。以 2012 年 1 月 29 日为起点，4 个指数的股价都设置为 100 美元。可以看到，2016 年全年，NVIDIA 得益于人工智能领域的表现，得到了投资者的青睐，股价大幅度上涨。综合来看，5 年时间，NVIDIA 的股价翻了 8 倍。

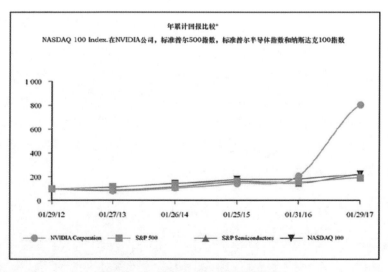

图 3-27　NVIDIA 股票回报跑赢市场

3.5.2 第一阶段：从诞生到成为计算机图形芯片领军企业

NVIDIA 除了被麻省理工学院评选为全球最聪明的公司之外，它同时还获得了全球最受赞赏公司（《财富杂志》）、全球最佳 CEO（《哈佛商业评论》）、全美最环保公司（《新闻周刊》）、50 大最佳工作场所（Glassdoor）等殊荣。

NVIDIA 究竟是一家什么样的公司？

NVIDIA 诞生于 1993 年，创始人是黄仁勋、克里斯·马拉科夫斯基（Chris Malachowsky）和卡蒂斯·普里姆（Curtis Priem）。在过去的 20 多年中，NVIDIA 的 CEO 都是由黄仁勋所担任。黄仁勋是一位极具个人魅力的领导者。在他领导下的 NVIDIA 仍然像一个初创公司一样：快速决策，快速执行。这对于一家图形处理器厂商来说不是一件简单的事情。

黄仁勋是一位出生在台湾的美籍华人。1984 年，黄仁勋于俄勒冈州大学取得电子工程学位，其后在斯坦福大学取得硕士学位。在俄勒冈州大学电子工程专业毕业后，黄仁勋来到了硅谷，加盟著名的处理器公司 AMD（1983—1985 年）。黄仁勋在 AMD 主要担任芯片设计师，周围一堆的博士让他倍感压力，之后他利用业余时间到斯坦福大学深造。两年后，黄仁勋跳槽来到了 LSI Logic 工作（1985—1993 年）。

这两家芯片公司的工作经历使黄仁勋进入芯片设计领域。特别是在 LSI Logic，黄仁勋参与了计算机芯片图形处理部分设计，并参与市场工作，为随后创立 NVIDIA 公司打下了基础。1992 年年底，两位曾经在 SUN 工作过的技术人员 Chris Malachowsky 和 Curtis Priem 把黄仁勋拉进 NVIDIA 的创业团队。因为既有技术背景又懂销售和管理，黄仁勋被推举担任公司总裁兼 CEO，直到今天。

NVIDIA 于 1995 年发布了首款产品 NV1 图形芯片。NV1 因为采用了多边形贴图，在技术方向上的错误选择使其成为一款失败的产品。这款产品耗尽了公司最早的投资。为了生存，公司从 100 多人裁员到 30 多人，黄仁勋承诺在公司情况好转后让大家再回来。

后来，日本的游戏机巨头世嘉看好 NVIDIA 的研发能力，支付了 700 万美元订金，希望 NVIDIA 为其研发一款游戏机图形芯片。虽然最后世嘉取消了 NV2 的订单，转而使用了 3dfx 的 PowerVR 技术，但是这笔资金拯救了英伟达的命运。

NVIDIA 前期产品失败的一个很重要的原因，是当时的 3D 图形接口技术不统

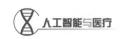

一。黄仁勋决定在后续的开发中，选择使用微软刚发布的 Direct3D 技术，专注于
PC 专用的 2D/3D 显卡。同时，黄仁勋召回了当初因为 NV1 失利后被迫辞退的研
发人员。后来，NVIDIA 在 1997 年发布了 RIVA 128（NV3），并获得了成功。

随后，NVIDIA 在图形芯片领域一路顺风顺水，RIVA TNT 和 RIVA TNT 2 相继
成为市场上的明星，市场份额首次超越了当时的大佬 3dfx。1999 年，NVIDIA 推
出了第一款 GPU——GeForce 256，实现了硬件实时编程着色。同年，NVIDIA 在
纳斯达克上市。

多款重磅产品的发布使得 NVIDIA 逐渐成为市场上最重要的计算机图形芯片
厂商，长期占据市场头把交椅，并收购了 3dfx。20 世纪 90 年代初，市场上有几
十家计算机图形芯片厂商，而现在，仍在独立运营的图形芯片厂商只有 NVIDIA
一家，其他厂商纷纷倒闭或者被收购，NVIDIA 最重要的竞争对手 ATI 也于 2006
年被 AMD 收购。

当时的 NVIDIA，旗下的 GeForce GPU 产品主要用于计算机游戏。它既能渲染
一望无际的大海，也能雕刻精细的人物毛发，还能模拟逼真的烟雾效果，这些都
使得游戏效果更为逼真。而且，NVIDIA Quadro GPU 还被全球 90% 的专业图形工
作站所采用，大量的数字艺术家、工业设计师、电影制作人员及广播工作者使用
NVIDIA GPU，绝大多数奥斯卡最佳特效奖也是基于 NVIDIA GPU 技术制作而成的。

3.5.3　第二阶段：通过 CUDA 架构获得通用计算能力

虽然 NVIDIA 已经稳坐视觉计算行业的头把交椅多年，但是黄仁勋一直保持
着技术上的前瞻性和敏感度，不断带领 NVIDIA 继续创新，引领视觉计算行业的
发展。

从显卡厂商成为人工智能厂商，在这两步的跨越中，NVIDIA 有几款重要的产
品不得不提。在 2006 年以前的 GPU 显卡芯片中，采用的是专用电路对 3D 画面
进行渲染。顶点着色器负责完成 3D 画面的顶点描绘和建模，用三角形组成图像，
然后用渲染管线进行贴图，让 3D 图像拥有颜色和纹理。

而在 2006 年年底，NVIDIA 发布了一款具有划时代意义的 GeForce 8800 系
列（代号 G80）GPU（图 3-28）。这款 GPU 没有使用传统的像素渲染管线设计，
而是使用了名为 CUDA 的通用计算架构（又名 SIMD 统一渲染）。这种设计可以
让显卡不仅能够实现 3D 图像的渲染，也可以如 CPU 一样实现其他的通用计算任

务，一种强大而又全新的计算方式就此诞生。

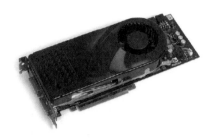

图 3-28　开启 GPU 通用计算时代的 GeForce 8800 GTX 显卡

　　CUDA 通用计算架构的计算性能在部分应用中能够实现比处理器快数倍的性能，这是因为它拥有数据的并行计算能力。通俗一点来讲，传统的中央处理器（CPU）的核心数量少，主要为串行指令而优化，数据计算方式如同流水线，计算指令需要一步一步完成。CUDA 架构的 GPU 有非常多的流处理器，在大规模的并行运算中优势明显。这样的设计，让显卡也有了通用计算能力，从而在大规模的数据计算应用中提供了一种比 CPU 更加强大的计算性能。

　　在 CUDA 架构的 GPU 基础上，NVIDIA 开发出通用计算专用的 Tesla 计算卡。各个领域的研究人员通过 Tesla 计算卡享受到此前只有超级计算机才具备的计算能力。它被广泛使用在药物研发、医学成像、天气建模、科学研究等各种大规模计算中。

　　在拥有强大的计算能力之后，GPU 当然也被超级计算机所采用。相比传统CPU 搭建的超级计算机，采用 GPU 计算核心的超级计算机拥有性能高、功耗低的特点。2010 年计算性能世界排名第一的中国天河一号 A 超级计算机，就使用了 NVIDIA Tesla 计算卡。

　　在这一段时间里，除了 GPU 之外，NVIDIA 也开始进军移动处理器领域。Tegra 系列曾是 NVIDIA 进军智能手机芯片市场的一次尝试。当时，黄仁勋认为智能手机正处在改变计算和通信方式的风口浪尖。但是，由于低估了集成基带的重要性，NVIDIA 在手机芯片市场上的表现并不出色，平板电脑市场也不尽如人意。现在智能手机几乎不再使用 Tegra，NVIDIA 的产品中 Shield 平板和 Shield TV 还在使用 Tegra 处理器。

　　但是，Tegra 产品延伸到汽车领域后却大获成功，NUIDIA 利用其 GPU 计算

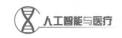

能力主攻车载娱乐系统和无人驾驶系统。特斯拉 Model S 电动车的车载娱乐系统正是基于 Tegra 3 设计的，现在已经升级到最新的 Tegra X1。而基于 Tegra 的无人驾驶系统 DRIVE PX，也被沃尔沃、奥迪、宝马、奔驰等大厂采用。

3.5.4　通用计算和医疗行业

在通用计算时代，医疗领域是 NVIDIA GPU 发挥作用的重要阵地。医疗成像是较早利用 GPU 通用计算能力加快性能的商业应用之一，有多款医疗设备均配备了 NVIDIA Tesla GPU。

在一些医疗影像应用中，计算机需要处理大量的高精度 CT 或者 MRI 图像。患者需要快速、精确并且舒适的诊断，而医生则需要能够实现高效诊断的工具。将庞大的服务器阵列引入临床设备非常困难，但 GPU 和 Tesla 的强大计算能力使得提供小型的并行计算模块成为可能。

GPU 的通用计算性能能够让科研人员以比处理器快数十倍甚至上百倍的速度处理这些图像。因此，医生能够实现实时查看 CT 和 MRI 的 3D 合成图像，或者在不损失检查影像画质的情况下，能够使系统更快地运行。通过这些快速得到的结果，医生能够检查病患组织的状态并做出诊断，而无须活体检查和外科处理。此外，某些医生可以同时查看此类图像，彼此沟通。GPU 还被利用在 GE Revolution CT 扫描仪上，不但可以生成高画质影像，还能使患者受到的辐射减少82%。

对于那些敢于迎接最难挑战的科研人员来说，GPU 的通用计算平台成为成功的关键。伊利诺伊大学的科学家利用一台基于 GPU 的超级计算机，首次对病毒衣壳进行了全原子模拟，在艾滋病病毒的研究方面取得了突破性进展。该论文发布在《自然》杂志上，首次确定了 HIV"病毒衣壳"的准确化学结构，是其病毒性的关键所在。

在药物开发、计算化学、生物信息及生命科学领域，GPU 都发挥了其显著的并行计算能力。斯坦福大学化学系副教授兼 Folding@home 项目总监 Vijay Pande 表示："NVIDIA GPU 对蛋白质折叠模拟的影响是巨大而深远的。使用 GPU 来模拟蛋白质折叠的团队实现了其生产效率的极速飙升。在 Folding@home 中应用如此强大的处理性能彻底改变了这一项目，极大地缩短了我们进行生物医学研究所需的时间。"

3.5.5 第三阶段：从通用计算向人工智能迈进

GPU 的通用计算能力使得它的应用场景从单一的图形渲染扩展到需要计算的方方面面，能够让科学家和科研人员利用 GPU 强大的并行计算能力来解决复杂的计算难题，这其中也包含了深度学习计算。

2010 年，世界各地的人工智能研究员已经开始利用 NVIDIA GPU 的并行计算能力来进行神经网络训练。2012 年是人工智能标志性的一年。多伦多大学 Alex Krizhevsky 创建了能够从 100 万样本中自动学习识别图像的深度神经网络。仅在两块 NVIDIA GTX 580 计算机显卡上训练几天，"AlexNet"就赢得了当年的 ImageNet 竞赛，击败了有着几十年算法经验的人类专家。

2012 年，在认识到网络规模越大，其学习能力越强的规律之后，当时还在斯坦福大学的吴恩达（Andrew Ng，后来加入百度，并于 2017 年离开）与 NVIDIA 研究室合作开发了一种使用大规模 GPU 计算系统训练网络的方法。这引起了全球关注，世界各地的人工智能研究人员转向 GPU 深度学习。百度、谷歌、Facebook、微软是首批将深度学习用于模式识别的公司。

GPU 深度学习正改变着软件的开发与运行方式。过去，是软件工程师构思程序的算法并编写代码；现在，算法从真实世界的海量实例中自我学习，实现软件自我编写。深度神经网络被部署在数据中心和智能设备中以便推理和预测下一步行动。GPU 深度学习为机器学习、认知、推理与解决问题奠定了基础。

NVIDIA GPU 特别擅长处理并行工作负载，可让网络提速 10 ～ 20 倍，从而将各个数据训练迭代周期从几个星期缩短为几天。实际上，GPU 在仅仅 3 年内便将深度神经网络（DNN）的训练速度提高了 50 倍（这一速度远远超过摩尔定律），预计未来几年还将再提高 10 倍。

谷歌的 AlphaGo 大胜韩国围棋棋手李世石，其中就使用了 NVIDIA 的 GPU 产品。单机版的 AlphaGo 使用了 40 个线程、48 个 CPU 和 8 个 GPU，分布式版的 AlphaGo 使用了 40 个线程、1202 个 CPU 和 176 个 GPU。

为了进行深度学习的部署，NVIDIA 的策略有 3 步：第一步是建立深度学习生态圈，和科学家共同进行深度学习技术的研究；第二步是在不同的平台上进行深度学习部署，包括汽车、计算机、智能机器人、服务器等；第三步则是提供端

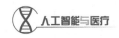

对端的解决方案。这种方式的好处是，NVIDIA 可以在不同平台上让这套算法进行学习并共享知识，而且未来这套深度学习算法的应用很有可能并不止于自动驾驶的汽车上，在物联网上也会提供解决方案。

除了提供 GPU 硬件产品，NVIDIA 也一直致力于开发深度学习软件、库和工具。为训练图像、笔迹和声音识别等应用程序并加快训练速度，目前的深度学习解决方案几乎完全依赖 NVIDIA GPU 加速计算。NVIDIA 提供了一个端到端的人工智能计算平台——从 GPU 到深度学习软件和算法。

NVIDIA 提供了用于设计和部署 GPU 加速的深度学习软件 TDK——cuDNN，它加速了大多数深度学习软件框架（如 Caffe、Caffe2、TensorFlow、Theano、Torch、CNTK），让工程师专注于训练神经网络和开发软件应用程序，而不用花时间进行底层的 GPU 性能调优。NVIDIA GPU 深度学习系统得到了迅速的扩展，突破性地在人工智能搜索、识别、推荐、翻译等方式中应用。阿里巴巴、亚马逊、IBM、微软等全球大型公司普遍使用 NVIDIA 的 GPU 深度学习平台提供服务。

NVIDIA 在 2016 年年底，推出了首款人工智能超级计算机 DGX-1（图 3-29），这是一款即插即用的计算设备。它的计算性能相当于一个含有 250 个节点的高性能计算集群，可将网络训练用时从数周缩短至几天。这些设备已经成为阿里巴巴、亚马逊、谷歌、IBM、微软、SAP 等企业的人工智能的大脑。同时，NVIDIA 还开发了 DRIVE PX2、Jetson TX1 等小型人工智能系统，使之成为无人驾驶汽车、智能机器人、智能物联网的大脑，使得机器人能够通过反复试验进行自我学习。

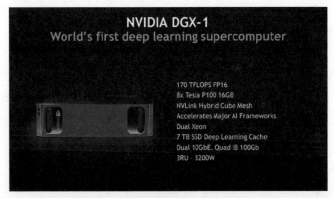

图 3-29　人工智能超级计算机 DGX-1

前面提到，NVIDIA 发挥自己在芯片和图形领域的处理能力，设计出适合于手机、平板电脑等移动设备的 Tegra 芯片，并使用在汽车导航、多媒体娱乐系统中。
2014 年年初，世界上采用 NVIDIA 处理器的汽车已经超过 450 万辆，涉及 20 多
个品牌、100 多款车型，其中包括奥迪、宝马、大众等车企巨头，也包括特斯拉
这种车界新贵。随后，NVIDIA 开发出基于 GPU 设计的 DRIVE PX 汽车自动驾驶
系统（图 3-30），并和特斯拉、奥迪等汽车品牌进行合作。医疗和自动驾驶成为
NVIDIA 人工智能应用最广泛的领域。

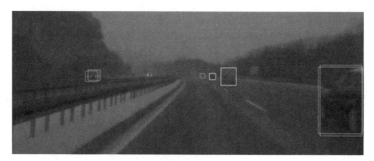

图 3-30　奥迪使用 NVIDIA 自动驾驶系统在极端天气下的测试

图 3-31 所示的是 NVIDIA 的现有产品布局。

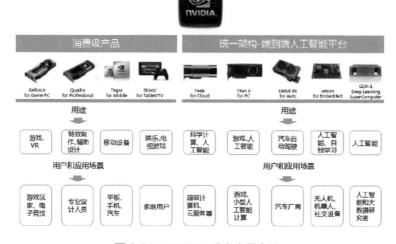

图 3-31　NVIDIA 现有产品布局

GPU 一开始是实现人类想象的工具，打造出了 3D 游戏与好莱坞影片的虚拟
世界。现在，NVIDIA 的 GPU 通过运行深度学习算法，模拟人类智能，成为能够

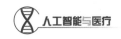

认知与理解世界的智能大脑。2016年，NVIDIA密集发布了全线人工智能GPU芯片、系统、软件和服务。自此，NVIDIA从"游戏芯片公司"转型为"人工智能计算公司"。

在2017年5月的第八届GTC大会（GPU技术开发者大会）上，NVIDIA CEO黄仁勋发布了世界上最先进的人工智能计算架构Volta。黄仁勋在会上说道："性能的长足进展吸引了各个行业的创新者，过去一年，GPU驱动的人工智能服务创业公司数量增加了4倍多，达到1300家。深度学习是各大科技公司的战略重点，它越来越多地渗透到基础构架、工具、产品制造等各个方面。我们与各个架构制造商倾力合作，力求性能尽善尽美。通过优化GPU的每个架构，我们可以将训练一个模型所需的数百次迭代缩短至数天或数小时，从而提高工程师的工作效率。"

3.5.6 人工智能和医疗行业

在人工智能领域，NVIDIA GPU的大量应用使其一时风光无二。

在医疗保健方面，医生将利用人工智能尽早检测疾病，了解人类基因组，治疗癌症，或者从大量医疗数据和研究中进行学习，提供最佳的治疗建议。负责NVIDIA医疗健康领域的金佰利·鲍威尔（Kimberly Powell）在公开场合表示："NVIDIA正和医疗领域研究人员探究人工智能在医疗方面的可能性，未来几年会扩大人工智能在医疗方面的应用。"

金佰利·鲍威尔说道："机器深度学习技术已经应用到医疗图像和大量的数据处理方面，人工智能将会在医疗领域发挥更多作用，如预测癌症，通过深度学习预测病人风险并提供解决方案。另外，NVIDIA也将人工智能应用到了发现新药物方面。"

除了强调在医疗领域的进一步应用，NVIDIA在2016年 GTC大会上就与麻省总医院临床数据科学中心达成合作：NVIDIA凭借其技术，利用中心的100亿份医学影像，进行深度学习训练开发，用于疾病的检测、诊断、治疗等场景。同年11月，NVIDIA与美国国家癌症研究所、美国能源部合作启动"癌症探月"（Cancer Moonshot）项目，旨在开发出一套加速癌症研究的人工智能框架。这个新框架被称为"癌症分布式学习环境"，简称CANDLE。

黄仁勋表示："GPU深度学习给我们提供了一款应对重大挑战的全新工具，

到目前为止，即使是最强大的超级计算机，在癌症研究方面也难以应对。通过与美国癌症研究所和能源部的合作，我们打造出了这款专门用于癌症研究的人工智能超级计算平台。"

3.5.7　使用 NVIDIA 产品的人工智能医疗项目

在通用计算时代，NVIDIA 产品大多数是应用在生物医学的科研领域，用于基础研究，加速各种拥有大量数据的科研计算。同样，在人工智能时代，仍然有相当多的基础研究在高等院校或大型医院里面进行，如斯坦福大学、麻省理工学院、北德克萨斯大学、西奈山医院等机构就曝光过基于 NVIDIA 平台的人工智能医疗项目，用于皮肤病、肿瘤等疾病的诊疗。

1. 德国弗劳恩霍夫医学图像计算学院

德国弗劳恩霍夫医学图像计算学院的研究人员正在利用 GPU 和深度学习提高癌症诊断的准确性。通过人工智能图像分析，医生可以减少误报，避免不必要的治疗，同时提高发现潜在新肿瘤的可能性。

弗劳恩霍夫医学图像计算学院的研究科学家 Markus Harz 表示："我们认为早期发现是治疗的关键。当算法检测出图像存在异常后，如何正确地处理诊断这些异常，就成为下一个挑战。"几年前，Harz 及其同事还在依赖今天仍然普遍采用的传统式"特征工程"诊断法。研究人员对计算机进行编程，使其能够检测图像特征，然后通过线性回归或随机森林等算法对图像数据进行分类。然而，研究团队利用深度学习实施的第一项实验就表明，它可以解决极具挑战性的问题，包括探检位置及识别器官和异常的轮廓。

2. 梅奥诊所

梅奥诊所的神经系放射学家布拉德利·埃里克森（Bradley Erickson）博士则借助人工智能的力量，利用磁共振成像预测了脑肿瘤基因组。

埃里克森博士的这种方法能够让医生更加轻松地访问宝贵的基因信息，以便预测肿瘤的增生速度，以及肿瘤是否会对特定药物及其他治疗方法产生反应。

在一组实验中，研究人员识别出了干扰 DNA 修复的多形性成胶质细胞瘤——一种最常见且致命的脑肿瘤。埃里克森博士认为，相比于仅采取放疗一种手段，放化疗综合方案对于这种 MGMT 基因发生突变（甲基化作用）的癌症疗效更好。

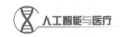

如果肿瘤尚未发生变异，医生就可以选择副作用较小的治疗方法。

埃里克森博士的团队利用基因已突变和未突变的肿瘤磁共振成像训练神经网络。为此，他们采用了 CUDA 并行计算平台及一系列搭载 cuDNN 的 NVIDIA GPU，同时还通过 Tesla P40 GPU 加速器及其他 GPU 部署其算法。梅奥诊所因利用人工智能，通过核磁共振成像手段对某些脑瘤突变进行早期识别，从而被授予 NVIDIA 2017 年全球影响力大奖。

3. 马里兰大学

马里兰大学高等计算机研究所的研究人员创造了 BEAGLE，为观察进化的演变提供了一种革命性方法，并且因此被授予 NVIDIA 2017 年全球影响力大奖。

BEAGLE 是一个开源数据库和应用程序编程接口（Application Programming Interface，API），可以使用 NVIDIA 的 GPU 快速切割数据，通过对特定模型的精准计算，来加速对 DNA 等生物序列数据的分析。BEAGLE 的全名是广义平台进化分析可能性求值程序，被研究艾滋病、流感和埃博拉致病病毒等生物进化史的科学家广泛采用，现在已成为软件工作流程的一个重要组成部分。

4. 亚利桑那州菲尼克斯转译基因组学研究院

研究院的金姆（Kim）和他团队的研究可以带来癌症的精准治疗，例如，针对患者肿瘤的某些细胞进行治疗。为此，他们创造了一个 GPU 加速的数据分析工具，让他们可以详细地测试出癌细胞的 DNA 如何控制蛋白生成，同时测试这些蛋白相互之间及其与其他分子之间如何发生作用。通过使用这项工具，研究人员可以找到同一个肿瘤中不同细胞群之间的差异。这项研究意味着未来可以为癌症患者带来个性化的治疗，通过使用不同的药物治疗肿瘤的不同部分。

5. 北德克萨斯大学

北德克萨斯大学的安德烈斯·西斯内罗斯（Andres Cisneros）和他的团队收集了美国国立卫生研究院的大量数据，用来寻找与癌症有关的 DNA 修复蛋白变异。

找到这些变异后，研究人员通过 GPU 加速的计算机模拟去找出这些变异如何改变 DNA 修复蛋白和其功能。西斯内罗斯说："如果我们知道有变异影响这些蛋白，且与癌症有关，研究人员可以用这些信息修复这些蛋白，或是使用药物，或是其他疗法。"

Cisneros 更大的目标是找到更多能表明特定类型的癌症高危迹象的生物标记。该团队已经找到与几种癌症有关的变异，包括非裔美国人的前列腺癌的生物标记。

3.5.8 基于 NVIDIA 平台的人工智能医疗行业初创公司

除了基础研究之外，不少初创公司已经将其基于 NVIDIA 平台所研发的人工智能项目商业化，我们选取了部分人工智能医疗保健初创公司进行介绍。

1. 北京推想科技有限公司

北京推想科技有限公司（以下简称推想科技）是一家专业的智能大数据公司，长期从事人工智能、深度学习、图像识别、医疗影像等领域的前沿应用研发。推想科技将人工智能引入医学影像的诊断之中，使其能在复杂疾病的检查和判断领域提供准确的解决方案。目前，推想科技与武汉同济医院等顶尖三甲医院展开战略合作，开发新一代人工智能辅助筛查系统。

推想科技的解决方案在图像类别和诊断部位的应用范围非常广泛，如超声、CT、MRI，或者胸腔、腹部、关节等。推想科技的深度学习解决方案不仅可以在 1 秒内扫描 250 个 CT 层面，让医生实时得到结果，而且准确率也能接近主治医生的水平。总体来说，推想科技能够解决的病种数量、准确度、运算时间、效率等得到大幅提升。

2. Genetesis

来自辛辛那提的 Genetesis 公司正在进行 CardioFlux 的临床试验，使用深度学习、传感器和物理学来正确诊断胸痛。CardioFlux 是一种非侵入性生物磁共振成像系统，能够测量胸部的弱磁场。它由 GPU 提供人工智能加速支持，在 90 秒内就能生成心电情况的 3D 地图，帮助医生快速且准确地诊断动脉阻塞并确定其位置。

CardioFlux 为医师提供 3D 绘图工具，以了解每个患者的潜在心电活动，可用于诊断和指导治疗各种心脏疾病，包括心肌缺血、心房颤动、室性心动过速和其他心脏病。

3. Bay Labs

Bay Labs 通过训练 GPU 加速深度学习软件识别超声图像，能够更加轻松地对扫描结果进行解读分析。该公司表示，它的解决方案是常规方案速度的 20 倍，但它的成本却是现在的八分之一。它将成本从 400 美元降低到每次扫描 50 美元，并且每年可以扫描的患者数量是之前的 5 倍以上。

Bay Labs 最开始是一家软件公司，开发了一款使用深度学习诊断风湿性心脏病的软件，配合超声设备进行快速诊断，获得了有价值的医学结果。而现在 Bay Labs 也参与到超声设备的研发中，通过打造价格合理的便携式超声波扫描仪及人工智能技术来辅助全科医生进行心脏病的快速诊断。

4. Athelas

位于旧金山的 Athelas 公司打造了一款便携式血液检查设备，该设备能够让用户随时随地测量自身白细胞计数。它采用深度学习和机器视觉技术，使用 GPU 来快速分析血细胞并产生诊断报告。它只需通过几滴血，就能在几分钟之内识别白血病、感染、炎症等。这款设备的售价为 250 美元，单个试条售价 10 美元。这一技术已符合 510(k)[①] Ⅰ 类的标准，目前已经可供诊所和家庭用户使用。

5. Lunit

Lunit 总部设在首尔，正在使用 3D 成像和深度学习技术对乳腺进行检测。美国每年会花费 100 亿美元进行乳腺癌检测。Lunit CEO Anthony Paek 表示，在筛查测试中，大约有 20% 的肺癌和乳腺癌被遗漏，而医生使用 Lunit 的技术，将正确诊断率从 80% 提高到了 83%。此外，在一次测试中，Lunit 已经击败来自 IBM 和 Microsoft 等其他公司的团队。

Lunit 通过准备数据训练其神经网络，然后通过反馈改善检测。Paek 表示，其业务也可以扩大到其他医疗领域，用来检测其他类型的癌症。

6. Insilico Medicine

Insilico Medicine 公司成立于 2014 年 1 月，位于巴尔的摩，正在通过人

---

① 510（k）：美国对要上市的医疗器械公司的一种管理规范，也叫上市前通知。高风险的医疗器械要销售到美国，需要向 FDA 提交 510（k）申请（上市前通知），批准以后才能销售。FDA 对医疗器械实行分类管理，根据风险等级和管理程度把医疗器械分成 3 类（Ⅰ、Ⅱ、Ⅲ）进行上市前管理，Ⅲ类风险等级最高。FDA 只对少量的Ⅱ类（普通＋特殊管理）产品豁免上市前通告程序，其余大多数产品均要求进行上市前通告。生产企业必须在产品上市前 90 天内向 FDA 提出申请，通过 510（k）审查后，产品才能够上市销售。

工智能技术来进行药物研发、生物标志物开发和老化研究。CEO Alexander Zhavoronkov 表示，Insilico Medicine 公司想提升每个人的质量调整寿命年（Quality-Adjusted Life-year，QALY）。目前，每提升一个单位 QALY 将花费 6 万美元，而这将由新药物的研发所实现。

Zhavoronkov 表示，Insilico Medicine 通过运行在 NVIDIA 的 GPU 上的深度学习技术，可以用生物标志物来推测一个人的年龄。该公司有数千种"引线"或治疗疾病的分子模型，他们通过在这样的生物体模型中做验证来提炼相应的药物。

7. SigTuple

SigTuple 是一家创办于"亚洲硅谷"印度班加罗尔的科技型创业公司。该公司可以通过使用人工智能技术来分析视觉医学数据，并通过对血液、尿液和精液进行远程测试来扩大服务规模。

SigTuple 打造的人工智能平台称为 Manthana，它能够通过对已有的医疗数据进行学习，而构建出一套算法，在该算法的基础上，对可视化的医学影像进行分析，从而快速得出结论，协助医生进行诊断。该公司创建了一种名为 Shonit 的设备，它可以获得血液测试结果并将其数字化。它的目标是利用人工智能中的机器学习技术，为医院提供精准、安全、及时、高效的血液筛查方案。

04

国内现状：
人工智能与医疗的国内布局

人工智能与医疗的国内布局

人工智能与医疗的商业前景一再被看好，国外互联网巨头纷纷布局。前些年中国的产业巨头大多停留在组建人工智能研究院的模式，给人工智能相关初创企业的风险投资机构带来了发展与机遇。随后，人工智能越来越多地应用于制药和医疗器械行业，推动了我国人工智能企业的产品线布局。

4.1 我国人工智能学术研究世界领先

尽管美国在人工智能的基础研究领域一直处于前沿地位，但是近两年来，中国的人工智能科技人才正在实现弯道超车。

美国发布的《国家人工智能研究与发展策略规划》报告显示，从 2013 年到 2015 年，在 SCI 收录的人工智能方向的论文中，涉及"深度学习"的论文数量增长了约 6 倍。中国学者的论文发表数量从 2013 年上半年开始超过美国，并大幅度领先于其他国家（图 4-1）。

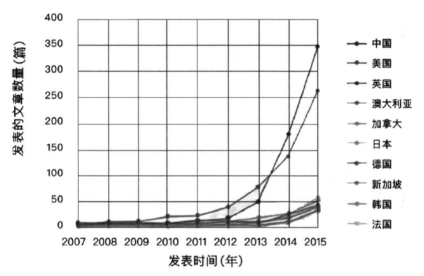

注：以上论文包括所有提及"深度学习"或"深度神经网络"的论文。

图 4-1 人工智能领域论文发表情况（2007—2015）

虽然中国学者人工智能论文 SCI 发表数量有所增加，但是影响力还没有得到相应的提升。麦肯锡的《中国人工智能的未来之路》报告显示，2015 年中国学者发表的人工智能论文被引用量高达 2124 篇，远远超过美国的 1116 篇。然而，去掉论文中的自我引用[①]部分，美国学者的论文引用量将上升到第一。而在 H 指数[②]方面，美国学者的论文影响力排名第一，中国排名第三（图 4-2）。

① 自我引用指某刊物引用本刊物中文章内容的次数。
② H 指数是对学者发表文章的产出量和被引用次数进行科学测量的方式。H 指数越高，发表文章的篇数和被引用的次数越多。

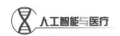

在论文影响力方面，中国仍落后于英美。

H指数[2]中排名前5的国家依次是：美国、英国、中国、德国和加拿大。

尽管中国论文引用量排名第一，但去除自我引用，美国占据领先地位。

人工智能论文引用量排名前5的国家依次是：中国、美国、印度、英国和西班牙。

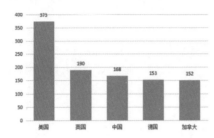

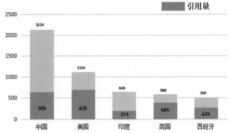

图 4-2　中国人工智能论文影响力

4.2　我国数据在逐步开放

在数据方面，一方面，中国的基础数据量远远领先欧美，特别是根据众多人口数量获得的医疗和健康数据，但是这些数据缺乏一个具有统一标准的、跨平台分享的生态环境，大多数都是数据孤岛，利用率和利用价值不高；另一方面，全球已经意识到开放政府数据库有助于促进相关领域人工智能的创新，我国政府数据也在逐步加大开放的力度。

麦肯锡报告显示，中国数据开放度排名为全球第 93 位，数据的评估标准主要基于能够影响公众获取数据的十大方面，包括数据是否公布、是否免费、是否及时更新、是否及时更新等。数据开放度评估项及中美两国的全球排名如表 4-1 所示。

表 4-1　中国和美国数据开放度全球排名

数据开放度评估项	数据开放度全球排名	
	美国	中国
天气预报	13	80
水资源质量	15	74
全国统计数据	1	106
政府支出	8	82
政府采购	1	36

续表

数据开放度评估项	数据开放度全球排名	
	美国	中国
全国地图	1	88
立法及法律	1	39
土地所有权	66	85
污染物排放	1	30
政治选举结果	83	87
公司注册内容	33	71
政府预算	1	49
综合	8	93

从目前人工智能的发展情况来看，算法和算力已经基本不存在技术壁垒，而数据将成为决定项目成败的关键。缺乏数据的人工智能就是"无米之炊"，特别是在医疗方面。落实到医疗领域，中国的医疗数据并不匮乏，但是有效的医疗数据仍旧"捉襟见肘"，特别是对这些数据的标注和结构化处理是一个难题，这让机器学习困难重重。

中国初创企业目前在医疗数据的获取上还有相当大的难度。第一，企业尽管能够通过医院或其他渠道获得海量数据，但是数据缺乏标准化，数据质量不高；第二，国家对跨境数据流通的限制也使得中国在全球合作中处于不利地位。

在人工智能的创新程度方面，美国的人工智能初创企业无论是在数量上还是多样性上都远胜中国，行业投资和并购活跃度也更高。中国的人工智能企业大部分集中在网络安全、医疗和机器人领域，在金融、汽车、商贸领域的核心技术方面落后美国较多。这一点在后面的人工智能医疗初创企业分析中就可以观察出，仅是在医疗这一细分领域中，很多研究方向只有美国企业在做，中国企业的参与度还很低。

总体判断，我国学者在人工智能方面的研究在全球是属于第一梯队的，但仍要清醒地认识到自己的短板和问题。比如，在研发上，基础理论、核心算法、关键设备、高端芯片、重大产品和系统方面的原始创新成果还比较少；在人才储备上，无论是从人才规模还是人才质量来讲，现有的人才储备远远满足不了经济社

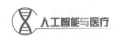

会发展对人工智能的强烈需求，特别是高端领军人才比较匮乏；在产业生态上，我国的科研机构和企业还没有形成具有国际影响力的生态圈和产业链；在创业公司方面，我国的创业公司数量和领域研究广度也落后于美国。

4.3   国内巨头的 2017 年

2017 年，我国医疗人工智能发展迅猛，全年有超过 28 家创业公司获得融资，总额超过 17 亿元。拥有强大人工智能人才和技术储备的传统互联网巨头也纷纷布局医疗人工智能（表 4-2）。

表 4-2   大公司人工智能医疗产品布局

公司名称	产品名称	医疗领域细分	涉及疾病
美敦力	Sugar IQ	智能器械	糖尿病
强生	手术机器人	智能器械	—
西门子	Syngo.via	智能器械	—
富士胶片	内窥镜	智能器械	胃、大肠内疾病
奥林巴斯	内窥镜	智能器械	胃、大肠内疾病
飞利浦	Intellispace Portal 9.0	智能器械	脑血管疾病
谷歌	DeepMind Health	医学影像、病例 / 文献分析	头颈部癌症、眼科疾病、乳腺癌、皮肤癌
腾讯	觅影	医学影像	食管癌、肺癌、糖网、宫颈癌、乳腺癌
阿里巴巴	Doctor You、ET 医疗大脑	医学影像	肺结核、甲状腺结节
英特尔	DE- 超声机器人	医学影像	甲状腺、眼科疾病

续表

公司名称	产品名称	医疗领域细分	涉及疾病
万东医疗	i 影像	医学影像	肺结节
科大讯飞	晓曼、云医声、辅助诊疗系统	虚拟助手、医疗影像	肺结节、乳腺癌
捷通华声	灵云	虚拟助手	—
英伟达	GPU、医疗投资基金	计算设备	—
IBM	Watson for Drug Discovery、Watson Health、Watson for Oncology	疾病诊断和预测、医学影像、新药研发、病历 / 文献分析、新药研发	癌症
微软	Hanover、InnerEye、Biomedical Natural Language Processing	疾病诊断和预测、医学影像、病历 / 文献分析、医院管理	癌症
百度	百度医疗大脑	疾病诊断和预测	—

（1）腾讯发布觅影产品，入选人工智能"国家队"后，医疗事业发展迅猛。

（2）阿里云发布了 ET 医疗大脑，依靠云计算和 AI 技术的优势，在数据处理、智能医学影像、语音识别等领域都有所突破。

（3）百度喊出了"All In AI"的口号，但是百度早已裁撤了医疗事业部，全力研发自动驾驶。

（4）科大讯飞赶上人工智能的风口，市值超过 1000 亿元。科大讯飞在医疗领域走得很扎实，与安徽省立医院合作共建了全国第一家智慧医院，与清华大学合作研发了通过医考笔试测试的机器人。除了智能语音技术之外，讯飞医疗还推出了影像辅助诊断系统、智医助理，在行业内极具竞争力。

（5）京东看似与医疗 AI 毫无关联，但是它通过入股科大智能，扩大了其在科技医疗领域的布局。

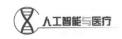

4.3.1 腾讯觅影作为"互联网＋智慧医疗"的一部分进入医院

腾讯在人工智能方面的研究比阿里巴巴和百度稍晚，之前主要是通过投资初创企业的方式布局人工智能。2016 年，腾讯低调成立腾讯人工智能实验室（AI Lab），专注于人工智能的基础研究及应用探索。

1. 人工智能基础技术

腾讯涉足的人工智能基础技术包括计算机视觉、语音识别、自然语言处理和机器学习 4 个方面，并根据腾讯业务提出游戏、内容、社交及工具平台型 AI 这 4 个应用方向。

2. 人工智能与医疗

腾讯投资的碳云智能 iCarbonX 定位于生命大数据、互联网和人工智能创建的数字生命生态系统的研究。其投资的另一家人工智能医疗企业 Cloud MedX [①] 是一家医疗健康数据收集和分析服务提供商，从众多医院实时收集不同病患的数据，经处理分析后向医疗机构提供符合《健康保险流通与责任法案》（HIPAA）的健康预测和分析。

2017 年 8 月，由腾讯"互联网＋合作"事业部牵头，汇聚腾讯公司内部包括腾讯 AI Lab、优图实验室、架构平台部等多个顶尖人工智能团队，腾讯成立了人工智能医学影像联合实验室，推出腾讯觅影，把图像识别、深度学习等领先的技术与医学影像结合起来。腾讯觅影包含早期食管癌智能筛查系统、早期肺癌筛查系统、糖网智能筛查系统、宫颈癌筛查智能辅助系统、乳腺癌淋巴病理筛查系统、乳腺癌智能筛查系统和智能辅助诊疗系统。

腾讯觅影发布不到半年的时间，合作的医疗机构已经接近百家。除了医疗 AI 技术和产品本身的优势这个原因外，腾讯觅影入选首批国家新一代人工智能开放创新平台名单，以及拥有微信医保支付、商业保险、微信在线医师咨询等完整的

---

① Cloud MedX：美国一家以机器学习、自然语言处理技术开发为主的公司，拥有 MedxExchange、MedxInsights 和 MedxCare 三款服务产品的医疗人工智能平台，提供数据、医疗洞见和健康管理服务。

医疗服务能力也是其快速扩张的原因。

腾讯觅影就像微信医保支付等服务产品一样，作为腾讯"互联网＋智慧医疗"生态系统的一部分，很多时候是伴随"互联网＋智慧医疗"产品线一同进入医院的。另外，腾讯觅影的多位高管在不同的场合强调，腾讯觅影产品目前的业务是进行疾病的筛查工作，为医生提供更多的决策信息。

按照新修订的《医疗器械分类目录》，如果仅做出决策信息而不给出诊断结果，仅需申报二类器械认证，这在很大程度上降低了人工智能医疗产品进入医院的门槛。

4.3.2 阿里巴巴重视基础技术、数据和人才，为行业提供开放平台

1. 人工智能基础技术

阿里巴巴涉足的人工智能基础技术包括机器学习平台 PAI 2.0、人工智能芯片、云计算、物联网（IOT）、操作系统和生物识别。

2. 人工智能与医疗

阿里巴巴在人工智能与医疗领域的布局是一套被称为"Doctor You"的智能医疗系统，该系统提供医学影像云平台、肺结节智能检测、科研数据平台和医师能力培训平台 4 种解决方案。

在医学影像云平台中，阿里巴巴为医疗机构、第三方医学影像中心等合作伙伴构建医学影像智能诊断平台，并提供混合云存储、远程智能诊断、影像三维重建、区域影像等云服务。

在肺结节智能检测中，其智慧医疗团队背靠阿里巴巴集团强大的机器学习技术和人工智能资源，同合作密切的影像中心和医院结成联盟，研发具备独立知识产权的 CT 影像肺结节检测引擎。

在科研数据平台上，阿里巴巴将双核矩阵赋能于临床科研数据中心，使用强大的搜索引擎技术为医生提供快速、准确，多种组合方式的智能病历搜索功能。通过数据仓库、数据挖掘等方法获取数据，用海量临床科研数据来评价治疗效果，发现诊疗规律，提出最佳治疗路径，提高医疗科研的能力和水平。

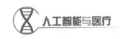

在医师能力培训平台，阿里巴巴与浙江大学医学院附属第二医院合作开发了沉浸式医师培训系统，以求切实提升医师培训的质量与效率。新打造的医师培训系统将从过往脱敏病例中挖掘疾病的临床路径并自动构建虚拟病人，医师用户可在模拟场景中对虚拟病人进行诊疗，并从中获取医学知识，规范诊疗操作，提高临床思维能力。

与腾讯觅影大面积落地医院的发展思路不同，阿里云医疗事业部总经理唐超曾表示："阿里云在医疗健康行业人工智能热潮下的思考是，我们更需要重视基础设施和人才这两件事情。"因此，阿里云举办了天池大赛，已经涉及全球 73 个国家和地区超过 10 万名开发者，覆盖 2763 所科研院校，为阿里储备大数据和人工智能人才提供了良好的平台。在基础设施方面，阿里云构建了 ET 医疗大脑开放平台，与生态合作伙伴一起致力于人工智能在医疗领域的场景化落地。阿里云希望为开发者和企业提供整个模型从训练到发布的基础支撑，让所有的开发者和企业都能够快速、低成本地发布自己的模型，并且通过开放平台，为他们找到真正的业务落地场景。

阿里云还有一个明显的优势——数据。作为国内领先的云计算公司，阿里云旗下的医疗信息化平台中沉淀了大量的过往数据，包括医疗服务临床、检验、体检等数据。阿里云希望能够帮助医院在一个统一的平台上实现数据统一的"存通用"，这些数据更是医疗 AI 产品的研发基石。

唐超也曾表示，阿里云做的是连接。互联网的发展让人与人之间的联系变得成熟，但人和机器的连接、机器和机器的连接还处在初级阶段。在人机的连接中，阿里云希望能提供核心统一的连接功能，而整个行业生态合作伙伴的连接也在阿里云技术赋能平台上起着重要的作用。

从阿里云提供的服务可以看出，为开发者和企业提供整个模型从训练到发布的基础支撑是其重要的服务内容。

4.3.3 讯飞医疗：三大产品 + 一个平台

如果比较公司的整体实力，科大讯飞与腾讯、阿里巴巴还有较大差距。但是在医疗人工智能领域，讯飞拥有可与腾讯和阿里巴巴媲美的实力。

讯飞医疗的 AI 类产品主要有 3 个：语音电子病历产品、影像辅助诊断系统、智医助理。

（1）利用人工智能语音识别、自然语言理解技术，结合专业级的定向麦克风，语音电子病历产品的识别准确性、降噪水平、续航能力都能满足医生的要求。

（2）讯飞医疗的负责人陶晓东原是飞利浦医疗放射解决方案的首席架构师，长期从事医学影像的研究，他的加入使讯飞在医疗影像领域取得了飞速发展，其影像产品已经在临床上进行了验证。

（3）2017 年，科大讯飞与清华大学联合研发的"智医助理"通过国家执业医师资格考试综合笔试评测，这奠定了讯飞在辅助诊断机器人方面的地位。如果"智医助理"像机器人索菲亚那样获得公民身份，参加并通过国家执业医师资格考试——实践技能考试，那是不是就成为一名真正的医生了？

基于以上 3 款产品，科大讯飞打造人工智能辅助诊疗平台，为大医院、基层医院、体检机构和基层医疗机构提供人工智能辅助诊疗。

另外，讯飞也在和医疗机构共建智慧医院。2017 年 8 月 20 日，科大讯飞与安徽省立医院宣布建立全国第一家智慧医院。智慧医院包含了智慧就医、智慧诊疗、智慧管理 3 个部分，服务内容包括互联网挂号、预约、导诊、辅助诊疗、院内管理等。

相比于腾讯和阿里巴巴，讯飞医疗的 AI 产品在医疗中打磨的时间相当长，涉及的病种除了肺部疾病外，还包括乳腺癌、阿尔茨海默病等。另外，讯飞医疗在基因领域也投入了很多精力。

4.3.4 百度在医疗领域逐渐销声匿迹

百度在多个场合表示它已经不再是一家互联网公司，而是人工智能公司。之所以有这样的底气，是因为百度每年投入上百亿元的研发资金在人工智能方面，正在推进的"百度大脑"项目已经取得了不错的成绩。

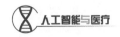

1. 人工智能基础技术

百度发力的人工智能基础技术包括百度大脑、人工智能算法（超大规模的神经网络）、自然语言处理技术、图像识别技术和大数据结构化。

2. 人工智能与医疗

百度在人工智能医疗领域的技术研发主要为百度医疗大脑。百度医疗大脑通过海量医疗数据、专业文献的采集与分析进行智能化的产品设计，模拟医生问诊流程，与用户多轮交流，依据用户的症状提出可能出现的问题，并反复验证，给出最终建议。

百度的人工智能医疗布局场景主要包括虚拟助手和医学影像。

2017 年，百度医疗事业部裁撤，并永久关闭"百度医生"，这标志着百度退出移动医疗。但是，基于人工智能技术的百度医疗大脑却依旧在发挥作用。2017 年 4 月，百度医疗大脑宣布与国内医疗服务领导者社区 580 合作，将人工智能赋能医疗社区，并上线"美乐医"，为用户带来 24 小时医疗咨询服务。此次百度医疗大脑与社区 580 的签约合作，将为分级医疗注入人工智能的"技术大脑"。

自此以后，百度完全是在提供技术服务了。后续是否会有百度开发的医疗人工智能产品发布，尚不明确。

总的来说，由于百度没有医疗人工智能产品，我们就腾讯、阿里和科大讯飞的产品进行了对比，如表 4-3 所示。它们都在自然语言处理、计算机视觉、机器学习、语音识别等技术方面有很深的积累，应用到医学领域以后，各自的发展路径却不相同。

虽然 3 家公司都研发出了具体的医疗人工智能产品，但是发展到现在，腾讯和讯飞医疗通过和医院共建"智慧医院"的形式落地自家产品，阿里云主要向创业公司提供技术平台。而其他的创业公司大多是以单个产品切入医院的具体科室。

表4-3　腾讯、阿里和科大讯飞2017年在人工智能与医疗领域的布局

公司	产品名称/类型	发布时间	优势	落地情况	对外服务的形式
腾讯	觅影	2017年8月	1.入选首批国家新一代人工智能开发创新平台名单；2.腾讯医疗提供的医疗服务涵盖微信医保支付、商业保险、微信在线医师咨询、微信电子处方、微信随访服务、AI辅助诊疗、病历结构化、医疗大数据	合作的医疗机构有90多家（包含"西部眼科联盟"的69家医院），分布在四川、广西、河北、陕西、浙江、上海、重庆、甘肃等省、直辖市	以腾讯觅影和微信医保支付、在线问诊为基础的"互联网＋智慧医疗"
阿里巴巴	阿里云ET医疗大脑	2017年3月	1.通过天池大赛，培养并获取人才；2.ET医疗大脑开发平台为开发者或企业提供机器学习PAI；3.阿里云在医保支付、在线问诊等领域的提前布局使其拥有流量入口	未知	ET医疗大脑开放平台
科大讯飞	语音电子病历、影像辅助诊断系统、智医助理	2017年11月	1.自身拥有自然语言处理和语音识别的技术积累；2.研发通过医考笔试测试的机器人；3.产品线比较齐全，包含影像辅助诊断系统、智医助理、语音录入等产品，可以帮助建立智慧医院；4.产品在各个医院临床打磨的时间长	20多家医院，分布在安徽、北京、上海、广州、山西、武汉、吉林等省、直辖市，部分合作医院时间超过一年	以三大产品和一个平台为基础，和医院共建"智慧医院"

服务内容的不同造成接触对象的不同。讯飞医疗和腾讯一般接触医院的院长或国家卫生健康委员会的官员；阿里云主要接触的是创业者（阿里云的智能影像

产品和智能语音产品同样接触医院）；其他创业公司则是接触科室主任或学科带头人。在落地医院方面，腾讯和讯飞医疗有一定的优势。

目前来看，在行业尚无衡量标准的前提下，腾讯和讯飞医疗似乎更容易落地，但是相似服务之间的竞争也在所难免，需要比拼渠道和产品质量。阿里则走着不同的道路，专心培养人才、研发技术，发挥其平台优势，用心服务于企业。

4.4　BAT[①] 海外医疗投资谋布局

作为中国互联网领域最为成功的 3 家公司，BAT 以其高超的财技和丰富的资源储备，在国内互联网领域"攻城略地"，希望建立起自己的"生态帝国"。动脉网融资数据库显示，中国互联网新贵 TOP 30 中，有 80% 的背后有 BAT 的身影。

随着全球化进程加速，BAT 开始在国际市场布局，在海外投资是其重要的策略。在投资逻辑上，百度、阿里巴巴坚守主线，前者偏爱人工智能、自动驾驶，后者偏爱衣食住行等消费领域；唯有腾讯已完全"投行化"，与红杉、Y Combinator[②]、纽交所（NEA）等全球顶级投资机构协作，进行了多元化的投资布局，医疗健康初创项目是其重要的方向。

笔者梳理了截至 2018 年 4 月 BAT 在海外的医疗投资布局，关注 BAT 的海外投资逻辑及其后续动作。

4.4.1　百度重技术、阿里巴巴偏消费文娱、腾讯触角广

BAT 的海外投资延续了其在国内的高歌猛进态势，Crunchbase[③] 数据显示，2017 年，百度在海外进行了 6 笔投资，阿里为 10 笔，腾讯为 20 笔。其中，腾讯投资范围最广，投资地域包括美国、加拿大、德国、泰国、印度等地，投资领域包括人工智能、文娱、金融、电商、医疗健康等；阿里则主要在东南亚进行投资，涉及领域以电商、新零售为主；百度主要将投资目标放在美国，侧重于企业

---

① BAT：百度（Baidu）、阿里巴巴（Ali）和腾讯（Tencent）三大互联网公司巨头的简称。
② Y Combinator：成立于 2005 年，是美国著名的创业孵化器，Y Combinator 扶持初创企业并为其提供创业指南。
③ Crunchbase：2007 年在美国旧金山创立，是覆盖初创公司及投资机构生态的企业服务数据库公司。

服务、人工智能两个方向（图 4-3）。

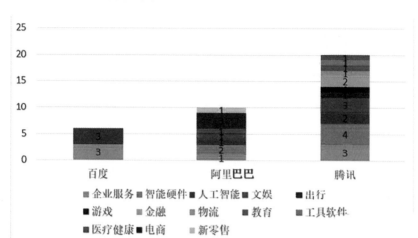

图 4-3 BAT 2017 年海外投资邻域分布

从 BAT 2017 年的投资数据可看出 3 家企业发展战略的不同。其中，百度以技术起家，以技术立身，近年更是宣布"All in AI"，也希望以投资来获得该领域的前沿技术，为后续发展打基础；阿里巴巴以电商起家，业务重心在消费领域，近年来主打"大文娱"和"新零售"，在海外的投资也延续了这一思路；腾讯发展的核心词是"连接"，包括人与人的连接、人与信息的连接、企业主和消费者的连接。

腾讯"开放"战略实施之后，多以投资合作或提供流量入口的方式来追逐"风口"。所以腾讯触角最广，布局的赛道也最多。

4.4.2 BAT 在内地以外的投资概览

BAT 内地以外医疗投资数据如表 4-4 所示。

百度系在内地以外的投资并不活跃，医疗领域尤甚，不过，自 2018 年以来，百度系已进行了 3 笔内地以外的医疗投资。

阿里巴巴 2017 年投资了中国台湾的糖尿病管理公司和中国香港的一家基因公司。

腾讯从 2015 年开始布局内地以外的医疗领域，累计投资了 14 个项目，主要分布在美国，涉及智能硬件、医疗大数据、基因、远程医疗等多个领域，早期

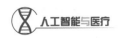

项目居多，并且投资规模不算大。

表 4-4　BAT 内地以外医疗投资数据

企业	宣布时间	被投资方	地区	业务范围	轮次	投资额	是否领投
百度	2018 年 3 月	MORE Health	美国	跨境医疗	B 轮	不详	否
	2018 年 3 月	Atomwise	美国	AI 药物研发	A 轮	4500 万美元	否
	2018 年 1 月	Engine Biosciences	美国	AI 药物研发	种子轮	1000 万美元	否
阿里巴巴	2017 年 12 月	Health2Sync	中国台湾	糖尿病管理	B 轮	600 万美元	否
	2017 年 10 月	Prenetics	中国香港	基因	B 轮	4000 万美元	是
腾讯	2018 年 3 月	Atomwise	美国	AI 药物研发	A 轮	4500 万美元	否
	2017 年 11 月	Locus Biosciences	美国	生物制药	A 轮	1900 万美元	否
	2017 年 8 月	Karius	美国	液体活检	A 轮	5000 万美元	否
	2017 年 3 月	Grail	美国	癌症筛查	B 轮	9 亿美元	否
	2017 年 1 月	Practo	美国	在线诊疗	D 轮	5500 亿美元	否
	2016 年 12 月	Clear Labs	美国	食品检查	B 轮	1300 万美元	否
	2015 年 11 月	Circle Medical	美国	寻医问诊	天使轮	290 万美元	否
	2015 年 11 月	Watsi	美国	众筹	未披露	350 万美元	是
	2015 年 9 月	CliniCloud	美国	智能硬件	种子轮	660 万美元	否
	2015 年 7 月	HomeHero	美国	上门护理	A 轮	2000 万美元	否
	2015 年 6 月	TuteGenomics	美国	基因	A+ 轮	390 万美元	否
	2015 年 5 月	Cloudmedx	美国	医疗大数据	种子轮	500 万美元	否
	2015 年 5 月	Tissue Analytics	美国	远程医疗	种子轮	75 万美元	是
	2015 年 4 月	Scandu Scout	美国	智能硬件	B 轮	3500 万美元	否

比较有意思的是，百度风投和腾讯在 2018 年 3 月共同投资了 AI 药物研发公

司 Atomwise，这是两家公司在海外医疗投资上的唯一交集。

Atomwise 公司的主要研究方向是利用 AI 加速化合物筛选，帮助新药发掘。Atomwise 成立于 2012 年，目前已筹集超过 5100 万美元的资金。该公司旨在减少研究人员在寻找药物化合物方面的资金和时间，并有 50 多个研发项目正在进行。Atomwise 一直与大型制药公司、生物技术公司和大学研究实验室合作，努力加速神经性疾病、癌症和其他疾病的新药候选物的发现。

百度风投还投资了另一家 AI 新药研发公司 Engine Biosciences，该公司成立于 2015 年，由来自美国和新加坡的创始团队组建。目前，这家初创企业雇用了大量生物研发人才和人工智能人才，希望通过两者结合研发更多更加优质的新药，为治疗重大疾病作出自己的贡献。2018 年 1 月 31 日，Engine Biosciences 宣布完成种子轮融资，投资方包括药明康德、百度风投、丹华资本（DHVC）等。

百度风投还投资了一家跨境医疗公司 MORE Health，该公司成立于 2013 年，为用户在全球范围内提供视频会诊、国际处方药品递送、跨境医疗、咨询建议和诊疗建议等服务，涉及肿瘤学、神经学、心脏病学和儿科等领域。此前，其已获得 NEA 资本的 A 轮融资，2018 年 3 月，NEA 资本、百度风投对其进行了 B 轮投资。

阿里在 2017 年 10 月领投了中国香港基因检测初创公司 Prenetics 的 4000 万美元 B 轮融资，该公司成立于 2009 年，总部位于香港。公司主要利用基因技术为用户提供健康支持，只需简单的唾液样本，就能让用户了解自己的基因信息，从而调节日常饮食和生活习惯。除基因检测外，Prenetics 还包括遗传健康疾病预防、药物过敏预防等。该笔投资由阿里香港创业者基金完成，这是一家非营利机构，主要支持能给阿里巴巴生态系统作出贡献的公司。

另外，未见蚂蚁金服、云锋基金在海外医疗项目投资上有布局。

4.4.3　腾讯内地以外的医疗多样化布局

以上简单介绍了百度系、阿里在内地以外的医疗投资，由于腾讯参投项目较多，因此单列出来讨论。

腾讯一共参投了 14 个内地以外的医疗项目，最早从 2015 年开始布局。其中，2015 年 8 个，2016 年 1 个，2017 年 4 个，2018 年 1 个，主要项目地点在美国。

下面介绍一些腾讯参投的有代表性的内地以外的医疗公司。

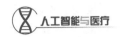

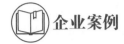 企业案例

Grail

Grail 是腾讯参投的内地以外的医疗项目中唯一的"独角兽"。2018 年 3 月 1 日，外媒报道 Grail 计划在中国香港 IPO 首次公开募股，并拟融资 5 亿美元。

Grail 成立于 2016 年，由全球基因测序龙头企业 Illumina 组建，致力于研发癌症筛查血液检测技术。2017 年 5 月，Grail 与由香港中文大学教授卢煜明创办的生物科技公司 Cirina 合并。

Grail 曾于 2017 年 6 月宣布最新研究成果，称依据临床试验数据，通过特定的血液检测能够挖掘到与肿瘤有关的少量 DNA 突变。之后，该公司表示其第一款产品于 2018 年发布，可以筛查一类位于上咽喉和鼻腔后的癌症。

Grail 自成立以来就受到了资本的追捧，现已完成 3 轮融资，总融资额高达 13 亿美元。现有投资者包括比尔·盖茨、亚马逊公司创始人贝佐斯的个人风险投资基金、腾讯控股、百时美施贵宝、Celgene、强生创新和默克等知名投资人、投资机构和药企。

Practo

Practo 被称为"印度版春雨医生"，该公司成立于 2008 年，主要提供两方面的服务：一方面是以消费者为中心，为患者提供在线的医疗搜索服务，病人可以通过平台找到相应的医生，并在 Practo 平台完成预约，或者进行体检预约、订购药品、获取健康资讯等；另一方面是面向医疗机构和医生提供的 SaaS 产品——Practo Ray，可以帮助用户进行日程安排、医药库存、医疗账单等内容的在线管理，帮助医疗机构改善患者诊疗体验，提高医疗效率。Practo 现已将业务拓展至印度尼西亚、菲律宾、巴西等地。

腾讯在 2015 年注意到了这家公司，领投了其 9000 万美元的 C 轮融资。2017 年 1 月，腾讯再次领投了 Practo 5500 万美元的 D 轮融资。Crunchbase 数据显示，截至 2018 年 4 月，Practo 一共进行了 5 轮融资，总融资额高达 2.34 亿美元。

2018 年 1 月，Practo 和印度 ICICI Lombard 保险公司合作推出面向个人用户的"Trinity"服务，ICICI Lombard 保险公司客户可由 Practo 平台选择医生和诊所，并进行无现金、无纸化就诊。

Karius

传染性疾病是全球致死的主要疾病，也是未满足需求的巨大领域，Karius 即瞄准此市场。Karius 成立于 2014 年，由米奇·凯特斯（Mickey Kertesz）、史蒂夫·雷克（Steve Quake）、蒂姆·布劳恩坎普（Tim Blauwkamp）等联合创建，他们创造了一种新的血液检测方式，可快速检测血液中的细菌、病毒和真核生物病原体。

Karius 现有两个系列的产品：数字文化测试（Digital Culture Test）和分枝杆菌嵌合体 DNA 测序试验（Mycobacterium Chimaera DNA Sequencing Test）。

数字文化测试通过检测患者血液中的病原体来帮助医生确定有效的治疗方案，其适应征包括败血症、心内膜炎、脊髓炎及难以在实验室培养检测的病原体引起的病症。

分枝杆菌嵌合体 DNA 测序试验可以从血液中检测到分枝杆菌嵌合体（M.chimaera）。分枝杆菌嵌合体广泛存在于生活环境中，医疗设备被其污染后，病原菌以气溶胶的方式进入人体，导致免疫力低下者（术后患者等）感染致病。多项研究均指出，污染的控温箱（HCU）是导致心脏外科手术感染分枝杆菌嵌合体的源头。利用 Karius 提供的测试，可以在一天内就得到检测结果，以判断感染的风险。

据外媒报道，Karius 以 2000 美元的价格向医疗机构和实验室销售以上产品，虽然比传统的检测产品更昂贵，但 Karius 的检测效果更好，时间也更快，对于一些感染为阴性的患者，其测试的价值更加突出。

Karius 自成立以来已完成了种子轮及 A 轮融资，总融资额为 5500 万美元。腾讯在 A 轮时进入，并未领投。

HomeHero

HomeHero 是一家非医疗家庭护理提供商，类似于国内的"医护到家"，可以帮助家庭寻找、获取上门护理服务。它最为重要的模式是自有数百名医护人员，可根据用户的需求来进行调配。据其官网数据，HomeHero 现已成为美国加州地区最大的到家服务提供商，为数千个家庭提供了超过 100 万小时的护理服务。

人口老龄化为 HomeHero 的发展提供了基础。自 2000 年以来，美国 65 岁以上人口就一直处于稳步增长的状态，人口老龄化为老年人家庭护理提供了发展契

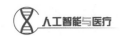

机。美国统计局的数据显示，每年约有 50 万人加入"65+ 大家庭"。根据美国统计局预测：到 2030 年，美国 65 岁以上老人将占总人口的 20%。这也意味着为老人提供到家服务有着巨大的市场。

HomeHero 已完成 3 轮融资，总融资金额为 2300 万美元。腾讯参与的是其 A 轮融资，该轮融资额为 2000 万美元，由 Graham Holdings 领投，腾讯等跟投。

Scanadu

Scanadu 成立于 2011 年，是一家随身医疗设备开发商。它在 2013 年推出主打产品 Scanadu Scout，这个圆形的小块中有独立的操作系统，内藏陀螺仪、电极、发光二极管、加速仪等其他传感器。把这个小块贴在额头上 10 秒，对应的 App 就能显示出用户的各项身体指标，包括脉搏、心跳、心脏电讯号、体温、心跳变化、血氧饱和浓度等。

Scanadu Scout 灵感来源于《星际迷航》中的三录仪，特斯拉创始人伊隆·马斯克（Elon Musk）体验该产品之后，曾评价"这就是世界需要的产品"。

另外，该公司正在研发家用尿液检测试剂盒"Scanadu Urine"，为人们通过测量尿液样本中的化学物质水平来检查多种健康状况。相应地，该测试结果也能在 Scanadu 应用上显示和存储。

CliniCloud

CliniCloud 成立于 2014 年，是一家家用医疗智能硬件公司。目前，该公司推出了一款名为 CliniCloud Medical Kit 的智能硬件，该硬件包含智能听诊器和体温计两部分，售价为 149 美元。

其中的红外体温计可在不接触身体的情况下测量体温，听诊器则是传统的有线模式，通过一根高保真数据线将听诊器与手机连接。体温和听诊器采集的数据都可在云端存储、分享，方便用户在家中自测健康数据，并分享给医生，以获取医疗建议。

Clear Labs

Clear Labs 创立于 2014 年，是一家食品检测公司，它使用一系列检测方式来判断食品成分、转基因、微生物等数据，并将此服务提供给农产品、食品生产商和实验室。

2016 年 12 月，Clear Labs 宣布完成 1300 万美元 B 轮融资，Wing Venture Capital 领投，腾讯等跟投。截至目前，Clear Labs 总融资金额为 2450 万美元。

4.4.4 腾讯医疗布局：大健康产业链无缝"连接"

相较于海外投资，腾讯在国内的"赛道"更加丰富，参投的医疗企业也更多，如表 4-5 所示。在这些项目中，有些项目还拿到了腾讯的多轮融资，如晶泰科技、医联 Medlinker、微医等，腾讯大有持续孵化之势。

另外，腾讯已"亲自下场"，微信智慧药店、腾爱医生、企鹅医生、微保、腾讯觅影等，都是腾讯在医疗业务上的纵深布局。

表 4-5　腾讯国内医疗投资数据

序号	被投资方	日期	轮次	融资额	是否领投
1	水滴互助	2019/3/27	B 轮	5 亿（元）	是
2	Keep	2018/7/10	D 轮	1.27 万美元	是
3	妙手医生	2018/4/2	C 轮	5 亿（元）	是
4	晶泰科技	2018/1/24	B 轮	1500 万美元	否
5	医联 Medlinker	2017/12/6	C 轮	4 亿（元）	否
6	体素科技	2017/9/28	A+ 轮	1 亿（元）	否
7	好大夫在线	2017/3/29	D 轮	2 亿美元	是
8	Keep	2016/8/16	C+ 轮	数千万美元	是
9	更美	2016/8/2	C 轮	3.45 亿（元）	否
10	罗宾医生	2016/7/22	天使轮	未透露	否
11	企鹅医生	2016/7/19	天使轮	未透露	否
12	思派网络	2016/6/3	B 轮	数千万（元）	否
13	水滴互助	2016/5/9	天使轮	5000 万（元）	否
14	新氧	2016/3/11	C 轮	5000 万美元	否
15	碳云智能	2016/1/18	A 轮	10 亿（元）	否
16	邻家好医	2016/1/1	天使轮	数百万（元）	否
17	晶泰科技	2015/12/15	A 轮	2400 万（元）	否
18	微医	2015/12/1	E 轮	3 亿美元	否

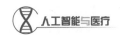

序号	被投资方	日期	轮次	融资额	是否领投
19	医联 Medlinker	2015/9/7	B轮	4000万美元	是
20	悦动圈	2015/8/25	A轮	5000万（元）	否
21	第一反应	2015/8/21	A轮	数千万（元）	否
22	妙手医生	2015/8/4	A轮	数千万（元）	否
23	火辣健身	2015/5/21	A轮	6000万（元）	否
24	凌健身	2015/4/1	天使轮	500万（元）	否
25	卓健信息	2015/1/30	B轮	1.5亿（元）	否
26	微医	2014/10/15	C轮	1.07亿美元	是
27	丁香园	2014/9/2	C轮	7000万美元	否
28	有品	2014/6/13	B轮	2100万美元	否
29	妈妈网	2014/6/1	A轮	5000万（元）	否

从布局逻辑看，腾讯希望建立线上、线下一体的完整医疗生态链，涉及线上的有寻医问诊、健康管理、慢病康复，线下的有诊所、医药O2O、保险和运动健身等，其服务对象包括患者、医生、医疗机构、保险公司和药店等。最为核心的特点是，腾讯希望打破信息壁垒，实现大健康产业链各环节的无缝连接——"连接"是重要的关键词。

这种平台式的打法与腾讯的"基因"不无关系，其核心的竞争力在社交，围绕社交平台的用户、关系链、平台优势，在大健康产业链上有丰富的应用场景。聚焦"人"这个核心因素，就能找到"连接"的商业价值，而医生社区、医疗AI、处方共享平台都是为连接服务的工具。

将腾讯在境内外的医疗布局结合起来看，其实并不能判断腾讯有"西为中用"或复制海外创新模式到国内的意图。本质上，腾讯已经变成一个"投行"，其思维在于发现优质的商业模式和公司——无论是在国内还是国外。这一条对于百度和阿里巴巴来说依然成立，投资的驱动因素在于"价值"，至于能否与国内业务产生联动，则更多的是一种偶然。反过来看，即使投资折戟，以BAT的体量，数笔初创公司的投资也不能动其筋骨。

应该明晰的是，医疗领域的创新好比"骆驼的长征"，很难在短期内做到颠覆，互联网与医疗尤其如此。BAT 以平台化的方式切入，实际上是一个不断"试错"的过程，通过不断的"合纵连横"，才能找到优质的、被市场确切接受的创新模式，最终融入原有业务体系，带来持续成长的驱动力。

4.5 华为智能无线技术实现医疗互联

4.5.1 华为携手乐心医疗

乐心医疗成立于 2002 年，专注于智能健康领域，目前主攻"智能穿戴"与"移动医疗"两大方向，它旗下的产品包括可穿戴运动手环（手表）、电子健康秤、脂肪测量仪、电子血压计等硬件设备，同时针对运动瘦身、慢性病管理等领域提供软件和智能硬件一体化解决方案。2016 年 11 月 16 日，广东乐心医疗电子股份有限公司正式在深圳证券交易所创业板挂牌上市，成为智能硬件领域第一股。

华为、乐心医疗和广东联通从 2016 年 11 月开始启动合作，经过前期方案技术沟通和设备选型，三方确定启动 NB-IoT 智能血压计产品合作。经过近两个月的技术攻关，在三方的共同努力下，在广东联通现网 NB-IoT 网络环境下完成了智能血压计业务调试，这标志着基于 NB-IoT 技术的智能健康医疗设备的诞生，意味着 NB-IoT 业务应用进入智能医疗设备领域。该智能血压计在每次使用后，可通过 NB-IoT 无线网络自动上传相关测量数据至智能健康云平台，进行数据的分析与整理，并形成实时的健康图表及分析报告，送至用户手中的 App 或微信公众号上，便于用户随时随地了解个人及其家庭成员的健康数据，掌控健康趋势。结合 NB-IoT 低功耗、深度覆盖等技术优势，可以增强产品的省电优势，解决其传统产品基于 GPRS[①] 无线回传在部分区域信号覆盖不好、数据难以上传的问题，进一步提升客户的使用体验。

什么是 NB-IoT 呢？

NB-IoT（Narrow Band Internet of Things，窄带蜂窝物联网）是一种基于蜂窝的窄带物联网，是物联网领域的一个重要技术分支。NB-IoT 构建于蜂窝网络，只

---

① GPRS：通用分组无线服务技术（General Packet Radio Service）的简称，是第一代移动通信技术的代表。

消耗大约 180kHz 的带宽，即可直接部署于 GSM[1] 网络、UMTS[2] 网络或 LTE[3] 网络，以降低部署成本、实现平滑升级。

物联网的无线通信技术很多，主要分为两类：一类是 ZigBee、WiFi、蓝牙、Z-wave 等常见的短距离通信技术，另一类是 LPWAN（Low-Power Wide-Area Network，低功耗广域网）。NB-IoT 则是低功耗广域网中的一种技术，支持待机时间长、对网络连接要求较高的设备的高效连接。据说，NB-IoT 设备电池寿命可以达到 10 年，同时还能提供非常全面的室内蜂窝数据连接覆盖。

如图 4-4 所示，高速率无线业务主要使用 3G、4G 技术，中等速率业务主要使用 GPRS 技术，低速率业务目前还没有很好的蜂窝技术来支持，而它却有着丰富多样的应用场景，很多情况下需要数据上传时只能勉强使用 GPRS 技术。2013 年年初，华为开始与相关业内厂商、运营商展开窄带蜂窝物联网发展，最后发展出了 NB-IoT 技术。NB-IoT 具有其他技术不具备的广覆盖、低功耗、大链接、低成本、高安全、即插即用等优势，在智慧停车、智能穿戴、智能医疗、智能家电等领域具有广泛的应用前景。

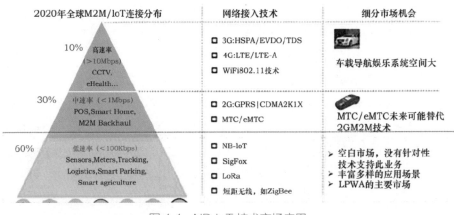

图 4-4　NB-IoT 技术市场应用

① GSM：全球移动通信系统 (Global System for Mobile Communication) 的简称，是当前应用最广泛的移动电话标准。
② UMTS：通用移动通信系统 (Universal Mobile Telecommunication System) 的简称，是国际标准化组织 3GPP 制定的全球 3G 标准之一。
③ LTE：长期演进（Long Term Evolution）的简称，是由国际标准化组织 3GPP 制定的 UMTS 技术标准的长期演进。

4.5.2　华为 Wireless X Labs

华为 Wireless X Labs 成立于 2016 年东京宽带论坛，通过和产业伙伴进行合作，探索新的无线通信技术，开发创新应用，提前为 5G 构建生态，最后通过华为的无线通信技术，去实现各个垂直领域的深度融合，实现跨领域的创新。

1. 从人与人连接到万物连接

全世界互联，这是一件相当复杂的事情。但 5G 时代的到来，使得这个愿景的实现拥有了技术基础。第一代通信技术实现了语音的互通；第二代通信技术解决了移动领域的数字化转型，实现了语音和短信的移动需求；第三代通信技术第一次引入了移动数据连接，满足了人们的多媒体移动信息需求；第四代通信技术在 3G 的基础上进行了增强，实现了高清语音、更大的带宽等。而 5G 时代将迎来巨大的突变，更多的产业会实现数字化转型（图 4-5）。

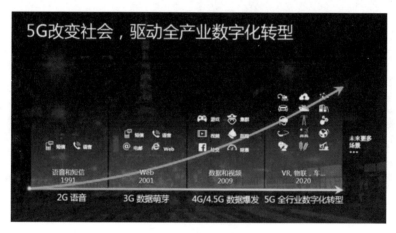

图 4-5　5G 时代会催生更多行业的数字化转型

王宇峰（华为 MBB[①] 解决方案营销支持部部长）认为，通信技术将从连接人与人走向连接万千行业。以人工智能为例，AlphaGo 下围棋虽然非常厉害，但并不是人人都能用它来下围棋，因为它的体积和电力消耗限制了它的移动应用。然而，如果拥有了通信技术的支持，AlphaGo 的能力就可以无线传输到移动设备上，

---

① MBB：Mobile Broadband，即移动宽带。华为推出创新的 MBB 可视化解决方案专利注册服务（PRS），该方案是华为 SingleOSS 解决方案的一部分，具备 MBB 网络性能与资源可视化能力，可帮助运营商保障用户体验和最大化 MBB 网络价值。

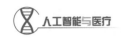

能力就能得到扩展。在医疗行业也是如此，通过无线技术的支持，人工智能的决策能力就可以远程扩展到医生和医院。

现代科技的快速发展出现了几个关键要素，如人工智能、云计算、传感器、机器人等，而无线通信技术也是其中之一。前面的几种技术，都需要通信联网才能发挥最大的作用，5G 技术就是让各行各业能够稳定发挥的基础和平台，是全行业数字化转型的移动互联基础（图 4-6）。华为 Wireless X Labs 筛选出了 5G 时代十大应用场景，包括云 VR/AR、车联网、智能制造、智慧能源、无线医疗联网、无线家庭娱乐、联网无人机、社交网络、个人 AI 辅助和智慧城市。华为 Wireless X Labs 将针对这些领域进行技术开发，同时寻找行业伙伴组建生态圈，建立无线应用标准。而且，未来这种跨界合作和跨界创新也将成为常态。

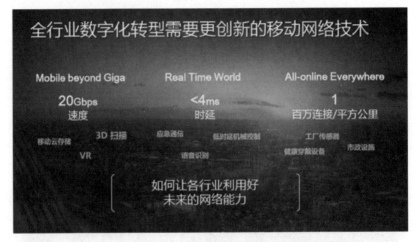

图 4-6　全行业数字化转型的移动互联基础

2. 无线医疗的应用场景

具体到医疗行业，有三大类无线医疗应用场景。第一类是基于医疗设备数据无线采集的医疗监测与护理类应用，如无线监护、无线输液、移动护理和患者实时位置采集与监测等。第二类是基于视频与图像交互的医疗诊断与指导类应用，如实时调阅患者影像诊断信息的移动查房、采用医疗服务机器人的远程查房、远程实时会诊、应急救援指导、无线手术示教和无线专科诊断等。第三类是基于视频与力反馈的远程操控类应用，如远程机器人超声检查、远程机器人内窥镜检查和远程机器人手术。

这三类无线应用场景对网络的带宽、时延和可靠性要求各有不同。第一类应用对数据的带宽和延时要求最低，第三类应用对无线通信提出了很高的要求，而5G 通信技术则可以满足这类医疗的无线应用。人的反应时间一般在十毫秒到几十毫秒，5G 技术已经把医生远程手术的延时缩短到几乎是在眼前的感觉，这无疑对未来医疗的使用空间和使用场景带来了颠覆性的变化。

无线医疗的新应用可以打破时空限制，提高医疗的效率。华为 Wireless X Labs 现在正在和德国慕尼黑工业大学附属医院合作远程无线内窥镜的项目，通过机械臂无线控制的方式，稳定实现内窥镜手术。同时，它与华大智造开展无线远程 B 超机器人项目，医生在远端遥控操作机械手，就可以得到 B 超图像进行分析。这些都是无线通信技术对医疗场景的颠覆和改造。

3. 无线医联网对医院的价值

无线医联网推进医疗业务信息化，促进医疗资源共享，提升医疗工作效率和诊断水平。在目前的医院管理中，有几件事一直难以解决。例如，护士找不到医生，医生找不到病人，病人找不到科室，医生找不到医疗器械。这种管理上的瑕疵完全可以用技术手段去解决，只是之前传感器、电池、通信等技术的发展还没有到位。

无线医联网建设之后，院内医护人员可以随时随地获取各种医疗信息，实现移动查房、移动护理、远程查房和机器人医疗服务等，减少了医务人员的奔波，提高了医务人员工作的效率。院与院之间通过无线医疗也可以提升院间信息互通和业务协同水平，上级中心医院拥有医疗专家资源和完善的医疗设施，借助无线医联网可远程指导医疗联合体内下级医院开展医疗业务，提升下级医院的医疗诊断水平。

无线医联网由运营商部署和维护，节省医院运营成本。以往医院不仅需要购买大量的通信设备和服务器，建立物理专网保障院内医疗业务的通信安全可靠，还需要投入专门的运营团队进行日常维护。引入无线医联网后，通信设备由运营商提供和部署，并负责运维，极大地节省了医院在此方面的投入成本。

无线医联网助力医疗变革，开展智慧医疗新业务。无线医联网具备平滑演进能力，将与"云计算、大数据、数字影像、人工智能机器人"等技术相结合渗透到医疗业务的各个环节，助力医疗朝无线化和智能化发展。以往，医院设备都有

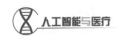

各种不同的通信协议和通信方式；未来，华为欲在无线通信的底层搭建出一个平台，或者说和行业内的合作伙伴制定一种标准，就能连接各个数据孤岛和大量医疗设备，使医疗大数据的价值得以实现。

4. 无线医联网实施总体策略

中国医院信息化状况调查显示，46.32% 的医院规划未来两年建设使用无线网络。目前医院的无线技术应用只是落实在 WiFi 上，不但没有私密性，而且使用过程中的问题也很明显。对于有意愿开展无线医疗的医院，可以委托移动运营商进行网络建设和医疗设备无线能力升级，并根据自身情况分 3 个阶段开展无线医疗业务。

第一阶段，开展基于医疗设备数据无线采集的医疗监测与护理类应用，实现院内无线医疗网络全覆盖，提高医疗工作效率。

第二阶段，扩展到基于视频与图像交互的医疗诊断与指导类应用，实现急救、院内和院间无线全连接医疗，提升急救响应速度和医疗协同工作能力。

第三阶段，开展基于视频与力反馈的远程操控类应用，借助创新医疗技术响应国家医疗扶贫政策。医院外的网络运营商已经提供了广域覆盖的无线网络基础设施，如果医院开展远程医疗业务，可与运营商洽谈开通 VPN^① 专线，以保障高质量的远程传输能力。医院内的无线网络由运营商进行专业的网络规划和部署，具体部署实施需要考虑医疗设备和医疗人员的通信需求。

跨越联合创新在未来会成为常态，华为 Wireless X Labs 针对医疗领域专门成立了一个 Special Interest Group（SIG）特别兴趣工作组，这个工作组主要邀请医疗行业内与互联网医疗、远程医疗相关的部门和研究院所加入，包括河南省远程医学中心、复旦大学附属华山医院、华大智造、复星集团、麦迪克斯、苏州大学、依图科技等。

华为无线应用场景实验室总裁谈道："Wireless X Labs 旨在搭建一个无线应用创新的平台，在这个平台中，合作伙伴们能够共同研究行业的场景，创造新的应用，拓展新的市场，最终实现共同成功。无线医联网 SIG 秉承开放合作共赢的态度，愿意吸纳更多医疗行业的合作伙伴参与，共同实现医疗行业的全连接。"

---

① VPN：虚拟专用网络（Virtual Private Network）的简称。

05

第 5 章

资本涌入：
人工智能与医疗的投资风口

人工智能的发展可谓如火如荼，落实到具体行业中，医疗健康领域的人工智能创业公司表现尤为突出，关注度和融资量最高。在 2018 年仅第一季度就有 20 多家人工智能医疗企业获得融资。据中国数字医疗网预计，到 2025 年，医疗人工智能应用市场总值将达到 250 亿美元，占整个 AI 市场规模的五分之一。

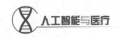

5.1 人工智能与医疗企业技术成熟度曲线

早期的人工智能初创公司主要负责基础研究，搭建人工智能学习平台进行算法及算法框架等。在研究成果出来不久，随即被大公司收购，如 Deepmind 和 Wit.ai；发展期的人工智能企业负责技术层面的研究，在语音识别、图像识别等领域提升准确度；成熟期的人工智能企业则开始在各领域的应用层面推出产品。

人工智能医疗企业的蓬勃发展，也正说明了人工智能的商业化应用正在逐渐接近成功。但是，人工智能医疗企业还有多种应用模式，不同细分领域的发展情况也有很大的差别。那么，这些细分领域之间的市场应用区别有多大？技术成熟度如何？动脉网蛋壳研究院尝试用发展规律周期（Hype Cycles）技术成熟度曲线来衡量 Gartner[①] 公布的 2018 年技术成熟度曲线（图 5-1）。

在图 5-1 中，技术成熟度曲线共分为萌芽期、狂热期、破灭期、复苏期和成熟期 5 个阶段，用公众对技术的期望值这两个坐标来定位新技术在曲线上的位置。

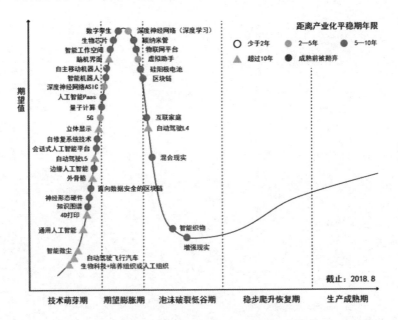

图 5-1 Gartner 公布的 2018 年技术成熟度曲线

---

① Gartner：全球最具权威的 IT 研究与顾问咨询公司，成立于 1979 年，总部设在美国康涅狄克州斯坦福。其研究范围覆盖 IT 全部产业，就 IT 的研究、发展、评估、应用、市场等领域，为客户提供客观、公正的论证报告及市场调研报告，协助客户进行市场分析、技术选择、项目论证、投资决策。为决策者在投资风险和管理、营销策略、发展方向等重大问题上提供重要咨询建议，帮助决策者作出正确的抉择。

（1）技术萌芽推动期（Innovation Trigger）：当新技术诞生时，随着业界和媒体的关注，无论是大众还是业内人士对技术的期望值都越来越高。在这个阶段用户的需求和产品往往并不成熟，但会有大量的资金进入。

（2）过高期望的峰值期（Peak of Inflated Expectations）：公众的期望值达到顶峰，有少量用户开始采用该项技术。

（3）泡沫化的谷底期（Trough of Disillusionment）：过高的期望值和产品成熟度之间存在鸿沟，公众的期望值下降，出现负面评价。

（4）稳步爬升的光明期（Slope of Enlightenment）：厂商和相关技术供应商不断完善自己的产品，加上用户需求的明确，产品在设计和使用场景上趋于成熟，最佳实践开始涌现。

（5）产业化的平稳期（Plateau of Productivity）：新技术产生的利益和潜力被市场认可，开始出现产品间的价格竞争。

在2017年Gartner公布的技术成熟度曲线图中，与人工智能相关的技术非常多。其中，自动驾驶、机器学习、深度学习、虚拟助理、智能机器人和增强数据挖掘等早期基础研究已经成熟，毫无疑问地处于狂热期最顶点的前后。通用人工智能、神经形态硬件、深度强化学习、量子计算、脑机接口等新兴人工智能技术正处于快速上升期。

动脉网蛋壳研究院用自己的方法论来客观描述人工智能与医疗各细分领域的发展状况。技术成熟度判断的相关计算指标如下：

①该细分领域企业的平均融资额；

②该细分领域的企业数量；

③该细分领域的行业分散度；

④该细分领域商用的医院数量。

最后通过分析，得出图5-2所示的人工智能与医疗企业技术成熟度分布图。

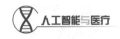

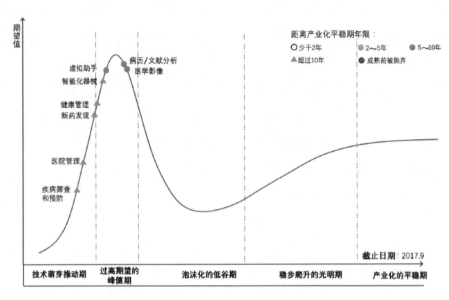

图 5-2　人工智能与医疗企业技术成熟度曲线

目前企业数量最多的医疗影像和平均融资额最高的病历／文献分析类企业排在成熟度的第一位和第二位。那么成熟度第一的医疗影像和病历／文献分析类应该位于曲线上的哪个位置？蛋壳研究院进行了以下分析。

第一，在前面统计过人工智能医疗企业的合作医院数量和目前的产品临床应用情况，从医疗影像类的企业入驻医院数量来看，目前国内科研能力较强、医疗水平靠前的大型医院几乎都已经和企业开始了相关的临床试验，而且首批种子用户活跃度已经达到了顶峰。

第二，相关领域的大规模媒体报道出现在 2015—2017 年，目前处在一个平稳的高峰期。

第三，同时涉足医疗影像和病历／文献分析的人工智能标杆企业 IBM Watson 和 MD 安德森医院"分手"的负面报道开始在 2017 年出现，质疑人工智能在医疗上发挥的作用。但是，其他的负面报道并不多见。

所以，我们认为医疗影像在曲线上的位置应该在顶峰期往下一点。在人工智能与医疗影像行业目前初创企业扎堆的情况下，投资者和创业者应该谨慎，而且如何获得生存空间是值得思考的问题。这个领域算法和技术已经成熟，企业的瓶颈在于如何获取足够丰富的医疗影像数据、如何完成准确的标注及如何获取收益。

而其他类型的人工智能医疗企业，大部分还处于技术萌芽之后的快速上升期。排名最后的疾病筛查和预测，因为难度最大、算法最复杂、需要数据最多，而且报告中的案例大部分还在研究阶段，所以位列最后也合情合理。

但是，无论技术发展到哪个阶段，都有相关的佼佼者脱颖而出。融资仍然是一家公司成功的重要因素，下面分析了每个领域融资靠前的企业，总结出了以下经验。

第一，我们关注的绝大部分是医疗垂直领域的企业，但是如果企业拥有更深入的基础层和技术层的研究，就会更容易获得成功。如在图像识别、语音、语义识别方面的技术功底够深厚，是人工智能技术提供方的企业更容易成功。

第二，创新能力足够强的企业，属于行业的挑战者，或者创造了新的需求，属于"创新者"一类。

第三，更关注价值链的上游，在技术和产品成熟后，替代现有的解决方案。

第四，除了数据量之外，还收集和处理现有企业没有的新数据流，建立行业壁垒。

5.2　人工智能医疗创业公司与投资机构的分析

5.2.1　人工智能医疗创业公司的成本组成

人工智能医疗企业的成本主要有生产成本（数据成本、技术成本和人力成本等）和营销成本（运营成本和推广成本等），一般情况下生产成本占据全部成本的大部分（图5-3）。本节的所有数据和内容均来自采访和研报。

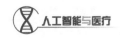

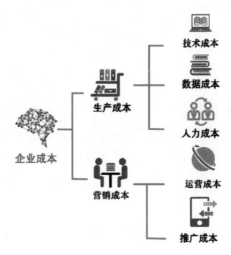

图 5-3　人工智能医疗企业的成本组成

1. 数据成本

人工智能医学创业公司涉及的领域有很多，各个领域用来训练模型的数据也不尽相同，这些数据包含放射影像数据、眼底图像数据、病理图像数据、语音数据、电子病例文本数据。因为目前国内尚未形成完整的数据归属权、使用权、隐私权等法规文件，所以各个公司获取数据的渠道和费用也不同。

因此，在谈获取渠道之前，首先介绍一下目前我国医疗数据的归属、存储、使用的一些情况。

归属权无须讨论，患者的医疗数据一旦产生就是由政府或医院来管理的，即使明确病例归患者个人所有，也不影响国家疾控、公卫和政府部门对病历数据的使用，所以实际上决定患者数据使用权的是政府和医疗机构。具体到大型医院，科室主任拥有数据的使用权，他们在进行科研时，如果有需要可以将这些数据脱敏以后使用。

另外，医疗数据的传输、存储、加工是由医疗大数据和信息化公司共同完成的，出于保护隐私的考虑和法律限制，这些公司无权使用医疗数据。

经蛋壳研究院调查，人工智能医疗企业获取数据的渠道大致可以分为以下 3 个类型（图 5-4）。

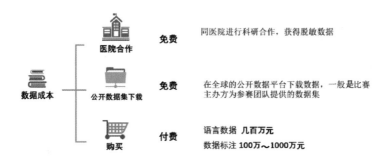

图 5-4　人工智能医疗企业的数据获取方式和成本组成

（1）与医院合作免费获取。医生有科研的需求，企业有开发产品的需求，如果患者的病例数据可以产生医学价值，造福更多的患者，那么医生是可以支配这些数据的，将数据脱敏后给企业共同研发。

公司从医院获取的数据是基础数据，必须经过专家医生的标注才能用来训练人工智能模型。这个过程是否需要向医生支付费用，取决于公司与医院的合作关系。

（2）公开数据集下载。在全球的公开数据平台下载数据是最节约成本的，这些平台的数据一般都是为参加比赛的团队提供的，已经被专家初步标注过，可以用作初步训练。代表性的平台有 Kaggle、ADCIS、DRUVE、STARE、HRF、DRIONS 和 DIARE 等。

不过这些数据也存在一些问题，因为大多是国外的平台，数据自然也是外国人的，是否适合国内患者还有争议。另外，这些数据的标注也可能存在问题，毕竟临床和比赛存在很大的差异。

现在很多创业公司的发展是前期通过下载的方式获取数据，后期通过与医院合作的方式拿到数据，这些数据都会请专家来标注。如表 5-1 中的数据是大部分公司的情况，现实中会有变化，主要看创始人和医生、医院之间的关系。

（3）付费购买。蛋壳研究院在这里强调，法律规定医院和医生是不能私自买卖临床数据的。但是，智能语音领域会有不同，这些数据可以在市场上买到。一般智能语音公司需要声学数据和语言数据，创业公司可自己采集语言数据，成本占总数据成本的 30% ~ 40%，其费用在几百万元这个量级。

声学方面的数据，语音公司需要向数据公司购买，出售相关数据的公司包括海天瑞声、数据堂、北京慧听科技等。语音公司在声学数据方面的花费占整个公

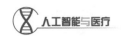

司数据费用的 60% ～ 70%。

总的来说，除了语音公司需要购买声学数据外，其他创业公司获取临床数据不需要成本，但是数据的标注需要花费大量资金，如果按照每个公司 10 万张被标注的数据计算，那么医疗创业公司在数据上的花费为 100 万～ 1000 万元。零氪科技（北京）有限公司的创始人张天泽曾表示，以前获取一例病例数据的成本为 1000 ～ 10 000 美元，现在价格降了很多。

表 5-1　专家标注数据收取的费用

图像类型	标注成本（例 / 元）
CT	＞ 100
脑部 MRI（阿尔茨海默病）	＞ 500
眼底	＜ 10
病理	5 ～ 30

2. 算力成本

算力成本也是人工智能创业者不可忽视的一笔费用，计算力又可以分为 3 个方面——芯片、超级计算机、云计算。创业者往往根据自己公司数据量的大小、周期、费用、准确性等来选择使用哪些计算方法。

（1）芯片。人工智能领域作为一个数据密集的领域，传统的数据处理技术难以满足高强度并行数据的处理需求。为解决此问题，继中央处理器（CPU）之后，相继出现了图形处理器（GPU）、嵌入式神经网络处理器（NPU）、现场可编程门阵列（FPGA）、数字信号处理（DSP）等 AI 芯片。1999 年，英伟达（NVIDIA）公司发布了全球首款图片处理芯片 GPU；2016 年，寒武纪科技发布了全球首款深度学习专用处理器芯片 NPU，芯片的更迭、进步可从根本上提高计算性能。

据了解，出于成本考虑，购买芯片是大多数创业者的选择，他们购买价格为 5000 ～ 100 000 元芯片，自己构建服务器，在本地运算，进行模型训练。一般创业者会选择购买英伟达的 GPU，因为 GPU 适应性更好。

（2）超级计算机。其基本组成组件与个人计算机的概念并无太大差异，但规格与性能则强大许多，是一种超大型电子计算机。打败韩国围棋棋手李世石的

AlphaGo 共包含 1202 个 CPU 和 176 个 GPU；打败中国围棋棋手柯洁的升级版 AlphaGo 使用了 TPU（Tensor Processing Unit，张量处理器），但数量只有 4 个。

（3）云计算。与主要应用于密集型计算的超级计算机不同，云计算依靠其灵活的扩展能力，主要应用于社交网络、企业 IT 建设和信息化等数据密集型、I/O 密集型的领域。

为了提高准确性、缩短运算周期，也有些公司会选择租赁云计算服务器。租赁服务器价格不等，在研发阶段和商业部署阶段都会用到，根据自己公司的数据量，租赁费用在几十万元到几百万元之间。目前，提供云计算服务的公司有亚马逊 AWS、阿里、腾讯、微软和金山等。

大部分创业者在起步阶段都会选择购买芯片进行初步的运算，后期需要提高精度或商业部署时会租赁云服务器，这样会降低成本。

3. 人力成本

随着人工智能领域的人才价格暴涨，无论是哪个量级的公司面对上百万元甚至几百万元年薪的人工智能专家，都有人才招聘难的问题。

据动脉网了解，全国高校中有人工智能实验室的有 20 ～ 30 家，平均每个实验室每年毕业的博士生大概为 2 位，硕士为 3 ～ 5 位，算上海外留学回来的专家，这些人才根本不足以满足各类公司的需求，在供需严重不平衡的情况下，人才成本自然增加。

不过庆幸的是，人工智能创业公司在起步阶段需要的人工智能专家并不多（这里的专家指熟悉人工智能产品研发的整个流程，至少是博士及以上学历，研究方向与人工智能相关）。

据蛋壳研究院调查，在起步阶段，一个创业公司需要 1 ～ 3 名专家，他们的工资也没有传说中的那么高，但是作为公司的创始人或合伙人，他们占有公司的部分股权在 2% ～ 78%。据行业人士介绍，这些创业公司的 CTO 或首席科学家如果进入 BAT、华为、谷歌、微软这些大公司，年薪会在 100 万～ 1000 万元，甚至更高。人工智能企业人力成本组成如图 5-5 所示。

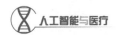
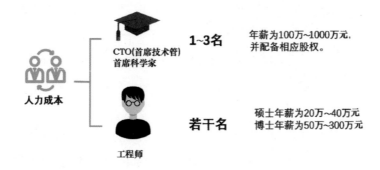

图 5-5　人工智能企业人力成本组成

　　在蛋壳研究院从拉勾网获取的招聘信息中可以看到，与人工智能相关的岗位年薪在 20 万～ 60 万元（图 5-6）。这些刚毕业的硕士研究生的工资几乎和有 3 ～ 5 年工作经验的商务拓展经理接近。

职位	推想科技	慧影医疗	深睿医疗	雅森科技	Airdoc	云知声	百度	阿里	腾讯
计算机视觉算法工程师（硕士）	14K~25K				30K~50K				
Python实施工程师	10K~20K	20K~40K							
深度学习算法研究员(硕士)	15K~25K		25K~50K		30K~50K				
JS开发工程师	15K~30K								
后端工程师	10K~20K								
JS前端工程师	10K~20K								
医疗售前经理		10K~20K							
商务拓展经理		25K~35K							
质量认证经理			14K~27K						
测试工程师			9K~18K						
后端研发工程师			20~40K						
资深Web前端研发工程师			15K~25K						
测试专员				10K~15K					
专指医学顾问					10K~15K				
销售经理客户代表					10K~20K				
RA & QA质量管理工程师					12K~15K				
前端工程师					15K~25K				
医学部专员					7K~9K				
语音识别算法工程师 - 唤醒（硕士）						15K~30K			
图像识别与人工智能算法工程师							16K~26K		
人工智能产品经理（创意方向）							20K~40K		
自然语言处理部_NLP							20K~25K		
数据与自然语言处理算法专家								25K~40K	
数据挖掘/算法专家								20K~40K	
资深视觉设计师 / 视觉设计专家								15K~25K	
MIG06-自然语言处理研究员									18K~36K
高级NLP工程师（研究员）									30K~60K
MIG03-语音识别工程师									18k~30k

图 5-6　与人工智能相关岗位的年薪范围

　　人工智能医疗是一个多学科交叉的专业，公司除了需要招聘人工智能专家外，还需要硬件工程师、软件工程师、测试工程师、医学专家、质控专家、认证专员（认证 CFDA）、商务拓展专员等。作为创业公司，在资金不充足时，为了吸引人才，往往以股权的方式留住团队的主要成员。

另外，人工智能各个领域的人才价格也会有所差距，在计算机视觉、语音、自然语言处理和机器学习这4个人工智能技术中，视觉方向因为学科容量相对广阔，所以人才储备也最高。但是，语音和自然语言处理方面的人才十分缺乏，国内主要设置语音识别的专业高校只有中科院声学所和哈尔滨工业大学。这也是目前我国医学影像类公司有几十家，而医学语音录入的公司只有科大讯飞、云知声和中科汇能3家的原因。

4. 人工智能医疗的盈利方式

人工智能医疗企业目前的服务对象和收费模式如图5-7所示。

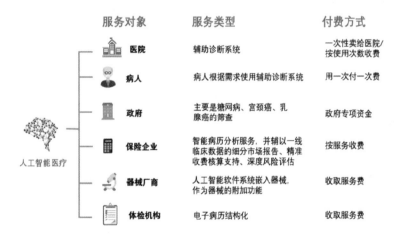

图 5-7　人工智能医疗企业目前的服务对象和收费模式

5.2.2　人工智能医疗初创公司分析

根据蛋壳研究院的统计，国内和国外的人工智能与医疗初创企业一共有192家。其中，国内有83家，国外有109家（未包含基因技术为主的企业数据）。

1. 国内企业图谱和融资情况

国内有83家企业将人工智能应用于医疗领域，主要布局在医学影像、病历/文献分析和虚拟助手3个应用场景。而其中涉足医学影像类的企业数量达40家，远高于其他应用场景的企业数量。

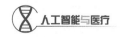

如图 5-8 所示，国内人工智能医疗企业近年来发展迅速。2013 年至 2017 年，融资金额基本维持增长趋势，年复合增长率达到 127%，高于全球 100% 的平均水平。2018 年，国内融资规模仍逆全球大环境强势增长，基本呈现逐月上升趋势，如图 5-9 所示。总融资事件共 39 起，总融资金额达 49.07 亿元。

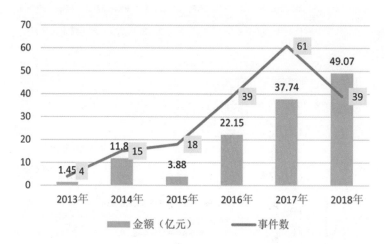

图 5-8　2013 年至 2018 年国内人工智能医疗行业融资趋势

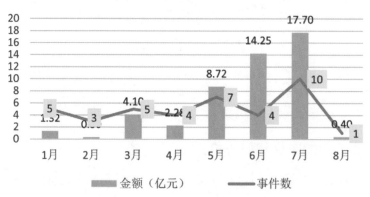

图 5-9　2018 年 1 ～ 8 月国内人工智能医疗行业融资趋势

2014 年出现了云知声、微医两个大额融资，直接推升了 2014 年国内整体融资规模。若排除云知声、微医的影响，2014 年前后人工智能医疗的融资出现平缓波动的态势。2016 年为国内人工智能医疗爆发元年，碳云智能、推想科技、达闼科技、图玛深维等知名企业相继融资。

国内单笔融资金额快速增长，2018 年人工智能医疗行业融资均额为 12 582

万元。医学影像、虚拟助手的"吸金"能力增强,加上融资轮次后移,使得国内融资均额大幅上升,如图 5-10 所示。

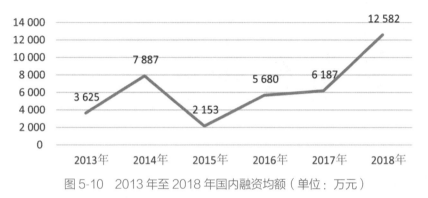

图 5-10   2013 年至 2018 年国内融资均额(单位:万元)

国内融资均额低于全球水平,主要是国内人工智能医疗起步较晚,行业成熟度低于国外水平。

国内外人工智能医疗领域,天使及种子轮与 A 轮融资合计占比基本一致,但国内天使及种子轮融资占比 15.38%,高于国外占比 12%。这意味着,相比于国外的融资环境,国内人工智能医疗行业新进入者,依靠创新和团队较容易获得融资。另外,B 轮和 C 轮的融资占比也高于国外,说明国内创投更注重人工智能医疗企业的数据和营收,如图 5-11 所示。

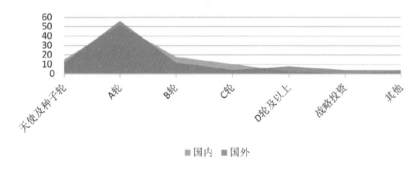

图 5-11   2018 年 1～8 月国内外融资轮次对比

2018 年天使及种子轮融资占比为 15.38%,仅为 2015 年的三分之一,如图 5-12 所示。总体来说,国内人工智能医疗行业成熟度逐渐提高,融资轮次向成熟方向移动。

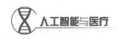

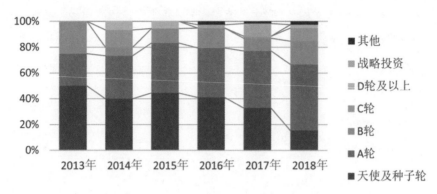

图 5-12　2013 年至 2018 年融资轮次分布

　　医疗人工智能行业是一个高度集中在一线城市的行业。从地区分布来看，2018 年人工智能医疗行业融资基本聚集在北京、上海、广东、浙江 4 个地区。其中，北京发生投融资事件 21 起，为全国最高，占比超过半数，上海 7 起，广东 7 起，浙江 3 起，四者合计占比 98%，几乎垄断全国的人工智能医疗行业投融资市场，如图 5-13 所示。

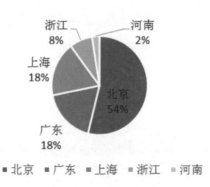

图 5-13　2018 年 1 ～ 8 月融资地区分布图

　　人工智能思维普及度高、浓郁的创业氛围及经济的高度发达，是这 4 个地区成为人工智能医疗行业发展最为迅猛的主要原因。

　　投融资机构方面，2017 年至 2018 年，入场国内人工智能医疗行业的投资机构共计 139 家，其中红衫资本、真格基金、软银中国、IDG、丹华资本、道彤投资和奋毅资本最为活跃。这 7 家投资机构主要涉足医学影像、药物发现、智能化器械、病历 / 文献分析，在这四大领域内的投资分别为 7 起、3 起、3 起、2 起。

表 5-2 所示为 2018 年人工智能 TOP 10 融资状况。

表 5-2　2018 年人工智能 TOP 10 融资

公司简称	轮次	金额	投资方	领域
依图科技	C+ 轮	2 亿美元	浦银国际、工银国际、高成创投	医学影像
零氪技术	D 轮	10 亿元	中投公司	病历 / 文献分析
云知声	C 轮	1 亿美元	前海梧桐并购基金、中电健康基金、汉富资本、奇虎360	虚拟助手
云知声	C+ 轮	6 亿元	中国互联网投资基金、中金佳成、中建投资本	虚拟助手
推想科技	B+ 轮	3 亿元	启明创投、红杉资本、元生资本、襄禾资本、尚城资本	医学影像
深睿医疗	B 轮	1.5 亿元	同渡资本、丹华资本、道彤投资、联想之星、君联资本、弘道资本、昆仲资本	医学影像
晶泰科技	B 轮	1500 万美元	GV、红杉资本、腾讯产业共赢基金	药物发现
Airdoc	B 轮	数亿元	复星集团、搜狗	医学影像
森亿智能	B 轮	1 亿元	红杉资本、真格基金、纪源资本	病历 / 文献分析
数坤科技	A 轮	1 亿元	远毅资本、晨兴资本、华盖资本	医学影像

国内人工智能医疗行业存在项目投资聚集化现象，即多个投资机构同时投资一个抢手项目，或者一个投资机构多次投资同一家公司。例如，软银中国、真格基金、经纬中国 3 家同时于 2017 年 12 月向图玛深维发起投资，以及昆仲资本在 2017 年和 2018 年向深睿医疗先后进行了 3 次投资。

2. 国外企业图谱和融资情况

动脉网蛋壳研究院数据库数据显示，2013 年 1 月至 2018 年 8 月，全球 218 家企业的融资总额已经超过 340 亿元，融资事件超过 400 件。历年的融资情况走势如图 5-14 所示（其中 2018 年为 2018 年 1 ～ 8 月的融资数据）。

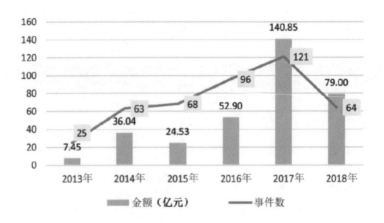

图 5-14 2013 年至 2018 年全球医疗人工智能企业的融资趋势

全球人工智能医疗风投已从 2013 年的 7.45 亿元猛增至 2017 年的 140.85 亿元，年复合增长率约为 100%。2018 年 1 ～ 8 月全球人工智能医疗融资事件 64 起，融资金额为 79.01 亿元。除 3 月和 8 月外，2018 年 1 ～ 8 月的全球人工智能医疗行业融资金额出现逐步增长的趋势，如图 5-15 所示。

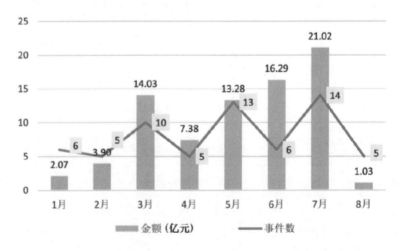

图 5-15 2018 年 1 ～ 8 月全球人工智能医疗行业融资趋势

值得注意的是，2014 年的融资总额和数量较上年均出现大幅度的增长，主要原因是云知声、BenevolentAI、Butterfly Network、微医当年分别完成了 5000 万美元、6430 万美元、1 亿美元、1.07 亿美元的融资，合计约为 22 亿元，推升了 2014 年的整体融资规模。

2018 年全球人工智能医疗行业单笔融资规模达到 12 344 万元，相比于 2016
年的 5510 万元，年增长率约为 50%，资本集中趋势明显，如图 5-16 所示。人工
智能医疗行业趋于成熟，投资轮次后移，出现大量的大额投资，融资均额上升。

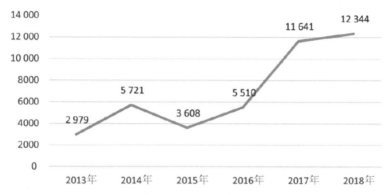

图 5-16 2013 年至 2018 年全球人工智能医疗行业融资均额（单位：万元）

如表 5-3 所示，2018 年 1～8 月，进行融资的人工智能医疗企业多布局于
医学影像和药物发现领域，分别占比为 39% 和 17%。虚拟助手、医学影像、病
历 / 文献分析、医院管理、健康管理这 5 个细分领域的融资额均超过 1 亿元，而
且较 2017 年有较大提升，说明医疗人工智能行业成熟度在不断提高。

表 5-3 2018 年 1～8 月全球智能医疗领域融资情况

（单位：万元）

领域	融资金额	事件数	平均单笔融资额
虚拟助手	134 976	7	19 282
疾病筛查和预测	6248	3	2083
医学影像	273 600	25	10 944
病历 / 文献分析	126 536	8	15 817
医院管理	42 704	2	21 352
智能化器械	1000	2	500
药物发现	95 372	11	8670
健康管理	109 576	6	18 263

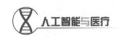

2018 年全球人工智能医疗行业投资轮次明显后移，如图 5-17 所示。2018
年天使及种子轮投资共 9 起，占比 14.06%，与去年的 29.75% 相比，早期融资
明显下降。2017 年和 2018 年处于 A 轮的融资占比分别为 38.84% 和 53.13%，
全球人工智能医疗行业 A 轮融资占比约为一半，说明该行业中过半公司的产品及
商业模式已经成熟，并在行业内拥有一定的地位和口碑。因此，动脉网建议资本
投资更应关注后期有清晰盈利模式的人工智能医疗企业。

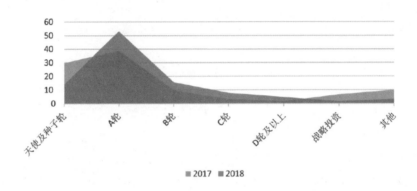

图 5-17　2017 年至 2018 年全球人工智能医疗行业融资轮次分布

5.2.3　人工智能与医疗投资机构盘点

国内和国外都没有出现大量布局在人工智能医疗领域的投资机构，造成这种
情况的原因有两个方面：一是人工智能与医疗是近几年才逐渐成为投资者关注的
话题，行业内的优质投资标的并不多；二是人工智能医疗企业的融资金额普遍较
高，但由于医疗行业固有的严谨性和人工智能技术的不确定性，致使商业化进程
相对缓慢，因此投资风险较高。

在所有涉足人工智能与医疗领域的投资机构中，国内和国外各有 5 家布局相
对较多的投资机构，如表 5-4 和表 5-5 所示，但是它们投资的企业数量和细分领
域都有限，市场上尚未出现在全行业进行整体布局的投资机构。

表5-4　国内在人工智能与医疗领域布局较多的 5 家投资机构

投资机构	投资企业	布局领域
真格基金	森亿智能、半个医生、晶泰科技、图玛深维依图科技、Medal	医学影像、病历 / 文献分析、虚拟助手
腾讯产业共赢基金	碳云智能、思派网络、晶泰科技、CloudMedx	病历 / 文献分析、医院管理、新药发现
红衫资本	推想科技、依图科技、体素科技、晶泰科技	医学影像、新药发现
英诺天使基金	推想科技、馨康源健康科技	医学影像、虚拟助手
峰瑞资本	晶泰科技、DeepCare	医学影像、新药发现

表5-5　国外在人工智能与医疗领域布局较多的 5 家投资机构

投资机构	投资企业	布局领域
Data Collective	Freenome、Atomwise、CloudMedx、Bay Labs、Enlitic、Recursion Pharmaceuticals	医学影像、病历 / 文献分析、新药发现
Khosla Ventures	Zebra Medical Vision、Atomwise、Bay Labs、Lumiata、Ginger.io	医学影像、新药发现、医院运营、健康管理
Flare Capital Partners	HeatlthReveal、Predilytics、Welltok、Explorys	健康管理、病历 / 文献分析
Founders Fund	Teckro、Medal、Freenome	病历 / 文献分析、新药发现
Google Ventures	Freenome、Zephyr Health、Flatiron Health、Predilytics	病历 / 文献分析

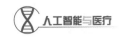

5.3 人工智能顶级专家引领深度学习的发展

关于机器学习的研究最早可以追溯到 20 世纪 50 年代，也就是人工智能刚刚兴起的时候。当时流行的是"联结主义"（Connectionism），代表性工作是感知器（Perceptron）。这也是现在大热的深度学习（Deep Learning）的前身。不过，麻省理工学院计算机科学研究的奠基人马文·明斯基出版的《感知器》一书给当时正热的神经网络研究当头一棒。他在书中指出，浅层网络无法解决异或这一非线性逻辑关系，深层网络的训练方法仍然是一个棘手的问题。这一论断使几乎全球的科研人员停止了对神经网络的研究。

1983 年，加州理工大学的物理学家约翰·霍普菲尔德（John Hopfield）利用神经网络，在著名的 NP 完全问题——旅行商问题上取得当时最好的结果，使人们开始重新关注这一领域。之后，来自加州大学圣迭戈分校的大卫·鲁姆哈特（David Rumelhart）重新改进了 BP 算法[①]，使得深层网络的训练成为可能，掀起了神经网络研究的第二次高潮。不过，人们也意识到，尽管神经网络具有强大的泛化学习能力，但是其参数的设置缺乏理论指导，很多工作只能靠手工调参得到结论，于是人们开始期待能在理论上给予机器学习技术更多的支持，但人工智能算法的发展经历了一个漫长的时期，如图 5-18 所示。

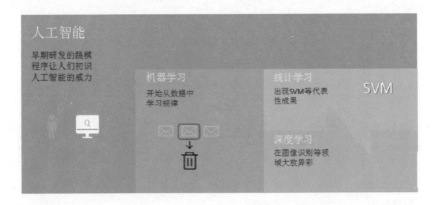

图 5-18　人工智能算法的发展

20 世纪 90 年代中期，统计学习（Statistical Learning）走上主流舞台，代表工作是支持向量机（Support Vector Machine，SVM）和核方法（Kernel Trick）。

---

① BP 算法：BP 即 Error Back Propagation 的缩写，BP 算法即误差反向传播算法。

这一学派主要以统计学理论作为支撑。除了 SVM 外，贝叶斯网络（Bayesian Network）、最大期望算法（Expectation-Maximization algorithm，EM）也是统计学习中非常著名的方法。它们的提出者是美国加州伯克利分校的迈克利·乔丹（Michaell Jordan），他是改进 BP 算法的大卫·鲁姆哈特的博士生。迈克利的门下出了很多知名人士，如前百度人工智能实验室主任、大型在线学习平台 Coursera[①] 的联合创办人、斯坦福大学计算机科学系和电子工程系副教授吴恩达（Andrew Ng）及卡耐基梅隆大学的邢波教授。

进入 21 世纪以来，随着现实世界可以记录的数据量迅速增长，硬件设备的计算能力显著增强，联结主义卷土重来，以深度学习的名义重新焕发光彩。这得益于大数据和强大的计算能力，深度学习网络在语音、图像、文本等领域取得了巨大的成功，表现出了比以往模型更加优越的性能。

这一领域的代表人物有三位：多伦多大学的杰弗里·辛顿（Jeoffrey Hinton）、纽约大学的延恩·勒昆（Yann LeCun）和蒙特利尔大学的约书亚·本吉奥（Yoshua Bengio）。他们 3 个联手于 2015 年在《自然》科学杂志上发表长文，向人们科普了这一正给我们的生活带来深远影响的技术。

他们是新一轮神经网络复兴的发起者，联手解决了深度网络训练中预训练和初始化参数的问题，还发明了自编码器、深度信念网络等多种网络结构，并且他们本身关系也很好（图 5-19）。

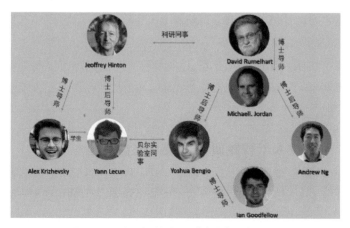

图 5-19 人工智能主要"大牛"人物关系

① Coursera：大型公开在线课程项目，由美国斯坦福大学两名计算机科学教授创办。旨在同世界顶尖大学合作，在线提供免费的网络公开课程。Coursera 的首批合作院校包括斯坦福大学、密歇根大学、普林斯顿大学、宾夕法尼亚大学等美国名校。

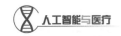

其中，杰弗里·辛顿（Jeoffrey Hinton）是延恩·勒昆（Yann Lecun）的博士后导师，迈克利·乔丹（Michaell Jordan）是约书亚·本吉奥（Yoshua Bengio）和吴恩达（Andrew Ng）的博士后导师。同时，约书亚·本吉奥（Yoshua Bengio）和延恩·勒昆（Yann Lecun）共同在 AT&T 的贝尔实验室工作过。近年来，大热的神经网络模型"生成对抗网络（Generative Adversarial Net）"的作者，来自谷歌的克里泽夫斯基（Alex Krizhevsky）是延恩·勒昆（Yann Lecun）的学生。

5.4 国内人工智能医疗企业人才

2017 年 7 月 6 日，领英发布《全球 AI 领域人才报告》，中国人工智能领域专业技术人才总数超过 5 万人，排名全球第 7 位，印度、英国、加拿大和澳大利亚分列 2～5 位。而美国有超过 85 万名的 AI 人才。

动脉网蛋壳研究院收集了我国 11 所高校和中科院 4 所研究所（计算机所、声学所、软件所、自动化所）共 15 家单位的 AI 专家和硕博人才，发现其中有数据统计的 9 所高校和中科院在读的 AI 硕博人才总和为 2300 多人。

在医学领域，动脉网发现 47 名医疗人工智能创业公司的 CTO 或首席科学家，其中有 30 名都曾在国外或我国的香港、台湾地区进修过，占比达 63.8%，而与医学专业相关的人才仅有 7 人，占比达 14.9%[①]。

在机器学习、计算机视觉、自然语言处理、语音识别和模式识别五大研究方向中，模式识别的专家最多，占比达 30%，语音识别的专家占比仅为 4%，且多数来自中科院声学所和哈尔滨工业大学。模式识别可以简单理解为机器学习，在深度学习、机器学习没出现之前，在大学从事人工智能研究的专业称为模式识别。

5.4.1　15 个单位人工智能研究领域专家盘点

动脉网蛋壳研究院盘点了 15 个单位（含中科院计算机所、声学所、软件所、自动化所）73 名专家的研究领域和所在实验室的硕士、博士人数，希望可以得出中国未来 3 年产出的 AI 人才的专业和大致数量，具体情况如表 5-6 所示。

---

① 数据来源：动脉网数据库。

表5-6 人工智能研究领域15个单位专家盘点（截至2017年9月）

单位	专家	研究领域	实验室硕士、博士数量
清华大学	张钹	模式识别	智能技术与系统国家点实验室固定研究人员有教授（研究员）12人，副教授（副研究员）17人，讲师（助理研究员）6人，现有学生224人（其中博士生145人，硕士生79人）
清华大学	孙茂松	自然语言处理	
清华大学	孙富春	模式识别	
清华大学	马少平	自然语言处理	
清华大学	朱小燕	模式识别	
清华大学	李建民	计算机视觉	
清华大学	朱军	机器学习	
清华大学	张长水	模式识别	
北京大学	封富举	计算机视觉	视觉与听觉信息处理国家重点实验室目前有教授（博导）10人（包括院士1人，长江学者1人），副教授8人，先后有10余名博士后出站，已培养硕士和博士研究生200余名
北京大学	查洪彬	计算机视觉	
北京大学	王立威	机器学习	
北京大学	林宙辰	机器学习、计算机视觉	
北京大学	张志华	机器学习	
北京大学	王厚峰	自然语言处理	计算语言学研究所所有在职研究人员12名，其中教授2名、副教授6名；另有博士后1名，博士生和硕士生30多位
浙江大学	代建华	机器学习	人工智能研究所目前有教师49人
浙江大学	吴飞	计算机视觉	浙大睿医人工智能研究中心集合浙大计算机学院、信息学院、医学院、生仪学院等相关院系的技术优势，搭建高校、企业、医院资源共享的开放式医学服务平台
浙江大学	古红英	模式识测、机器学习	
浙江大学	何晓飞	计算机视觉、机器学习（滴滴研究院院长）	
浙江大学	李玺	计算机视觉、模式识别	
浙江大学	吴健	自然语言处理	

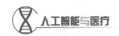

续表

单位	专家	研究领域	实验室硕士、博士数量
上海交通大学	吕宝粮	机器学习	智能计算与智能系统重点实验室、上海市教委智能交互与认知工程重点实验室、智能语音技术实验室，研究生有80人左右
上海交通大学	卢宏涛	机器学习、模式识别、计算机视觉	
上海交通大学	张丽清	计算机视觉	
上海交通大学	俞凯	语音识别	
上海交通大学	张志华	机器学习	
南京大学	周志华	机器学习	机器学习与数据挖掘研究所有教师12人，博士21人，博士后1人，硕士66人，智能化信息处理研究组有教师11人，博士9人，硕士43人
南京大学	姜远	机器学习	
南京大学	黎铭	机器学习	
南京大学	吴建豪	机器学习、计算机视觉	
哈尔滨工业大学	郭茂祖	机器学习	哈尔滨工业大学计算机科学与技术学院有15个研究中心，硕士生370人，博士生308人。这些研究中心几乎都与人工智能有关。比如感知计算研究中心有20余名博士生，20余名硕士生在读，人工智能与信息处理、模式识别研究中心，哈尔滨工业大学语言语音教育部实验室研究人员包括博士生导师7人、教授8人、具有博士学位的副教授10人、博士研究生50余人、硕士研究生70余人
哈尔滨工业大学	李生	自然语言处理	
哈尔滨工业大学	赵铁军	自然语言处理	
哈尔滨工业大学	刘挺	自然语言处理	
哈尔滨工业大学	唐降龙	模式识别	
哈尔滨工业大学	黄剑华	模式识别	
哈尔滨工业大学	石大明	模式识别	
哈尔滨工业大学	韩纪庆	语音识别	
哈尔滨工业大学	关毅	自然语言处理	

单位	专家	研究领域	实验室硕士、博士数量
中科院计算机所	陈云霁	深度学习处理器	中国科学院智能信息处理重点实验室有固定人员54人，其中研究员12人，副研究员（含高工）21人，助研（含工程师）15人，可查到研究生和博士的人数有60多人。中科院另外还有软件所、声学所、模式识别国家重点实验室等，软件所目前拥有24位博士生导师、38位硕士生导师。现有研究生184人、流动人员133人，其中博士后13人，博士研究生96人，硕士研究生88人。声学所共有在学研究生465人（其中硕士生234人、博士生231人）、在站博士后25人
中科院计算机所	曹存根	机器学习	
中科院计算机所	刘群	自然语言处理	
中科院计算机所	陈熙霖	计算机视觉	
中科院计算机所	何清	机器学习	
中科院计算机所	常虹	机器学习	
中科院计算机所	山世光	计算机视觉、机器学习	
中科院自动化所	田捷	模式识别	
中科院自动化所	李子青	机器学习、模式识别	
中科院自动化所	刘成林	模式识别、机器学习、自然语言处理	
中科院声学所	颜永红	语音识别	
中科院软件所	吴恩华	计算机视觉	
复旦大学	王斌	模式识别	复旦大学图像与智能实验室有博士4人，硕士20余人。其电子工程系与医学关联度很大。有生物医学工程研究所、智慧医疗研究中心和图像与智能实验室。复旦大学还拥有类脑智能研究院、自然语言与信息检索实验室
复旦大学	张立明	模式识别	
复旦大学	冯建峰	模式识别	
复旦大学	黄萱菁	自然语言处理	

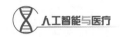

单位	专家	研究领域	实验室硕士、博士数量
华中科技大学	陈友斌	模式识别、机器学习	华中科技大学智能科学与技术系有现有专职教师31名，其中教授10人，副教授17人，讲师4人
华中科技大学	胡汉平	模式识别	
华中科技大学	刘建国	计算机视觉	
华中科技大学	马杰	模式识别	
华中科技大学	谭山	计算机视觉、模式识别	
华中科技大学	伍冬睿	机器学习	
北京理工大学	黄河燕	自然语言处理	北京理工计算机学院2015年招收72名左右的硕士研究生，学院下辖有3个与人工智能相关的实验室
北京理工大学	贾云得	计算机视觉	
北京理工大学	郭平	模式识别	
北京理工大学	李侃	机器学习	
北京邮电大学	杜军平	计算机视觉	移动机器人与智能技术实验室有全职科研岗教师7人、硕博士研究生30余人。实验室每年招收硕士生约15人、博士生1～3人
北京邮电大学	明安龙	计算机视觉、模式识别	
西安交通大学	郑南宁	计算机视觉、模式识别	西安交大人工智能与机器人研究所每年在读硕士、博士研究生共约110余人，学术带头人、所长为郑南宁院士
西安交通大学	龚怡宏	模式识别、机器学习	
西安交通大学	刘跃虎	机器学习	
西安交通大学	辛景民	模式识别	
西安交通大学	薛建儒	模式识别、机器学习	
西安交通大学	陈霸东	机器学习	
西安交通大学	王进军	模式识别、机器学习	

　　各个单位的实验室中，中科院、哈尔滨工业大学、清华大学在读的硕士、博士数量最多，这十几个学校在读的硕博人才加起来有 2300 多人。除了列举的这些高校以外，还有一些学校也拥有与人工智能研究领域相关的专家和硕士博士人才，如中国科技大学、电子科大、武汉大学、中山大学、同济大学、上海财经大学等，此次未加入统计范围内。

　　中科院是中国输出高端 AI 人才最多的机构之一。中科院与人工智能相关的研究所有计算机所、软件所、声学所、自动化所，这 4 个研究所中可查到的在读 AI 硕博人才为 709 人。国内著名的 AI 语言识别专家田捷、计算机视觉专家吴恩华、机器学习专家常虹、刘成林等都在中科院从事行业研究。

　　这里尤其要提一下中科院声学所。目前，声学所共有在读研究生 465 人（其中硕士生 234 人、博士生 231 人）、在站博士后 25 人。这里是中国智能语音人才的摇篮，大多数高端人才都出自这里。

　　在人工智能医疗行业领域，Big Vision 创始人陈建新、中科汇能 CTO 车浩、云知声 CTO 梁家恩都是从中科院毕业的，后两位均来自中科院声学所。

　　哈尔滨工业大学计算机科学与技术学院有 15 个研究中心，其中有硕士生 370 人、博士生 308 人。虽然无法查到与人工智能相关专业的在读硕士、博士的具体人数，但这些研究中心大部分与人工智能有关。

　　感知计算研究中心有 20 余名博士生，20 余名硕士生在读。哈尔滨工业大学语言语音教育部实验室研究人员包括博士生导师 7 人、教授 8 人、具有博士学位的副教授 10 人、博士研究生 50 余人、硕士研究生 70 余人。这个实验室是除了中科院声学所之外，在智能语音领域发展最好的高校，此外，该实验室还有人工智能与信息处理、模式识别研究中心等。

　　哈尔滨工业大学有很多人工智能的专家，如自然语言处理领域的刘挺、机器学习领域的郭茂祖等。百度人工智能技术平台体系负责人王海峰就毕业于该校。

　　目前动脉网搜集的资料中，哈尔滨工业大学毕业的 AI 人才没有在人工智能医疗创业公司中担任 CTO 或者首席科学家的。人工智能各领域专家数量、专家比例，以及以上几所高校 / 研究机构在读的硕士、博士 AI 人才数量统计如图 5-20 ～图 5-22 所示。

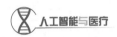

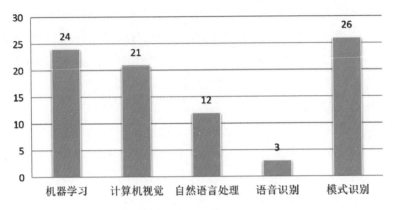

图 5-20　人工智能各领域专家数量

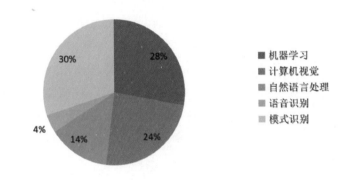

机器学习
计算机视觉
自然语言处理
语音识别
模式识别

图 5-21　人工智能各领域专家比例

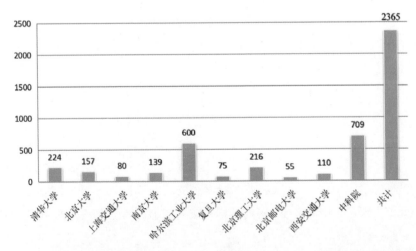

图 5-22　动脉网搜集的几所高校 / 研究机构在读的硕士、博士 AI 人才数量

清华大学智能技术与系统国家重点实验室人才辈出，现任实验室主任为清华大学计算机系贾培发教授，王家廞、马少平、荣钢教授任实验室副主任。

实验室学术委员会由 13 名国内著名专家组成，主任为中国科学院院士戴汝为教授，副主任是同为中国科学院院士的张钹教授和石青云教授——把这个实验室称为"国家队"都不夸张。

目前，该实验室固定研究人员有教授（研究员）12 人，副教授（副研究员）17 人，讲师（助理研究员）6 人，另有博士生 145 人，硕士生 79 人，共计 259 人。

在医学 AI 产业领域，多名 CTO 来自清华大学，如翼展科技的 CTO 边海锋、致远慧图的丁大勇（张钹院士的学生）、医拍智能的联合创始人杨琼等。

北京大学视觉与听觉信息处理国家重点实验室和计算语言学研究所的人才也是国内 AI 领域的翘楚。北京大学的研究人员封富举、查洪彬、王立威、林宙辰、张志华、王厚峰等都是国内 AI 领域耳熟能详的人工智能专家。

浙江大学在图像识别领域的研究处于全国领先地位，人工智能研究所目前有教师 49 人。值得一提的是，浙江大学的人工智能专业更加偏向于医疗，医工结合的人才培养是强项。

浙江大学和微医合作建立的微医浙大睿医人工智能研究中心，集合了浙江大学计算机学院、信息学院、医学院、药学院等相关院系的技术优势，搭建了高校、企业、医院资源共享开放式的医学服务平台。

南京大学的人工智能因周志华教授而在国内 AI 领域占据一席之地，他已培养了 11 名博士生、20 余名硕士生。目前，南京大学有两个人工智能实验室，其中机器学习与数据挖掘研究所有教师 12 人、博士 21 人、博士后 1 人、硕士 66 人，智能化信息处理研究所有教师 11 人、博士 9 人、硕士 43 人。

西安交通大学在人工智能研究领域也有不俗的表现，其人工智能与机器人研究所每年有在读硕士、博士生约 110 余人，学术带头人、所长为郑南宁院士。

5.4.2　人工智能医疗公司的 AI 人才现状

据某行业内人士透露，现阶段不仅人工智能人才短缺，人工智能医疗人才更加短缺。其所在实验室中，前后两届毕业生中只有该人士自己从事医疗行业。该现象在高校中比较普遍，AI 人才从事医疗行业的人数大约只占十分之一。为此，动脉网梳理了医疗创业公司的 CTO、CEO 和首席科学家的毕业院校与专业，如表 5-7 所示和图 5-23 所示。

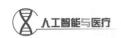

表5-7　47位人工智能医疗企业的 CEO、CTO 和首席科学家的毕业院校和专业

姓名	企业名称	职务	毕业学校/学历	专业
丁鹏	DeepCare	CTO	达特茅斯学院博士	机器学习
张少典	森亿智能	CEO	哥伦比亚大学博士	医学信息学
边海峰	翼展科技	CTO	清华大学	不明确
李刚	雅森科技	技术总监	北京工业大学学士	计算机
杨士霆	雅森科技	首席研究员	中国台湾长庚大学博士	生物医学工程
赵海丰	若水医生	技术总监	北京航空航天大学	软件工程
张大磊	Airdoc	创始人	不明确	医学
王俊	碳云智能	创始人	北京大学	人工医学
杨琼	医拍智能	联合创始人	清华大学博士	文字识别
柴象飞	汇医慧影	创始人	美国斯坦福大学博士后	医用物理学
张超	康夫子	CEO	电子科技大学硕士	计算数学
张冲	康夫子	技术合伙人	山东大学学士	计算机
栗晓华	康夫子	技术合伙人	剑桥大学硕士	计算机
陈宽	推想科技	创始人	美国芝加哥大学	数学和经济学
熊辉远	推想科技	首席科学家	多伦多大学博士	机器学习
翁黄硕羽	推想科技	CTO	不明确	不明确
黄韬	康安途	CTO	中国香港浸会大学博士	计算机辅助药物设计
高大山	图玛深维	CTO	加州大学圣地亚哥分校博士	电子工程
陶晓东	科大讯飞	智慧医疗事业部总经理	美国约翰霍普金斯大学博士	不明确
梁家恩	云知声	CTO	中国科学院博士	自动化

续表

姓名	企业名称	职务	毕业学校 / 学历	专业
黄伟	云知声	CEO	中国科技大学学士	不明确
黄晓庆	达闼科技	创始人	华中科技大学	电信
冯大辉	无码科技	创始人	吉林大学	生物技术（数据库专家）
林晨曦	依图	创始人	上海交通大学	计算机
杨枫	医随访	创始人	美国南伊利诺伊大学	不明确
章桦	连心医疗	创始人	荷兰国立癌症研究所博士	医学物理
程国华	健培科技	创始人	新加坡南洋理工大学工程硕士	不明确
车浩	中科汇能	CTO	中国科学院自动化研究所	模式识别
庄永军	旗瀚科技	CTO	湖南工业大学本科	电子信息工程
徐济铭	医渡云	CTO	中国科学院硕士	计算机应用
邓侃	大数医达	CEO	美国卡耐基梅隆大学博士	计算机
赖力鹏	晶泰科技	联合创始人	麻省理工学院博士	生物物理
温书豪	晶泰科技	CEO	麻省理工学院博士	量子经典杂化、多尺模拟
马健	晶泰科技	联合创始人	麻省理工学院博士	量子计算和生物系统的量子动力学
马朔昕	泰立瑞	CTO	美国亚利桑那州立大学	电气工程
柏林森	胎积木	董事长	美国伊利诺伊大学厄巴纳—香槟分校	物理和电子及计算机工程
柏文洁	胎积木	CEO	中国科技大学	不明确

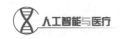
续表

姓名	企业名称	职务	毕业学校/学历	专业
陈新建	Big Vision	创始人	中国科学院自动化研究所	模式识别与智能系统
杨林	迪英加科技	创始人	现美国佛罗里达大学	不明确
林江莉	超云	CTO	现四川大学生物医学工程系	不明确
汪润春	西井科技	首席科学家	西悉尼大学	生物医学工程与神经科学
丁晓伟	体素科技	CEO	加州大学洛杉矶分校	计算机科学
梁建明	体素科技	联合创始人	亚利桑那州立大学	计算机视觉、机器学习
丁大勇	致远慧图	CTO	清华大学	机器学习
陈浩	视见科技	联合创始人	香港中文大学	计算机科学与工程系
曹渔	智成科技	CTO	麻省理工大学计算机系	不明确
吴韧	希氏异构	CTO	南开大学	计算机系

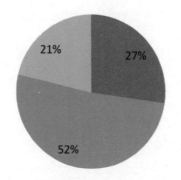

图 5-23　人工智能医疗企业的 CEO、CTO 和首席科学家学习的专业分布情况

在动脉网收集的48位人工智能医疗企业的CEO、CTO名单中,除14位专家的专业不明确外,医学相关专业的专家比例仅为21%,人工智能专业占比为52%。这说明从事医疗行业不是他们在求学期间就决定的,而是在后续发展过程中看到了机遇,由此才扎根于医疗领域。

另外,虽然很多人工智能医疗公司的CTO不是医疗行业出身,但据动脉网了解,所有的人工智能医疗创业公司都会聘请临床医学专家作为公司的医学顾问,使公司的产品更加接近临床应用。很多AI创业者在这个过程中逐渐变成一名"医学专家"。

中国经济的快速发展促使海外人才回国发展的欲望强烈,领英的全球人才报告显示,在中国拥有海外工作经验的AI从业者占比为9%,医疗行业的比例则远远超过这个数字。

从现有数据来看,CEO、CTO来自美国和中国内地的人数居多,欧洲、加拿大、中国香港、中国台湾等地也有零星分布(图5-24)。很多人工智能医疗公司的CTO都是在中国内地读本科或硕士,然后出国留学,学成之后再回国创业。

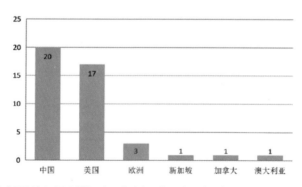

注:图中数据不含中国台湾和中国香港,中国台湾有1位,中国香港有2位,另有2位国籍不明确。

图5-24　人工智能医疗创业公司CEO、CTO和首席科学家毕业学校国家统计

在美国毕业的学校多为麻省理工学院、卡耐基梅隆大学、加州大学洛杉矶分校等,但从统计数据来看,在哪个学校毕业与在医疗行业做研究并无关联,这其实主要看个人的发展与机遇。在这些技术专家中,博士毕业的占比为70%,硕士毕业的占比为18%,本科毕业的占比为12%(图5-25)。人工智能医疗还是一个技术门槛很高的行业。

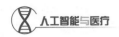

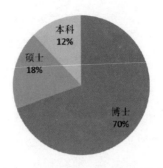

图 5-25　毕业专家学历比例分布

从综合报告的数据来看，中国未来的 AI 人才主要分布在一些高校的实验室中，如清华大学、北京大学、哈尔滨工业大学等，他们中的一部分会出国深造后再回国，一部分会直接创业或就职于大型科技公司，无论是人工智能医疗公司还是其他行业公司的人力资源部，如果想招到优秀人才，那么这些学校会是不错的选择。

最后，在调研过程中，动脉网还了解到，中国的高校目前非常重视培养 AI 人才，但是缺乏对医疗领域 AI 人才的培养。而正是这些缺失的交叉学科人才对行业理解更深入，更受企业欢迎。

06

第6章

典型企业：
人工智能与医疗领域企业案例

如今医学界越来越多的公司将他们的商业前景设定在人工智能的大背景下，希望能够在人工智能的帮助下颠覆医疗保健行业。这些公司通过人工智能实现医疗保健的民主化，并且它们以建立一个更透明和有效的医疗保健系统为使命，并为之努力奋斗。

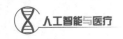

6.1 美国 NarrativeDx：人工智能，解决传统患者体验调查中的痛点

美国德克萨斯州奥斯汀市的科技创业公司 NarrativeDx 通过人工智能中的自然语言处理技术，为医院分析影响患者体验的因素，提供改善患者体验的解决方案。

6.1.1 公司特点

1. 具有强大技术背景的核心领导层

作为一家以技术为驱动力的创业公司，NarrativeDx 的 3 位核心管理者（图 6-1）都有强大的技术背景。创始人兼 CEO 凯尔·罗伯森（Kyle Robertson）本科毕业于爱荷华州立大学，他同时攻读了计算机工程、数学和经济学 3 门学科，在此期间还到伦敦大学学院的数学系当了一年的交换生。毕业后，Kyle Robertson 相继在电子元器件公司迪进国际（Digi International）和电子设备公司美国国家仪器有限公司（National Instruments）担任软件工程师。

2006 年，已经工作两年的 Kyle Robertson 似乎厌倦了工程师的生活，他决定重返校园，到波士顿学院法学院钻研法律。研究生毕业后，Kyle Robertson 开始了在知名律师事务所威尔默·黑尔（Wilmer Hale）的律师生涯，主要负责知识产权类的诉讼。

2012 年，Kyle Robertson 从律师事务所辞职，创办了公益捐赠平台 iCare。虽然仅在一年后 iCare 就停止运营，但这个项目让 Kyle Robertson 积累了宝贵的创业经验。

与在学业和职业上经历过多次转型的 Kyle Robertson 相比，NarrativeDx 的另一位创始人塞内姆·冈尼（Senem Guney）显得"专注"不少。

Senem Guney 本科毕业于土耳其海峡大学的翻译与同声传译系，紧接着她来到美国，在德克萨斯大学奥斯汀分校攻读语言学硕士和传播学博士。在创办 NarrativeDx 前，她一直任教于奥尔巴尼大学，致力于研究语言与技术的融合。目前，Senem Guney 担任公司的首席体验官（Chief Experience Officer，CXO）。

首席数据科学家（Chief Data Scientist，CDS）Tad Turpen 虽然不是创始团队

成员，但是他在公司内部的分量举足轻重。CEO Kyle Robertson 曾耗时半年物色合适的数据分析师，最终 Tad Turpen 凭借圣地亚哥大学计算机系学士和布兰迪斯大学计算语言学硕士的背景吸引到了他的注意。另外，Tad Turpen 还曾在北京大学有过短暂的求学经历。

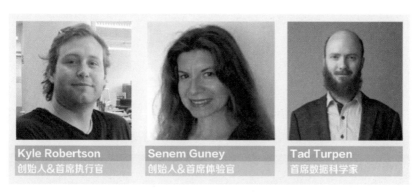

图 6-1　NarrativeDx 的 3 位核心管理者

2. 利用自然语言处理技术洞察患者对医院的评价

NarrativeDx 通过以下 4 个步骤即可提供患者对医院的评价情况，以及改善患者体验的解决方案。

（1）收集信息。NarrativeDx 从医院满意度调查（Hospital Consumer Assessment of Healthcare Providers and Systems，HCAHPS）、点评网站和医院的反馈表等渠道收集患者对医院的评价。

（2）处理数据。对于人工智能来说，数据分为结构化和非结构化两种。系统能够轻松识别结构化的数据，如医院反馈表中让患者勾选的封闭式问题，但识别非结构化的数据对于系统来说是个挑战，开放式的患者评价即为此类。NarrativeDx 利用自然语言处理技术对非结构化的数据进行加工处理，让系统也能明白患者在表达什么。

（3）归纳总结。在对所有的信息进行处理后，NarrativeDx 统计出各项影响患者体验的因素，并按影响程度进行排位。

（4）提供建议。除了呈现患者体验的统计结果外，NarrativeDx 还能够作为助手，向医院的管理者提供改善患者体验的建议。

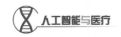

3. 解决传统患者体验调查中的痛点

患者体验涉及医疗过程的方方面面：医院的运营是否井然有序，患者的问题是否能得到医务工作者的及时解答，病房是否安全卫生等。在信息透明的互联网时代，任何负面评价都会对医院的品牌造成影响。

虽然很多医院的管理者已经意识到了口碑的重要性，并积极寻求患者的反馈，但是传统的患者调查方式存在调查范围窄、耗费时间长等问题，而且由于受各利益相关方的影响，调查往往流于形式，管理者无法收到客观、公正的调查结果。传统的患者调查和 NarrativeDx 的患者调查方式对比如表 6-1 所示。

NarrativeDx 通过人工智能的方式解决了以上痛点。

表 6-1　传统的患者调查和 NarrativeDx 的患者调查方式对比

方式　项目	传统的患者调查方式	NarrativeDx 的患者调查方式
调查范围	窄，大部分医院仅依靠自有渠道收集患者的反馈意见	宽，通过第三方机构、点评网站、医院反馈表等多方渠道收集患者的反馈意见
耗用时间	较长，由人工读取患者的评价并进行总结	明显缩短，从信息的收集、分析到总结全部由系统处理
最终效果	调查结果关系到医院内各方利益集团，调查往往流于形式	完全由系统进行客观的信息收集和分析，调查结果可靠性高

6.1.2　发展现状：核心技术正在申请专利

NarrativeDx 的优势在于其自然语言处理技术在该领域非常成熟。

常见的自然语言处理方式是搜索关键词，这种方式需要人工提前设定筛选哪些关键词。但"一刀切"的分类方式过于简单粗暴，因为同样的词语用在不同的语境下传递出的意思可能完全不同。

NarrativeDx 的自然语言处理技术可以结合具体的语境判断患者表达的是什么意思。目前，NarrativeDx 已经对自己的自然语言处理技术申请了专利保护，美国专利局正在审批中。

6.1.3　融资情况部分披露

NarrativeDx 目前已经公开的融资金额达 252 万美元。此外，它在 2017 年 5 月，进行了 A 轮融资，但公司管理层和投资方都未披露具体的数字。

新一轮的融资将主要用于 NarrativeDx 的市场拓展工作。目前，它的客户已包括克莉丝汀保健系统（Christina Care Health System）、纽约大学朗格尼医学中心（NYU Langone Medical Center）和帕利萨德医疗中心（Palisades Medical Center）等知名医疗机构。

6.1.4　同类项目初创公司比较

资本是聪明的，它总流到代表未来的方向。随着患者地位的上升和医院竞争的加剧，近年来美国涌现出不少以"提高医院效率、提升患者体验"为目标的创业公司。

动脉网蛋壳研究院经过对美国医疗创业公司的梳理，筛选出了两家具有代表性的、利用人工智能帮助医院提升运营效率和患者体验的初创公司——Qventus 和高吉奥健康（Gozio Health），它们与 NarrativeDx 的对比如表 6-2 所示。

表 6-2　Qventus、Gozio Health 和 NarrativeDx 的情况统计

公司 项目	Qventus	Gozio Health	NarrativeDx
技术类型	机器学习	机器学习	自然语言处理
数据来源	天气状况、出入院情况、电子病历等	医院内部构造信息	第三方机构、点评网站、医院反馈表等
服务类型	实时的决策支持	规划最快到达目的地的路线	分析影响患者体验的因素，并提出改进建议
融资金额	1512 万美元	170 万美元	252 万美元

注：融资金额来自公开渠道，未包含官方未披露的融资金额。

Qventus 于 2012 年创办于加利福尼亚州山景城，曾用名 analyticsMD。它推出的是一套能够通过对天气状况、出入院情况、电子病历等信息的分析，向医院提供实时决策指南的 SaaS 系统。

例如，Qventus 在对天气状况、医院内患者人数、附近是否有突发事件等因素综合分析后，可以预测接下来数小时医院的新增患者人数，帮助医院做好应对措施。

高吉奥健康是 2015 年创办于佐治亚州亚特兰大市的科技公司，它专注于向患者提供在医院内的导航服务。高吉奥健康根据对各个医院的具体情况和医院内部构造的分析，搭建出定制化的导航系统。患者通过手机定位，点击或输入想要前往的区域，系统就会给患者规划出最快到达的路线。

6.1.5　带给国内创业者的思考

目前，国内的医院在调查患者体验的方式上仍以传统的问卷反馈和电话随访为主，动脉网蛋壳研究院认为在供需两端都存在制约将人工智能应用于提升患者体验的因素。

（1）供给端。国内人工智能医疗领域创业集中于影像诊断，涉足患者体验的企业寥寥。

动脉网 2017 年 5 月发布的《人工智能与医疗数据报告》显示，国内人工智能类医疗企业已达 60 余家，但都以辅助医学影像诊断为主；海外人工智能类医疗企业已达 130 余家，服务方向包括医学影像诊断、医院管理、新药研发等多个领域。国内的人工智能类医疗企业无论是在总体的数量上，还是在涉足细分领域的多样性上，都要落后于海外同行。

（2）需求端。市场竞争不充分，无法立竿见影地看到改善患者体验带来的利益。

与民营医院在美国占据主体的情况完全不同，国内的医疗市场仍以公立医院为主，且三甲医院非常强势，市场竞争不充分。此外，人工智能影像诊断等设备在投入使用后就能看到立竿见影的收益，但改善患者体验需要一段较长的周期才能看到收益，因此医院对于改善患者体验的动力不足。

虽然上述问题都无法在短期内解决，但是我们欣喜地发现，国内已经出现部分医疗机构开始尝试提升患者体验。2016 年 6 月，张强医生集团公开招募中国首位患者体验官。虽然有人质疑这是场公关秀，但是无论如何，这都反映了患者体验在国内的医疗环境下越来越受到重视的事实。相信在不久的将来，我国也将诞生一批致力于利用人工智能提升医院运营能力的企业。

6.2 美国 Atomwise：用 AI 研发新药，成本骤减数亿美元

Atomwise 公司总部位于美国旧金山，成立于 2012 年 6 月，是一家利用超级计算机进行药品研发的公司。项目旨在运用超级计算机、AI 和复杂的算法模拟制药过程，在预测新药品效果的同时降低研发成本。

6.2.1 现状：一款新药的成功研发约消耗 29 亿美元

美国塔夫茨大学药物开发研究中心 2014 年的报告显示，从 1996 年至 2013 年美国药物研发成本（图 6-2）看，一款成功上市的新药，平均花费约 25.85 亿美元，其中包括约 13.9 亿美元的直接资金投入和研发失败导致的约 11.63 亿美元的间接投入。据悉，此次报告的数据与 2003 年相比增长率约 145%。

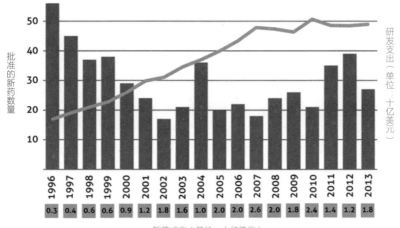

图 6-2　1996 年至 2013 年美国药物研发成本图
（含成功上市药品成本与研发失败药品成本）

该报告还指出，一款新药成功上市后，还会有平均 3.12 亿美元的投入用于进一步的评估研究，包括验证新的适应症、剂型及剂量等。因此，在整个上市前后的研发周期当中，一种研发成功的新药可能一共要消耗 29 亿美元。

塔夫茨的分析数据来自 10 个药厂的 106 个研发项目，药厂规模大小不一但分配合理，其总和占全球前 50 家制药企业销售和研发投入的 35%。

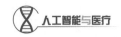

6.2.2 新药研发早期进行评估可大幅度降低药物研发成本

从一个实验室发现的新化合物发展成为一个治疗疾病的药物,需要经过几个开发阶段:临床前试验、新药临床研究申请、一期临床试验、二期临床试验、三期临床试验、新药申请、批准上市。

若将此过程中研发失败项目的金额算入制药公司的总开销额中,则研发药物的实际花费金额会更高。例如,葛兰素史克公司在 1997 年至 2011 年获批新药数量为 10 种,平均每种新药的花费达 82 亿美元,在同一时期,总研发花费约817 亿美元。

研究人员称,导致药物研发费用高昂的原因包括临床研究的复杂程度增加、研究规模增大、临床试验的失败率升高等。

目前,提高研发效率、降低研发失败概率的主流做法是精简研发机构,通过外包与合作开发,再收购一些有潜力的生物技术公司,来间接减少药物研发的成本。

但对于一个新药研发的成功机会,如果是出自内部研发的项目,其成功率要比来自外部技术转让的项目高 20%。其中,降低研发失败概率主要是降低后期临床的失败概率,这需要在新药研发早期及早发现药物潜在的危险和不良反应,理智地评估新药研发的风险,及时终止不必要的新药研发工作。

6.2.3 Atomwise 将深度学习技术运用于新药早期评估

Atomwise 公司用超级计算机分析已有数据库,并用 AI 和复杂的算法来模拟药品研发的过程,在研发的早期评估新药研发风险,让药物研究的成本降至数千美元,并且该评估可以在几天内完成。Atomwise 为制药公司、创业公司和研究机构提供候选药物预测服务,而且 Atomwise 的服务可以预测新药品哪些有效,哪些无效。

2013 年 1 月,Atomwise 获 Grant Challenges Canada 机构 22.5 万美元的拨款。2014 年 12 月,公司获 12 万美元种子轮融资,投资方为 Y Combinatior。2015年 3 月,Atomwise 再获 22.5 万美元种子轮融资。2015 年 6 月,Atomwise 公司又获 600 万美元种子轮融资,投资方为 OS Fund、Khosla Ventures、DFJ 德丰杰、AME Cloud Ventures 和 Data Collective 等。

Atomwise 公司项目的独特之处在于，它能把人从生到死过程中的大量数据抽取出来。因为涉及大量昂贵和耗时的药物，该功能解决了制药行业的"生死"问题。Atomwise 公司称其在新药发现、结合亲和力预测和毒性检测上得到了目前世界上最好的结果。

6.2.4 Atomwise 的技术可用于寻找埃博拉病毒治疗方案

目前，Atomwise 软件平台运行着 IBM 的蓝色基因 /L 超级计算机，其强大的计算能力使其可以完成很多任务。例如，评估 820 万种化合物，并且在几天之内找到多发性硬化症可能的治疗方法。2015 年，公司宣布在寻找埃博拉病毒治疗方案方面有一些进展，即在 Atomwise 预测的药物中，有两种药物或许能用来抗击埃博拉病毒，而且他们用时一个星期就找到了这种药物，成本不超过 1000美元。

在研发抗击埃博拉病毒的新药过程中，Atomwise 平台准备了埃博拉病毒入侵生物细胞的"爪"的模型，然后利用类似人脑神经的网络进行药物成分分析，检测到目前已知的 7000 种可对抗这种"爪"的药物，以此来进行筛选、组合。

在合作伙伴方面，Atomwise 除了与 Merck 公司和 Autodesk 进行一些保密项目外，也持续与学术界和企业客户开展研究工作。

6.2.5 Atomwise 团队介绍

亚伯拉罕·海菲茨（Abraham Heifets）任 Atomwise 公司 CEO，他毕业于康奈尔大学，获理学学士学位与工程硕士学位，并获多伦多大学博士学位。Heifets 是一位大数据与高性能计算领域的专家，曾就职于 IBM T. J. Watson 研究中心，从事高性能计算领域的工作。在多伦多大学就读期间，他建立了一个名为"SCRIPDB"的大型公共化学结构专利数据库，并研发了一个名为"LigAlign"的蛋白质结构分析工具。据悉，LigAligh 已经在全球 70 多个国家实现应用。

伊扎尔·沃奇（Izhar Wallch）任 Atomwise 公司 CTO，他于以色列理工大学获理学学士学位，并获多伦多大学博士学位，是一名医药算法领域的专业研究人员。在多伦多大学就读期间，沃奇创造了一种新途径来减少分子对接模型中的偏差。

亚历山大·列维（Alexander Levy）任 Atomwise 公司首席运行管（Chief

Operating Officer，COO），他在将实验室产品的优秀技术推向市场方面有丰富经验。在多伦多大学就读期间，Levy 就进行过创业，他研发了一款帮助语言障碍者获取信息的软件，这款名为"My Voice"的软件已经应用于 Discovery Channel、Engadget、Fast Company、BNN、CBC 及 CTV 的平台，使用者遍布全球 30 多个国家。除了创业者外，Levy 还有一个身份是独立投资人，他曾于 2016 年 3 月参与 Science Exchange 的 B 轮投资。Science Exchange 是一个帮助科学家将实验项目或器材外包的平台，据悉，美国著名创业孵化器 Y Combinator 也参与了 Science Exchange 的 B 轮融资。Levy 被 *Profit* 杂志评为年度企业家与多伦多大学的年度投资人。

6.3　英国 Babylon Health：将 AI 医生装进用户手机

"嗨！Babylon，我头好痛。"

"啊，心疼你。什么时候开始痛的？"

"今天早上起床的时候。"

"好的，有多疼？1 到 10 打分的话，你打几分？"

"5 分。"

"有没有头晕、恶心、发烧？"

"嗯，有的。"

"依我看，问题不大。应该是昨晚气温骤降，让你感冒了。多喝水多休息，吃点感冒药。如果家里没有感冒药，你可以选择这家药店。"

看到这里，你可能会认为这是一个医生在给病人看病，但其实这是一个 AI 机器人巴比伦（Babylon）在帮患者分析病症。这种事情如果发生在几年以前，人们可能完全不敢想象。机器人怎么能代替医生给患者看病呢？但现在，这件事真实地发生了，人工智能在给人们看病！

随着机器学习和大数据的快速商业化，AI 在医疗保健和生命科学领域已经处于领先地位，并将改变医疗诊断和疾病治疗的方式。传统医生看病可能需要花 10 分钟来了解患者的病症，但现在一个 AI 机器人，可能只需几分钟就能了解患者的过往病史、生活的环境和气候，并通过后台数十亿的数据来对病症进行分析。

Babylon 人工智能医生是英国数字医疗公司巴比伦健康（Babylon Health）推出的一款远程诊疗 App，旨在通过 AI 技术为用户提供全天候医疗咨询服务。无论什么时候什么地点，用户通过 App 就能看病。例如，通过与 AI 机器人聊天查询病症，或者通过视频或文本向在线的专业医生获取医疗建议。另外，App 还包含健康追踪及药品配送等服务。

巴比伦健康是一家位于英国伦敦的数字医疗创业公司，于 2013 年成立。公司的主要目的是通过人工智能技术，使便利实惠的医疗服务惠及每个人，实现医疗保健的大众化。Babylon 的诊疗 App 于 2014 年推出，目前已覆盖全球 80 多万名用户，服务范围横跨欧洲和非洲。2016 年，Babylon 在卢旺达推出，试用半年就完成了卢旺达 25 万人的注册量，完成了 6 万次问诊。

从建立之初，巴比伦健康就一直备受关注，各大科技媒体对其也是好评不断。2016 年，巴比伦健康被知名科技媒体 Wired 评为"2016 年欧洲最热门的创业公司之一"。公司也曾入围 Meffy 奖，并获得英国电信（BT）公共部门创新奖。同时，巴比伦健康（Babylon Health）还被称为热门健康科技公司 100 强。

6.3.1　伊朗人在英国，改变英国传统医疗服务模式

巴比伦健康的创始人兼 CEO 阿里·巴萨（Ali Parsa）是一名来自伊朗的英国医疗保健企业家、伦敦大学工程物理学博士（图 6-3）。他曾被英国《泰晤士报》称为"全球 100 名成功人士之一"。

Ali 最初一个人在伦敦求学，无依无靠。为了支付其实并不算高的学术研究费用，1990 年 Ali 开始创业，建立了他的第一家公司 V&G，并获得了年轻企业家皇家奖。5 年后，他卖掉了 V&G，转身成为一名投资银行家，先后在瑞士信贷和美国高盛各工作了两年。

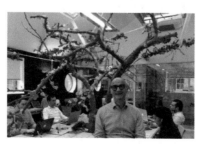

图 6-3　Babylon Health CEO 兼创始人 Ali Parsa

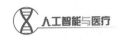

2004 年，Ali 的第一个孩子降生时，他第一次感受到了中年危机，于是决定再次创业。这次，他创立了欧洲最大的临床医生合作网络公司 Circle，主要提供医疗、康复和健康管理服务。这种建立医生合作伙伴关系的模式，Ali 在之后创建Babylon 时也有借用。即使在英国经济最不景气的时候，Circle 的年收入也超过 2 亿英镑，拥有员工 3000 人，并且公司已经上市。

在经营 Circle 的这些年中，Ali 逐渐意识到绝大多数人的医疗保健需求与看病的时长无关，最大的需求往往是在就医前和就医后。他认为，英国、美国等发达国家医疗服务资源充足，患者看病相对比较容易，但在发展中国家，就医难其实是一个普遍现象。

全球医生供不应求，如何让医生更高效地工作，如何合理分配医疗资源，都是企业家应该考虑的事。Ali 发现，世界上几乎有一半的人难以获得最基本的医疗保健服务，但他们每个人都可以拥有一部手机。这让 Ali 萌生了一个想法：将医疗服务装入人们的手机中，将健康管理带入日常生活。于是，Babylon App 诞生了——一个装在口袋里的 AI 医生。

6.3.2　口袋里的人工智能医生

Babylon App（图 6-4）为用户提供 7 天 24 小时的医疗咨询服务，内容包括以下 5 个方面。

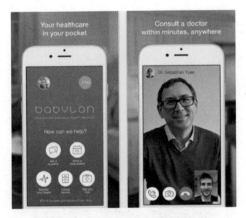

图 6-4　Babylon App 界面展示

1. AI 病症查询

Babylon 应用程序加入了人工智能技术，通过与患者沟通，了解具体病症，然后做出诊断。据官方表示，Babylon 可以准确诊断出 80% 的普通疾病。这种平常需要门诊医生诊断的普通疾病，现在通过 AI 就能搞定，某种程度上也节约了医疗成本。

2. 全科医生远程诊疗

遇到严重且棘手的疾病，用户也可以选择 Babylon 的医生远程诊疗服务。Babylon 与 100 多名专业医生签约（包括全科医生、专家、心理医生），让患者能够远程看病。一般全科医生负责解决日常疾病，专家负责解决疑难杂症或棘手的病症（如皮肤病、妇科病和整容），心理医生则是帮助用户舒解压力、焦虑、丧亲和抑郁等负面情绪。

3. 药品配送服务

Babylon 与多家药店签署协议。患者完成一次问诊，如果需要用药，Babylon 会将医生开具的处方发送到距离患者位置最近的药店，或者安排药店直接把药送到患者家里。目前，Babylon 已实现全伦敦当天或隔天配送，图 6-5 所示即为 Babylon App 中的药品配送服务。如果在国外，Babylon 也可以想办法把药品送到患者手中。

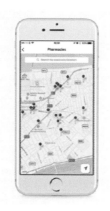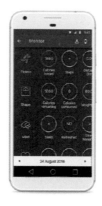

图 6-5 Babylon App 药品配送服务界面展示

4. 健康追踪和测试

健康追踪软件似乎已成为一种潮流。Babylon 还能对用户的健康信息和运动

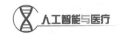

水平进行实时监测，让用户实时了解自己的身体健康状况。这项功能包括计步、卡路里燃烧、称体重及睡眠监测等。

5. 家庭账户

另外，每位 Babylon 的注册用户，都可以创建一个家庭账户，这样家里的每个人都可以获取同样的健康咨询服务。

6.3.3 个体 + 团体健康管理的运营模式

人们常说，每天吃一个苹果身体棒，Babylon 就像这个苹果一样，每天访问一下，身体更健康。那 Babylon 是如何盈利的呢？目前，Babylon App 可以全球免费下载，同时支持 iOS 和 Andriod，累计下载量已超过 100 万次。Babylon App 提供的 AI 医生服务，用户下载即可免费获取，但如果想获取专业医生的医疗建议，则需要付费。

1. 3 种付费套餐

Babylon 目前提供 3 种付费模式：单次咨询费用 49 英镑；包月 9.99 英镑，次数不限，3 个月起订；包年费用 89.9 英镑，相当于额外赠送了 2 个月，咨询次数不受限制。

咨询付费应该是目前远程医疗平台主要的盈利模式。相比其他的在线问诊平台，Babylon 主打低价战略。同样是做视频或电话预约的其他几个远程医疗平台，收费就明显比 Babylon 高得多。例如，旧金山的 Doctor on Demand 远程医疗平台，15 分钟收费 40 美元，HealthTap 月包费用 99 美元，American Well 的视频看病服务一次收费 49 美元，Teladoc 每次视频或电话预约收费 40 美元。

如此看来，Babylon 的主要竞争优势便是价格。那 Babylon 为何如此大胆，走低价模式，公司不挣钱吗？平台上的医生又怎样挣钱？其实，这一切又得益于 Babylon 另一个独特的商业模式。

2. 与医院合作，完成线上"分诊"

Babylon 平台上目前有 100 多名专业医生（包括全科医生、专家和心理医生），他们全部来自英国国家医疗服务体系（NHS）公立医院，拥有专业的资格认证及 10 年以上的临床经验。NHS 公立医院的医生们在 Babylon 平台上提供在线诊疗服务，能获得与医院一样的薪资。同时，患者到 Babylon 平台上看病，也在一定程度上缓解了 NHS 医院的接诊压力。

2017 年 2 月，Babylon Health 与 NHS 签署合作协议，已补充 NHS111 医疗服务热线，达到"分诊"的效果。据《金融时报》透露，英国的非紧急医疗求助热线 NHS111，因热线忙碌打不进去，进而遭到患者的抱怨，加上人员短缺，接听人员并非医护专业人士，不能给出有效的临床建议，NHS111 一直以来饱受争议。Babylon Health 与之合作之后，可分担 NHS111 热线的压力，合理利用医疗资源。

另外，对患者而言，呼叫一次 NHS111 的费用为 12 ～ 16 英镑，若使用 Babylon App，可以享受免费的人工智能咨询服务，同时只需单次花费 49 英镑或月付 9.99 英镑即可获得专业医生的建议。

3. 医疗＋旅游保险，推出服务套件产品

随着数字医疗的发展，"医疗＋旅游保险"成为一种新型的绑定服务产品。Babylon Health 与旅游保险提供商 Collinson Group 合作，组成服务套件。Collinson 集团向其客户推出 Babylon 医疗服务，作为集团业务的附加产品。同时，Collinson 集团还向其 B2B 产品线下的其他旅游保险或国际私人医疗保险公司推荐 Babylon App。如此，Babylon Health 便实现了与旅游行业及保险行业的合作，扩大了业务范围。

对于旅游行业的公司而言，其客户外出旅行时，同样需要健康护理。在 Babylon 的帮助下，客户无论走到什么地方，都能通过自己的手机获得健康咨询服务。

6.3.4 为集团提供企业健康计划

近年来，越来越多的企业意识到员工身体健康的重要性，开始建立自己的健康计划，作为一种员工福利。

Babylon Health 与一些集团公司达成合作，为企业员工提供健康咨询服务，让他们在家、在办公室或出差时，都能随时随地获得专业的健康咨询。同时，企业还可以实时掌握员工的健康指数和幸福指数，方便管理。

目前，Babylon Health 已与全球多家企业合作（图 6-6）。三星、花旗银行、英国电信、惠普、雅虎、推特等一百多家企业已经将 Babylon 纳入其企业健康计划。

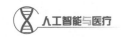

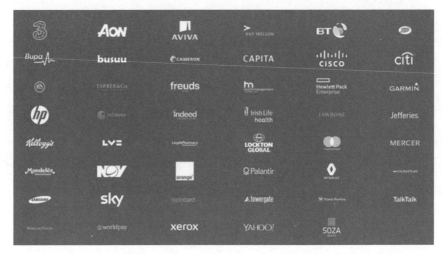

图 6-6　Babylon Health 主要合作客户

6.3.5　每笔融资都是一次大的突破

Babylon Health 成立不到 4 年，就完成了两次比较大的融资，融资总额已达到 8500 万美元。

2016 年 1 月，Babylon Health 首次融资便轻松拿下 2500 万美元，由 AB Kinnevik[①] 领投，Hoxton Centures、Richard Reed 和 Mustafa Suleyman 等跟投，用于支撑 Babylon AI 诊疗平台的搭建，为用户提供个性化的健康咨询服务。

2017 年 4 月，Babylon Health 完成了 6000 万美元的 B 轮融资。这笔投资被认为是欧洲医疗保健领域最大的一笔融资，帮助 Babylon 实现了以下目标。

① 超过 100 万次应用下载；

② 全球注册量增加近 600%，达到 80 万；

③ 每日咨询和分诊量增加了 9 倍；

④ 超过 4/5 的用户对 Babylon 都是 5 星好评。

---

① AB Kinnevik: 瑞典的一家投资公司，成立于 1936 年，主要投资数字消费品牌。

6.3.6　两大主要竞争对手比较

人工智能在 C 端用户的应用，Babylon 并非独家，仅在英国本土就有另外两家竞争对手 Ada 和 Your.MD。Babylon 与 Ada、Your.MD 的比较如表 6-3 所示。

表 6-3　Babylon、Ada 和 Your.MD 的对比

应用	下载量	AI病症查询	AI准确度	疾病覆盖	收费	文本问诊	视频问诊	处方配送	健康追踪	评分
Babylon	>100万次	√	高	高	选择性付费	实时	√	√	√	4.9
Ada	>200万次	√	中	中	免费	非实时，通过报告咨询	×	√（药品需自取）	×	4.7
Your.MD	>100万次	√	低	高	免费（以后或许收费）	非实时，通过messenger留言	√（通过Skype插件）	×	×	4.3

总体来说，Babylon 在用户评分和诊断准确性上都略占优势。虽然在寻求专业医生建议这个业务上 Babylon 需要付费才能实现，但是通过 Babylon，用户可以与医生进行实时的视频或文本沟通，而 Ada 只能留言，Your.MD 要插入 Skype、Messenger 等聊天软件才能实现。

另外，Babylon 可提供处方配送和健康追踪服务，这都是目前 Ada 和 Your.MD 尚未开通的功能。由此可见，即使在英国本土，Babylon 的竞争优势也是挺大的。

一些大公司也纷纷将人工智能引入医疗诊疗方面，2016 年 10 月百度推出百度医疗大脑，2017 年 3 月阿里云推出 ET 医疗大脑，向 IBM Watson 和 Google DeepMind 看齐。

动脉网之前也对中国人工智能产业做了详细的盘点，但我们发现目前中国的人工智能医疗主要还是以 B 端客户为主，在医学影像、新药研发和健康管理等领域扮演一个医生助手的角色。目前，国内还没有出现类似 Babylon 这种纯 C 端的 AI 诊疗 App。可以说，国内这块市场还是空白的。

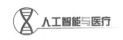

虽然人工智能医疗在 C 端的应用还不成熟，很多业内人士也对此深表怀疑。但是不得不承认，将人工智能诊疗大众化、平民化不失为一种新的创业思路。人工智能在医疗领域的应用是不是有更多的可能性？这是每个创业者都应该思考的。

6.4 印度 SigTuple：用人工智能变革传统疾病筛查方式

SigTuple 是一家创办于"亚洲硅谷"印度班加罗尔的科技型创业公司，它的目标是利用人工智能中的机器学习技术为医院提供精准、安全、及时、高效的血液筛查方案。2017 年 2 月，国际知名投资机构 Accel Partners 领投 580 万美元的 A 轮融资，创造了印度人工智能医疗领域迄今最大的单轮融资纪录。

那么，SigTuple 有何独到之处呢？

6.4.1 3 个数据工程师从金融到医疗的跨界创业

不同于大多数医疗科技创业公司，SigTuple 的 3 位创始人（图 6-7）之前都没有任何医疗行业的从业经历。

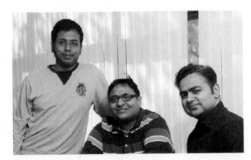

图 6-7 创始人 Tathagato（左）、Apurv（中）和 Rohit（右）

CEO 罗希特·库马尔·潘迪（Rohit Kumar Pandey）是印度国家信息技术学院的优秀毕业生，此后一直就职于美国运通（American Express），他用了 8 年时间从普通的程序员升至部门总监。

CTO 阿普鲁夫·阿南德（Apurv Anand）毕业于印度最顶尖的理工科大学印度理工学院，在创办 SigTuple 前，他曾在奎斯特（Qwest）、雅虎、美国运通等多个跨国公司的技术部门工作。

首席科学家（Chief Science Officer，CSO）Tathagato Rai Dastidar 与阿普鲁夫·阿南德的经历颇为相似。他也毕业于印度理工学院，而且曾就职于国家半导体（National Semiconductor）、雅虎、美国运通等知名公司。稍有不同的是，Tathagato 拥有计算机科学和工程学博士学位，是 3 位创始人中学历最高的。

3 个人的交集产生于在金融巨头美国运通的工作经历。2012 年至 2014 年，他们在公司旗下的大数据实验室工作时接触人工智能，他们相信这项技术将改变世界，因此萌生了合伙创业的想法。

最初他们考虑利用技术优势和金融行业的从业经验进入前景广阔的科技金融领域。但在了解后发现，科技金融领域已经是一片拥挤不堪的"红海市场"。他们继而把注意力转向了同样拥有无限前景，但却受碍于种种因素发展缓慢的科技医疗领域。2015 年 4 月，3 个人在班加罗尔成立了 SigTuple 公司，开始研发能够对医疗数据进行机器学习的人工智能平台。

6.4.2 人工智能与医疗数据 = 智能筛查解决方案

SigTuple 打造的人工智能平台叫 Manthana，它能够通过对已有医疗数据的学习，构建出一套算法，在该算法的基础上，对可视化的医学影像进行分析，从而快速得出结论，协助医生进行诊断。传统的疾病筛查方式耗时长、费用较高，且很大程度上受医生经验水平和情绪等主观因素的影响，SigTuple 有效地解决了这些痛点。

以血液检查为例，如表 6-4 所示，与传统的血液检查相比，SigTuple 血液检查有很大的优势。

表 6-4　SigTuple 血液检查与传统血液检查方式的比较

项目　　　　方式	传统血液检查	SigTuple 血液检查
精准度	受医生经验、水平影响大	95% 以上
所需时间	20 分钟左右	8 分钟
其他	医生在工作中可能受情绪、疲劳等负面因素的影响	机械化操作无须考虑情绪、疲劳等负面因素的影响

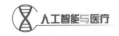

在 SigTuple 的规划中，Manthana 将提供 5 种疾病的筛查，分别是外周血涂片检查、尿液显微镜检查、精液检查、眼科 OCT 检查和 X 光胸片检查。但目前只是小范围推出了外周血涂片检查的服务，其余 4 种仍然处于研发阶段。

Manthana 平台的作用是在后端分析医学影像以进行诊断，那么如何在前端获取这些影像呢？ SigTuple 针对不同的疾病筛查研发了 5 种图像采集系统，目前已经成熟的是配套外周血涂片检查的 Shonit 血液分析仪（图 6-8），这套血液检查系统可以筛查疟疾、贫血症等寄生虫感染性疾病。

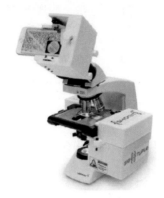

图 6-8　Shonit 血液分析仪

Shonit 血液分析仪对显微镜和智能手机进行了有趣的融合。将血液标本放置在载物台上，显微镜会将影像传递到智能手机上，智能手机再通过 App 连接至 Manthana 平台，8 分钟后就能给出分析报告，而传统的血液检查会耗时约 20 分钟，且结果受医生主观影响。

出于对设备质量的把控，Shonit 血液分析仪全部由 SigTuple 自行生产。但随着产品线的丰富和市场的扩张，未来或许会将其外包给代工厂。

6.4.3　伙伴客户一体化，绑定利益共同体

数据是训练机器学习搭建出一套算法的关键，SigTuple 在医疗数据方面的合作伙伴——医院和病理实验室，也是它的客户。目前，它与 17 家医疗机构形成了试点合作关系，后者可以优先和优惠享受到 SigTuple 的新产品，条件是需向 SigTuple 提供经脱敏处理的医疗数据。

SigTuple 采用的是以硬件作为入口的盈利方式，将医疗设备出售或租赁给医

疗机构，并从每份检验报告中收取 40～80 美分的服务费作为收入。如图 6-9 所示即为 SigTuple 提供的整体的疾病筛查解决方案。

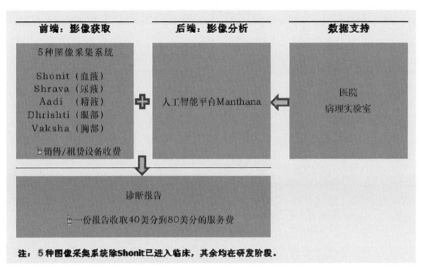

图 6-9　SigTuple 提供的整体疾病筛查解决方案

6.4.4　立足印度，放眼全球市场

SigTuple 创立至今共完成两轮融资——74 万美元的种子轮和 580 万美元的 A 轮（表 6-5），并在 A 轮中创造了印度科技医疗领域迄今最大的单轮融资纪录。

SigTuple 最大的投资方 Accel Partners 过去 12 年在印度的战绩傲人，曾先后成功投资电商平台 Flipkart[①]、时尚门户 Myntra 和数据分析公司 Mu Sigma 等细分行业独角兽，或许 SigTuple 将是它在医疗领域的第一枚荣耀徽章。

其他投资方包括印度 IDG 创投（IDG Ventures India）、VH 资本（VH Capitals）在内的机构投资者，以及不少知名的个人投资者。Flipkart 的两位创始人萨钦·班萨尔（Sachin Bansal）和比尼·班萨尔（Binny Bansal）两轮均参与投资，优步（Uber）前高级副总裁阿密特·辛格哈尔（Amit Singhal）、Google 硬件工程师德班扬·穆克吉（Debanjan Mukherjee）等科技行业内的技术"大牛"也出现在投资者的名单中。

---

① Flipkart：Flipkart 是由亚马逊的两名前员工萨钦·班萨尔 (Sachin Bansal) 和比尼·班萨尔 (Binny Bansal) 于 2007 年创建的，是印度最大的电子商务零售商。

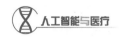
表 6-5 SigTuple 的融资情况

融资轮次	融资时间	融资金额（美元）	投资方
种子轮	2016 年 2 月	74 万	*机构投资者*：Accel Partners *个人投资者*：Sachin and Binny Bansal、Nirupa Bareja、Ashok Bareja、Debanjan Mukherjee
A 轮	2017 年 2 月	580 万	500 Startups、IDG Ventures India、Accel
C 轮	2019 年 4 月	1600 万	Trusted Insight、Accel、Chiratae Ventures、Piventures

有如此强大的后援团队，SigTuple 自然对未来充满信心。据悉，新一轮的融资将用于产品研发和人才招募。如果一切顺利，年底团队成员会由现在的 21 人扩充到 50 人左右，并将进入海外市场，中东和东南亚很有可能成为 SigTuple 海外扩张的第一站。

6.4.5 产业内同类公司——Athelas

近年来，随着人工智能技术的成熟，它在医疗领域的应用正在经历高速的增长。但若细分到将机器学习应用到血液检测的创业公司，则寥寥无几。

动脉网蛋壳研究院通过对行业内同类公司的筛选，认为美国山景城的血液筛查公司 Athelas 是 SigTuple 最合适的对标公司。那么 Athelas 是如何行动的呢？

Athelas 创办于 2014 年，创始人是当时年仅 17 岁就名扬硅谷的科技少年塔内·坦登（Tanay Tandon）。

Athelas 通过配套手机使用的显微镜，将血液图像传送到后端的机器学习平台，几分钟后就可以将检测结果发送给患者。目前，这套系统支持对白血病、痢疾和炎症等血液疾病的筛查。但不同于 SigTuple 的客户群体是医疗机构，Athelas 是直接面向接受血液检查服务的患者，二者的比较如表 6-6 所示。

表 6-6　Athelas 与 SigTuple 的比较

项目 ＼ 公司	Athelas	SigTuple
诊断方法	前端：作为手机配件的显微镜； 后端：深度学习构建的算法	优点：方便，可随身携带； 缺点：智能手机显微镜的准确度存疑，检测费用相对较高
盈利模式	手机显微镜 250 美元 / 台，检测 5 美元 / 次	缺点：成本高于 Athelas
融资情况	2016 年 9 月，融资 12 万美元； 2017 年 1 月，融资 350 万美元； 目前累计融资达 362 万美元	缺点：融资金额少于 Athelas，且缺少有影响力的投资者者
客户群体	直接面向 C 端接受服务的患者	优点：直接接触终端患者，更好地了解患者的诉求，提升品牌形象和知名度； 缺点：推广成本高；难以从医疗机构获取大批高质量的医疗数据

6.4.6　带给中国创业者的思考

动脉网蛋壳研究院拟站在创业者的立场，对于 SigTuple 一类的创业案例能否在中国进行复制和改良进行了如下梳理与思考，以供读者参考。

1. 市场空间：国内此类需求及国内市场竞争程度

血液检查是多种疾病诊断的第一步，目前国内暂无市场调研机构公布血检市场规模的具体数字。但血液检查有"高基数、低频次"的特点，"市场蛋糕"肯定不应该被轻易忽视。

根据检验医学网《2015 年国内血液分析仪市场占有率分析》的数据，日本希森美康公司的产品占据我国 65% 的市场，其次迈瑞占据 10% 的市场，其他公司市场占有率均在 3% 以下，市场呈现一家独大的局面。随着我国"十三五"规划的进行，政府重点助推医疗器械国产化，会对国内品牌形成有力的助推，竞争格局很有可能随之改变。希森美康的血液分析仪虽然价格较高，但胜在稳定。由此可见，精准度仍然是医院采购诊断设备的重要考虑指标。

在医疗器械国产化的大背景下，一套能够在质量上达到同外资品牌相同水准

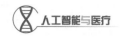

的国产诊断设备，其前景将是非常广阔的。

2. 数据来源：能否从医疗机构获取庞大的医疗数据

一方面，高数量、高质量的数据是机器学习的基础，但在国内获取到此类医疗数据恐怕存在不小的困难。一是国内医疗机构尤其是三甲医院强势，它凭什么要动自己的既有"蛋糕"与此类公司合作？但不合作如何采集到大量数据训练人工智能？由此面临"先有鸡还是先有蛋"的困境。另一方面，是各医院的信息系统和电子病历都是"孤岛"，如何将不同来源的数据都整合到自己的系统中或许也将带来不小的技术挑战。

3. 商业利益：盈利模式在国内是否可行

从目前外国媒体的报道来看，印度传统的血液检查均价在 7 美元左右，SigTuple 提供的血液检查服务成本低于传统血液检测，因此在价格上具有竞争力。

国内的血常规检测价格在 20 元左右，已经广泛普及，且检查费用本身不高，因此，如果在检测时间和检测精准度上没有明显提升的情况下，厂商很难说服医疗机构放弃已有的传统检测设备，重新采购一套新的血检系统。此外，想要在国内对这种模式进行复制，降低设备造价和运营成本也是两个可探索的方向。

6.5 希氏异构：携手华西医院，AI 独立超算中心"神农1 号"建成运行

2017 年 7 月 26 日，CCTV-1、新华社、中新社、人民网、《科技日报》等多家媒体报道了华西医院在医学人工智能技术上的重大研发进展和研发体系的构建。作为中国顶级的医疗机构之一，华西医院此次的信息披露，无疑是一个进军人工智能医疗市场的重大信号。

华西医院与希氏异构公司在消化内镜影像领域的人工智能技术研发取得了突破性进展，对于消化内镜下的多种疾病判定准确度达到 95% 左右。华西医院与希氏异构公司联合成立华西—希氏医学人工智能研发中心，在消化内镜、病理、CT、MRI 超声等多领域开展联合研究，布局未来智慧医疗。

6.5.1　希氏异构发展历程

目前，中国的医疗 AI 创业公司有很多，医疗 AI 领域有两个关键要素，就是"医疗"和"AI"。若是只能用开放式的平台去做一点数据训练，那不是真正掌握 AI 技术，若不能获得一流医疗机构的深度合作，那不能称为有合法的、高质量的医疗资源，只有这两者相加，才有可能做好这件事。

另外，还有一个更为重要的因素，那就是创业者一定要真正了解医疗行业的本质，要有从商业到技术应用，再到以多个视角看清楚医疗行业的头脑，否则做不成这件事。

希氏异构创始人宋捷（图 6-10）早年于医学院校毕业后，作为执业医师从事临床工作，后走上企业管理的道路。20 世纪 90 年代在中科院攻读商业经济方向研究生，10 多年前在中欧商学院（CEIBS）获得 EMBA 学位，曾担任过多家知名企业、上市公司的高管。

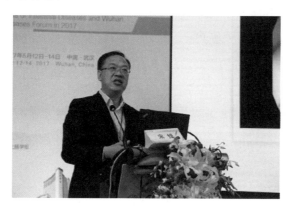

图 6-10　希氏异构创始人宋捷

"20 多年前，我主持过国内最早的 HIS 系统的开发；15 年前我在一家知名的药企做副总；10 年前我从研发开始进入医疗器械领域，所管理的公司获得了该细分领域第一个国家 III 类医疗器械证书；5 年前，我参与了多家三级医院的成功并购项目。过去的经历，让我不会孤立地看待一个医疗技术的前景和发展路线。"宋捷或许是从技术研发、企业发展、医疗需求、经济回报等多重视角看待医疗 AI 的。

2015 年，公司刚成立时，宋捷把研究方向定位在了消化道内镜。他之所以这么做，一方面是因为中国消化系统肿瘤占整个恶性肿瘤发病率的 43.5%，发病

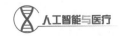

率高，医疗需求很大。另一方面是受到了其学长———一位消化界权威的医疗专家的影响，该专家一直在呼吁："中国应该让基层医院具备消化内镜的检查能力，因为对于消化道早期肿瘤，内镜检查是早诊早治的唯一手段。这类疾病若能早期干预，预后效果非常好；但若是发展到有症状而去就诊，往往已经失去最佳治疗时间。让基层医院具备内镜诊断能力，是消化领域技术发展的重中之重。"

但是医生经验的积累，绝非一蹴而就，最大的成本就是时间。用 AI 技术来弥补医生资源的不足，这是希氏异构选择从消化内镜领域进入医疗的初始原因。

幸运的是，公司成立没多久，国际顶级人工智能科学家吴韧博士团队（异构科技）确定以股权合作的方式加盟，从而使得希氏获得了国际一流的人工智能训练技术，公司开始进入快速发展阶段。

6.5.2　让 AI 找到疾病更多未知的关联

在产品研发的过程中，宋捷有自己的独特理解："我从来不认为把医疗数据找一个开放的平台做一下训练就能获得真正有价值的模型（技术）。医学 AI 的发展方向一定不是仅仅依靠人类对疾病的关联、特征的认识去让计算机对疾病做出判断。要知道，人类对自然的认识或许只有自然界本质的百分之几，倘若我们用这百分之几的'经验'去'规范'AI 对自然的认识标准，那么 AI 的未来一定不会有突破。我们更希望 AI 能帮我们找到尚未认识到的疾病的更多关联和最佳的治疗途径。"

宋捷的这段话听起来似乎有些费解，为此他又解释道："大多数同行做数据研究时都会请医疗专家标记疾病的具体特征，我们不会这样做，我们会把尽可能多的信息让计算机去学习，即使有些信息人类医学专家目前不认为与这种疾病有什么关联，但我们相信，用这样的研发思路，AI 才能发现更多我们所不知道的'东西'。AI 本质是高效率的思维，而不是对人类的简单模仿。"

6.5.3　计算力带来的是倍数级的差异

希氏异构的董事、专家委员会主席吴韧博士（图 6-11）是世界级的技术"大牛"，他是最早利用 GPU 进行海量解析的专家之一，是国际著名计算机博弈专家，曾担任美国惠普实验室资深科学家及 CUDA 研究中心首席研究员。此后应邀加入

AMD公司，领导AMD异构系统的研发团队，担任AMD异构系统首席软件架构师。

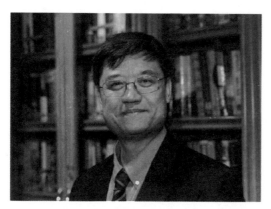

图 6-11　希氏异构的董事、专家委员会主席吴韧博士

2013年9月，吴韧博士离开AMD公司，受百度公司李彦宏先生邀请，作为百度"杰出科学家"加入百度深度学习研究院（Institute of Deep Learning，IDL）。

吴韧博士团队的加入不仅为希氏异构带来了40多位海内外优秀的AI专家的强大技术支持，同时还为公司带来超强的计算能力。众所周知，医学图像的数据是很大的，如一个数字病理图片，其大小在几GB到几十GB，面对海量的大数据，对运算能力的要求是很高的。

宋捷告诉动脉网，虽然现在有很多提供云计算服务的机构，如阿里、亚马逊等；也有专门研发超级计算机的厂商，如英伟达；他们的平台、产品计算能力很强，但他们是提供广域的服务而不是专门用来处理特定数据的。使用共享的计算资源完成特别大的计算量，很多时候是有困难的。

希氏异构目前使用的超级计算机是吴韧博士设计的，宋捷表示："相比于使用云端的开放式计算平台和市场上产品化的高性能计算机的同行，希氏异构所使用的超级计算机计算能力高于其他家数倍、十数倍。"

吴韧博士表示："从本质上说，目前的各种算法都没有太大的区别，能够带来AI技术的差异也就是百分级的差异；但是'算力'带来的差距则是倍数级的差异。同样的时间，如果你只能完成一次AI数据训练，而我已经完成了很多次的迭代，技术的优劣一目了然！"

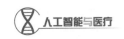

6.5.4 华西能够提供的不仅仅是数据

正是由于希氏异构团队的技术与经验优势，华西医院决定与希氏异构展开合作。2017 年，受四川省政府重点发展生物医疗产业的政策吸引，希氏医疗转移到四川。2017 年 3 月，四川希氏异构医疗科技有限公司在成都医学城温江成立。

与华西医院的合作，使得希氏异构获得了高质量的医疗数据和一流的临床专家资源的支持。也正是以华西医院的数据为基础，希氏异构才可以在不做局部标注的情况下进行模型训练，最后获得的效果得到了华西医院的专家认可。

宋捷认为："医疗专家在医疗 AI 研发方面的作用，绝不是提供一下数据，更不是做个图片的局部'标注'，真正的价值是他们医疗研究的思路甚至是直觉，还有他们能告诉我们真正的临床'痛点'，这是技术应用的方向。在医学 AI 领域，医生的重要性甚至超过 AI 技术专家。"

四川大学华西医院消化内科唐承薇教授介绍："通过华西—氏内窥影像及视频智能系统对静态图片和动态视频做出的提示与判定，不仅可以帮助各级医生快速完成诊断以提高工作效率，更重要的意义在于能大范围地帮助基层医生或年轻医生产出高质量的胃镜检查诊断结果，并引导治疗。"

华西医院院长李为民表示："华西—希氏医学人工智能研发中心，既是四川大学华西医院产、学、研、用协同创新的重大科技转化平台，也是华西医院以开放姿态释放医院资源的重要标志。"

与华西医院的合作为 AI 技术的应用带来了很好的通道。可以想象，华西与希氏异构的"联姻"为其 AI 技术深深地打上了"华西"的烙印，华西医院本身的体量很大，其下属医联体就更多，技术成熟后的第一应用领域似乎不言而喻，更不用说华西医院在医疗行业的感召力。

希氏异构与华西医院的合作不仅仅是目前的消化、病理、超声、CT、磁共振等独立的领域，更多的真正体现 AI 魅力的医学多学科协同研发的临床应用技术才是他们阶段性的目标。据悉，华西医院与希氏异构已经开始申报多个省级和国家级的重大项目。

6.5.5 两种商业化落地方案已经在实施

在商业化方面，希氏异构已经有两个方面的准备，一是医疗设备，二是医疗服务。

（1）对于医疗设备，公司有以下两种产品推出。

第一种是以技术授权的方式与消化内镜生产商合作，厂商每卖出一台人工智能内镜设备，希氏异构就会从中获利。目前，公司已确定了第一家合作企业——上海成运医疗设备股份有限公司，他们在 2018 年联合搭载了 AI 技术的消化内镜。该内镜是基于早已取得国家许可的设备所做的技术更新产品，无需经过复杂的新产品报批流程，2019 年可以获准上市。这种合作模式既适合传统消化内镜，又适合胶囊内镜。

第二种是针对医疗机构已经存在的消化内镜，希氏异构研发出消化内镜判定仪器，这个设备可以与消化内镜相结合，帮助医生进行判断。目前正在 CFDA 2 类器械认证中。

（2）对于医疗服务，希氏异构已着手与一流医疗机构的合作，联合推出轻资产的第三方医疗诊断中心的服务。

"我们以 AI 技术加一流临床专家的方式服务于各级医疗机构，包括体检中心，你可以选择使用不同的服务，可以是收费非常低廉的 AI 服务，也可以是由知名专家给出诊断结果的服务。我们只为医疗机构提供高水平的医疗支持，让他们快速开展过去无法顺利展开的业务，但我们不会接触患者，这样可能会有更多的医院愿意跟我们合作。我们提供不限量的 AI 技术服务的收费标准，仅为基层医院医生工资的一半，相信以这样的收费价格，很多医院都会愿意合作的。"谈到医疗服务，宋捷这样说。

从理念到医疗和技术团队，从计算能力到训练数据，从合作方到商业化落地方案，希氏异构拥有自己独特的优势，这也是希氏异构敢于与众不同的资本。

关于与资本的对接，宋捷表示，希氏只在天使阶段做过一次融资，目前打算进行新一轮的融资，资金主要用在这几个方面：完善消化 AI，包括设备和服务两大产品的推出；2018 年年底在病理、影像方面做出突破；建设轻资产的 AI+ 专家模式的第三方诊断中心。

6.5.6　医疗图像 AI 独立超算中心 "神农 1 号" 建成运行

2018 年 6 月 8 日，目前国内算力最强的专用于医学图像人工智能技术的研发平台——"神农 1 号"（SINOSEEDS）超算中心在成都正式运行并对外发布，

图 6-12 所示为"神农 1 号"超算中心产品发布会现场。

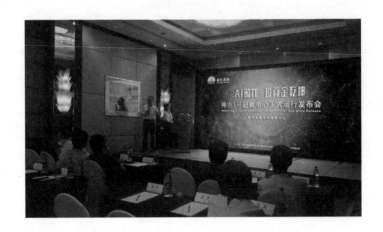

图 6-12 "神农 1 号"超算中心产品发布会现场

什么是超算？据介绍，人工智能应用技术研发的核心要素是算法、数据和算力，随着人工智能技术的发展和普及，算法已经不再是进入的门槛或壁垒，而数据资源和计算能力则成为最关键的竞争力。如果说大数据是"矿山"，那么超算能力就是"挖掘机"，没有足够庞大的"挖掘机"，再好的"矿"也无法被快速有效地开采。

据悉，在医学人工智能应用技术研发方面，我国在医疗数据资源上有着得天独厚的条件，但需要强大的计算能力，才有可能把有用的医疗数据变成有用的医疗智能，从而更快地让医学人工智能技术落地，让人工智能真正提高我们的整体医疗水平。

此次发布的"神农 1 号"超算平台由希氏异构公司董事、专家委员会主席、国际知名的 AI 科学家和高性能计算专家吴韧博士率领异构技术团队设计，并得到了英伟达公司的支持。

据介绍，这台超级计算机 I 期工程采用了 64 个英伟达最新的 Tesla V100 GPU，配合高速网络、独特的系统设计、独到的算法和软件的优化，整个系统能够非常高效地完成各种医疗人工智能的训练任务。

吴韧博士介绍，"神农 1 号" I 期训练 ImageNet 模型只需要 52 分钟，而传统的服务器训练通常需要 10 天左右；其运行的自主研发的超算并行训练软件可以在 1024GPU 系统上保持 90% 的线性加速。他表示，这套强大系统的计算能力，可以加速医疗图像相关的多种模型训练，相信将有更多的具有应用价值的医学人工智能模型快速推出。

吴韧博士一直坚信，"大数据＋深度学习＋高性能计算＝更高的智能"。此次"神农1号"亮相，正是他主张的"ASIC 芯片＋训练模型"的全站式 AI 解决方案极好的实例，并会在更多细分领域得到应用推广。

希氏异构创始人宋捷表示：作为一家拥有足量医疗数据资源的公司，"神农1号"的成功运行，将使医疗图像 AI 的数据训练效能实现飞跃，在多个细分医疗领域也有望短期内获得更大的突破。

作为"神农1号"GPU 芯片提供方，英伟达中国高性能计算与新兴业务总经理刘通表示："作为 NVIDIA Inception[①] 的成员企业，希氏异构基于 GPU 平台发挥了强大的创新能力，英伟达人工智能计算平台支持下"神农1号"分展示了 Tesla V100 在人工智能方面强大的性能和 GPU 为医疗行业带来的无限创新可能。"

希氏异构近年来在医学 AI 领域捷报频传，此次随着"神农1号"部署成功，希氏异构已经成为同时拥有广泛医疗资源和强悍计算能力的超一流医疗 AI 企业。

6.6 脑医生：利用 AI 技术进行阿尔茨海默病的筛查和诊断

阿尔茨海默病（俗称老年痴呆症）作为一种常见的、原因未明的神经系统退行性疾病，已经严重影响了现代社会中老年人的身心健康。它的临床表现为认知和记忆功能不断退化，日常生活能力进行性减退，并伴随各种精神症状和行为障碍。

国际老年痴呆协会发布的数据显示：2013 年，全球老年痴呆人数为 4400 万元，其中 50%～75% 为阿尔茨海默病患者。2015 年，全球新增 990 万名痴呆患者，平均每 3 秒新增 1 人。在全球范围内，2015 年护理老年痴呆产生的总费用预计为 8180 亿美元，与 2010 年相比，增加了 2140 亿美元。

---

① NVIDIA Inception：英伟达（NAVIDIA）公司制订了 Inception 计划，以确定最优秀的 AI 初创公司，为这些创业公司提供强大的支持，以促进其发展。

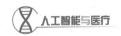

目前，中国阿尔茨海默病患者人数已居世界第一。2014年的调查数据显示，中国有90%的阿尔茨海默病患者未经过诊断治疗。

虽然目前没有方法可以在疾病晚期阶段阻止该疾病的恶化，但有证据表明，如果疾病发现得早，阿尔茨海默病是可以通过药物治疗和控制的，能够帮助患者改善认知功能、延缓临床病程10～15年。

发达国家中每位阿尔茨海默病患者平均每年耗用33 000美元。早期的诊断和诊断介入，可使患者显著延后入住看护机构，平均每年可净节省10 000美元的费用。

目前，国内各大医院的神经内科、精神科、老年科的记忆障碍门诊均可对阿尔茨海默病进行诊断。其中，常规诊断程序包括病史回顾、体格检查、痴呆筛查测试（量表评估）、脑神经系统检查及实验室检查（如血生化及CT、MRI、PET/SPECT等脑部扫描检查）等。这些方法对疾病的诊断有作用，但前提是需要有经验的医生，而且这些方法并不适用于大规模的早期筛查。

面对这种现状，王思伦博士创办了铱碳医疗科技有限公司（主打产品脑医生智能诊断云平台系统），利用AI技术进行阿尔茨海默病的早期筛查和诊断。目前，已经在多家三甲医院进行临床试用，准确率达到85%。其回国几个月就完成了数百万美元的天使轮融资，由道彤清辉领投，艾瑞资本和上海圣习跟投。脑医生是如何做到的呢？

6.6.1 将医生的经验"数字化"

在现在的医疗机构中，医生获取患者的MRI图像（图6-13）后，往往是根据经验判断患者的大脑是否萎缩。因为通过经验判断差异化很大，所以漏诊的现象时常出现。

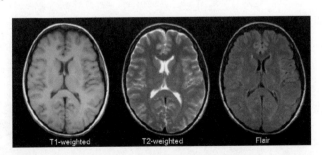

图6-13 医生诊断用的MRI图像

脑医生的云平台工作流程为：医生将受试者的数据上传，脑医生通过图像处理、大数据运算和统计学分析等方法，将医生的经验量化、标准化，最后得到精确的诊断报告。

如图6-14所示，红色的区域是大脑皮层灰质，这个区域的萎缩是阿尔茨海默病患者重要的早期诊断指标。脑医生系统通过自动标注受试者大脑重要结构的体积，将其与正常指标做对比，就可以对受试者的情况做出判断。

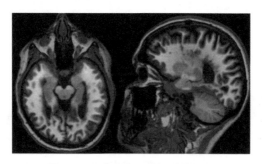

图6-14 脑医生系统标注的图像

王思伦博士表示，现阶段脑医生最后给出的诊断报告就像我们感冒时的血常规化验单：白细胞总数12.2（正常5～12），中性粒细胞总数8.6（正常2～7.8），淋巴细胞比例17.9（正常20～40）。该诊断报告包含大脑重要结构的数据，包括脑灰质和脑白质体积、海马结构及全脑45个重要分区的指标。医生一眼就可以看明白，并给出结论。拿到国家食品药品监督管理总局认证以后，脑医生会推出带有结论的诊断报告，供医生参考。

使用过的医生反馈，脑医生系统主要有以下3个优势。

第一，人性化的系统设置，操作简单。这与王思伦博士多年的从医经验有关，他希望医生用产品时感到舒服，能够最大限度地减轻医生的工作量。

第二，数据清晰、全面。脑医生系统得出的数据对中枢神经系统疾病，如阿尔茨海默病，帕金森综合征、癫痫、多发性硬化、脑损伤等都有重要的参考意义。多数据的呈现可以帮助医生做全面的诊断，使放射科和神经内科的诊断更具有针对性和科学性。

第三，科研上的帮助。由于计算量和数据的限制，临床医生在开展脑科学研究时常常受限于计算机操作和数据的分析，脑医生提供一站式平台，非常适用于标准数据的采集和案例整理，为临床研究提供帮助。

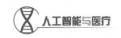

6.6.2 医学 AI 需要多学科交叉合作

脑医生项目诞生于 2016 年 9 月。王思伦博士从中山医科大学本科毕业以后，在北京大学附属医院放射科工作了 3 年，后来考取了香港大学放射学系的研究生和博士，之后在约翰·霍普金斯大学医学院（The Johns Hopkins University）做博士后研究，在爱默里大学（Emory University）做高级研究员。

从硕士开始，王思伦博士就一直从事中枢神经系统影像学、分子影像学及肿瘤影像学的研究。2013 年，王思伦博士获得国际核磁共振协会的"青年院士"，2014 年获得北美放射学会分子影像学优秀研究奖，并荣获约翰·霍普金斯大学最佳研究奖。

为了此次创业，王思伦博士准备了将近两年的时间。在这两年的时间里，人工智能的深度学习技术得到了快速的发展，这为医学影像的智能处理奠定了基础，并开辟了未来医学的新方向。另外，在美国工作的 10 年时间里，他也看到了该病症对社会的影响，以及美国为预防和缓解阿尔茨海默病所做的巨大努力。

在调查阶段，他意识到中国老龄化加剧带来的巨大市场，以及中美两国在阿尔茨海默病防治方面的差距。由于国内还没有这方面的创业公司，于是他下决心创办脑医生项目。

目前，脑医生项目充分利用其国际化背景，大力整合国际和国内资源。其核心 AI 技术团队在海外有着丰富的数据处理、模型建立及算法开发的经验，其国内团队熟悉中国市场的运作和推广。王思伦博士表示："只有充分整合国内和国际资源，大力推进研发和落地，才能真正实现商业方面的成功。"

除了 AI 技术人才的搭建，王思伦博士还组建了一批由医生、IT、云计算、统计学、大数据等领域专家组成的团队。他们大多数毕业于国内外著名高校，如麻省理工学院、牛津大学、加州大学伯克利分校、斯坦福大学等。在他看来，医学 AI 是一个多学科交叉的领域，需要多个行业的专家共同参与，才能把事情做好。

6.6.3 MRI 图像的最优选择

在现实的临床中，CT、MRI、PET/SPECT 等各种影像都可以用来诊断老年痴呆症。通过比较，脑医生首先选择了 MRI 图像作为突破口。

王思伦博士表示："MRI 图像有很多优势：第一，在获取 MRI 图像时对人体没有放射性损伤。第二,MRI的结构性扫描在临床应用广泛,非常容易获得。第三,获取成本低、时间短。通常情况下,患者拍MRI图像的成本在几百元左右,相比于PET/CT,成本要低很多;另外,拍摄时间短,不会对临床工作带来很多干扰。"因此,美国放射科学会也推荐MRI图像作为诊断阿尔茨海默病的最佳影像学方式。

脑医生的数据库准确来说有两个:一个是基于正常人群的人脑灰质体积、皮层厚度、白质体积和海马结构数据库;另一个是基于阿尔茨海默病患者的人脑灰质体积、皮层厚度、白质体积和海马结构数据库。王思伦博士团队就是利用这两个数据库来训练人工智能模型的。

6.6.4 清晰的用户模式

在商业方面,王思伦博士表示,公司预计可以在 2019 年拿到国家食品药品监督管理总局的认证。在此之前,公司将和 5 ～ 8 家重要的地区性三甲医院进行合作,落实用户模式、收费模式和推广模式。

此外脑医生也将与药企合作。目前,中国正在研发的神经退行性疾病药物有100 多种,脑医生会和药企进行广泛合作,并成为标准化的检测手段。

另外,脑医生项目具有广泛的临床应用性和重要的临床意义,非常适用于开展大规模阿尔茨海默病的人群筛查。

在融资方面,脑医生已经获得了数百万美元的天使轮融资,2018 年 5 月,获得海尔资本的数千万元 Pre-A 融资。

6.6.5 国际上的其他研究团队

除了中国,在国际上也有其他的研究团队在做这样的事情。

2018 年 6 月,韩国高科技科学院(Korea Advanced Institute of Science and Technology)和天安(Cheonan,韩国地名)公共卫生中心的科学家们通过深度学习开发出一项技术,能以超过 84% 的准确度识别未来 3 年可能发展成为阿尔茨海默病的潜在病人。

他们的方法与脑医生有点类似。近年来,世界各地的阿尔茨海默病研究人员一直在建立一个健康人群与阿尔茨海默病患者脑图像的数据库。他们用的是大脑PET 扫描图像,而不是 MRI 图像。研究人员使用这个数据库来训练卷积神经网络,并且在此基础上识别它们之间的区别。该数据库由 182 位 70 多岁的健康人大脑

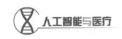

图像和139位相似年龄的确诊为阿尔茨海默病患者的大脑图像组成。通过培训，该机器软件系统很快就学会了识别差异，精确度几乎达到了90%。

另一个案例来自欧洲，西班牙马拉加大学（University of Malaga）和格拉纳达大学（University of Granada）的研究人员携手合作，于2018年3月在著名期刊《国际神经系统杂志》上发表了名为《用于阿尔茨海默病早期诊断的深度学习架构组合》的短文。这项研究提出了利用深度学习技术融合功能性图像和结构性图像，来诊断阿尔茨海默病的方法。

该人工智能技术旨在对高级数据抽象建模，通过自动获取所关注的影响区域，让计算机学会区分健康人和病人的大脑。根据研究人员的解释，"该研究利用深度学习技术计算大脑功能预测方法和磁共振成像，预防阿尔茨海默病。为了实现这一目标，我们使用了不同的神经网络，对大脑的每个区域进行建模，然后再把它们结合起来。"目前他们并没有公布准确率。

6.7 齐济医疗：如何用 SaaS+ 人工智能解放医院肾内科

所谓齐济医疗，"齐"是集众人之力之意，"济"是济世救民之意。中国的医疗事业不能靠个人英雄主义，而是要靠众人的力量，齐济医疗也因此得名。

齐济医疗的核心团队由数名具有欧洲多年工作经验的人才构成。经过两轮融资，目前团队已超过20人。齐济平台最核心的能力是利用专业的大数据技术，为医生提供高效的数据收集、整理和分析。

6.7.1 我国医院肾内科治疗状况

肾病是一个高消费病种，在国家的医保开销中，肾病占据了较大的比例。无论是从治疗层面还是从患者层面，政府都有非常强的控费需求。对于国家卫生健康委员会来说，数据的监控是其最大的痛点。现阶段，我国医院肾内科普遍存在以下3个问题。

第一，医疗硬件如血压计、体重计、血透机等，由于数据长期以数据孤岛的方式存在，这些硬件设备产生的数据只能依靠医生或护士手工誊写到计算机中，因此操作的人工成本较高。

第二，由于医院内部信息化系统的数量繁多，一家三级医院有近百种不同类别的软件系统。医生为了拿到患者的肾病相关数据，往往需要用多个账号，登录多个软件平台。

第三，肾内科预警和追溯的需求。肾内科是一个高危科室，患者的病情随时可能出现恶化，但国内三甲医院的医患比例导致一个医生要服务数千名患者。并且当医院出现严重的传染突发事件时，需要有追溯机制去控制传染发生的范围。

强大的自动化系统，能够帮助医生跟踪患者病情数据的变化，从而减轻人工审核患者临床的工作量。

6.7.2　长征医院的合作案例

上海长征医院的血液透析室是全国唯一一家每日透析四班的透析室。在巨大的工作压力下，医护人员要保证不出差错极其困难。

在与齐济医疗合作之前，长征医院的血液透析室管理基本采用纸质表格进行排班、书写患者数据报告。在引入齐济医疗平台之后，可以实现自动签到、自动排班、自动预警、自动药品管理等功能，从而大大减轻了护士的工作压力，提高了医院的服务水平。

在数据收集方面，齐济医疗平台与医院内各种信息化系统对接，把肾内科相关数据统一收集到一个平台上。齐济医疗平台利用 4 款软件（DDS[①]、PDS[②]、AKI[③]、CKD[④]）与专业化检查设备进行连接，从而对不同时段医院科室、血液透析站、患者家中的患者诊断与治疗信息进行收集汇总。

在腹膜透析方面，齐济医疗为长征医院做了远程医患关系的信息化服务。长征医院的腹透医生和护士可以通过微信号，为患者提供每日辅助效果的监控，从而降低了患者来医院问诊的频率，提高了医护人员随访的密度。

此外，长征医院科室主任还有科研上的需求，如特殊并发症的分析和监控。科室主任根据初步分析大胆猜想，并通过数据系统验证，进而利用机器学习提升数学模型。

---

① DDS：血液透析管理。
② PDS：腹膜透析管理。
③ AKI：急性肾病管理。
④ CKD：慢性肾病管理。

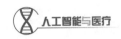

针对这种情况，齐济医疗建立了人工智能数学模型，帮科室管理者和医生推导出更多的信息系数，并提供临床决策支持。

目前，齐济医疗已经通过人工智能引擎，与长征医院合作开展腹膜炎的并发症危险因素分析。未来，这项合作还将会形成腹膜炎的预测平台。

在定制化方面，齐济医疗平台的基础套餐已经能够满足大部分医院的电子化需求。

对于医院之间肾内科行政管理上的差异，如医院的支付、患者的进出流程，以及纸质文档的打印格式和内容等，通过齐济医疗平台快速低成本的定制，可以最大限度地满足不同客户的个性化需求。

6.7.3　齐济医疗的服务对象

齐济医疗的服务对象以公立医疗机构为主，私立医疗机构尚处于起步阶段，且两者服务的方向存在较大差异。

私立医疗机构如第三方血透中心和民营医院，不像二甲、三甲医院那样以软件销售为主，而是以远程管理为主。从国家政策来看，未来综合性民营医院的血透中心和第三方血透中心将迎来快速发展。

民营医疗机构面临的最大问题是优秀医生的匮乏，第三方血透中心要发展，必须要有优秀人才的支撑。在美国，一位医生可以直接负责十几个血透中心，中国的医生与之相比，相去甚远。

通过齐济医疗平台，可以打通医疗机构空间和时间的界线，让大医院的主任医师有时间、有精力在公立医院直接为民营医院和第三方血透中心提供服务，从而实现优秀人才的资源共享。齐济医疗依托三甲医院的知名医生，来委托管理综合性民营医院的血透中心和第三方血透中心的病人。在远程管理的过程中，齐济医疗会从医疗机构那里收取一定的管理费用。

与第三方血透中心的合作，更偏向于提高服务质量和导入患者的流量。而综合性民营医院血透中心，除了血透服务之外，合作内容还包括肾内科药物销售等。因此，齐济医疗与后者的合作维度要更广一些。

6.7.4　从 B2B 转型为 B2C

目前，齐济医疗已经与上海长征医院、江苏省人民医院、杭州邵逸夫医院、郑州大学第一附属医院及广州南方医院等 30 多家知名三甲医院达成了合作。

　　未来，齐济医疗的业务模式会逐渐从 B2B 转型为 B2C，提供远程医疗监控、就近透析治疗、最惠购药推荐、居家检测检验和特色肾病保险等一体化的聚焦肾内科的便捷服务，这是齐济医疗的下一步计划。

第7章

政府引导：
人工智能与医疗政策监管

　　人工智能技术在医疗领域的应用，既是机遇也是挑战，无论是监管层还是产业界，各国都还没有充分准备好以迎接这一新鲜事物，仍在探索中前行。因此，人工智能的利益相关者必须通过合作，确保监管体系的顺利发展，以适应人工智能带来的变化。

7.1 中国人工智能政策演变

虽然在人工智能的基础技术上，我国和美国还有一定的差距，但是政府已经从系统布局，整体部署我国的人工智能发展规划，表 7-1 所示为我国在人工智能方面制定的一些政策。2017 年 7 月 20 日，国务院发布了《新一代人工智能发展规划》，这是在国家层面首次对一项技术内容进行全盘布局。

表 7-1 中国人工智能相关政策整理

时间	政策名	办法机构	主要内容
2015 年 5 月 8 日	《中国制造 2025》	国务院	在《中国制造 2025》中，智能制造被定位为中国制造的主攻方向。加快机械、航空、船舶、汽车、轻工、纺织、食品、电子等行业生产设备的智能化改造，提高精准制造、敏捷制造能力。统筹布局和推动智能交通工具、智能工程机械、服务机器人、智能家电、智能照明电器、可穿戴设备等产品研发和产业化
2015 年 7 月 4 日	《国务院关于积极推进"互联网+"行动的指导意见》	国务院	依托互联网平台提供人工智能公共创新服务，加快人工智能核心技术突破，促进人工智能在智能家居、智能终端、智能汽车、机器人等领域的推广应用，培育若干引领全球人工智能发展的骨干企业和创新团队，形成创新活跃、开放合作、协同发展的产业生态
2016 年 3 月 21 日	《机器人产业发展规划 (2016—2020 年)》	工信部、发改委、财政部	在工业机器人领域，聚焦智能生产、智能物流，攻克智能机器人关键技术，提升可操作性和可维护性，重点发展弧焊机器人、真空 (洁净) 机器人、全自主编程智能机器人、人机协作机器人、双臂机器人、重载 AGV6 种标志性工业机器人产品，引导我国工业机器人向中高端发展
2016 年 5 月 18 日	《"互联网+"人工智能三年行动实施方案》	发改委、科技部、工信部和网信办	到 2018 年，中国将基本建立人工智能产业体系、创新服务体系和标准化体系，培育若干全球领先的人工智能骨干企业，形成千亿级的人工智能市场应用规模

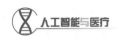人工智能与医疗

续表

时间	政策名	办法机构	主要内容
2016 年 11 月 29 日	《"十三五"国家战略性新兴产业发展规划》	国务院	推动类脑研究等基础理论和技术研究，加快基于人工智能的计算机视听觉、生物特征识别、新型人机交互、智能决策控制等应用技术研发和产业化，支持人工智能领域的基础软硬件开发。鼓励领先企业或机构提供人工智能研发工具及检验评测、创业咨询、人才培养等创业创新服务
2017 年 7 月 8 日	《新一代人工智能发展规划》	国务院	分阶段设立了到 2030 年的人工智能"三步走"目标，描绘了我国新一代人工智能发展的蓝图

在 2016 年之前，人工智能只是在部分产业规划中被提及。例如，2015 年 5 月，《中国制造 2025》规划中提到智能制造被定位为中国制造的主攻方向。同年 7 月，"人工智能"被写入《国务院关于积极推进"互联网＋"行动的指导意见》，被列为"互联网＋"战略的一部分。

2016 年 5 月 18 日，发改委、科技部、工信部和网信办联合印发了《"互联网＋"人工智能三年行动实施方案》，这是第一个以人工智能为主题的政策文件，它从科技研发、应用推广和产业发展等方面提出了一系列措施，这些措施将支持人工智能领域的芯片、传感器、操作系统、存储系统、高端服务器、关键网络设备、网络安全技术设备、中间件等基础软硬件技术开发，以及开源软硬件平台和生态建设。

2017 年 7 月 28 日，国务院发布了《新一代人工智能发展规划》，这是我国在人工智能领域进行的第一个系统部署的文件，也是面向未来打造我国先发优势的一个指导性文件，重点是对 2030 年我国新人工智能发展的总体思路、战略目标和主要任务、保障措施进行系统的规划和部署。

2018 年 10 月 31 日，习近平主席在中共中央政治局第九次集体学习时强调，人工智能是新一轮科技革命和产业变革的重要驱动力量，加快发展新一代人工智能是事关我国能否抓住新一轮科技革命和产业变革机遇的战略问题。要深刻认识加快发展新一代人工智能的重大意义，加强领导，做好规划，明确任务，夯实基

础，促进其同经济社会发展深度融合，以推动我国新一代人工智能健康发展。

除了从国家层面推动人工智能的产业发展外，人工智能在应用过程中所涉及的法律法规问题也需要尽早规划和监管。特别是在监管严格的医疗行业中，人工智能的商业化应用还有很多问题需要通过政策进行规范。

第一，人工智能的应用规范。医疗问题涉及人的健康和生命，任何问题都和患者的生命安全息息相关，所以，我们需要尽快在国家层面明确监管措施，用法规来监管人工智能在医疗上的应用范围、监管范围、风险责任判定等。

第二，数据的合理、合法应用。因为人工智能需要从过往数据中进行学习，才会使其拥有智能，并得到提高，所以，大量高质量的医疗数据是人工智能具有判断力的基础。美国要求医疗信息的商业化应用必须严格符合 HIPAA 和 HITECH 两个法案的规定。我国目前在此领域尚没有明确的政策出台，我们应该尽快明确如何利用数据、哪些数据可以利用、哪些数据不能利用，以及应该用什么法律来进行监管。

首先，要从法律上明确数据的归属，无论数据是属于产生数据的主体，还是属于记录数据的企业，商业交易的前提是清晰的产权归属。如果产权存在瑕疵，就意味着交易存在法律风险。

其次，医疗数据的使用还需要遵守安全规范的严格管控，加强应用安全风险评估和防范。数据的交易和使用需要提升透明性，用户必须充分知情并明确表示同意，并提供退出机制。

最后，产业政策扶持。目前，我国的高科技公司中，有超过半数的公司并没有将人工智能列入战略计划之中。即使开始涉及人工智能，也可能在数据、人才、技术上存在阻碍，在引导数字医疗产业完成人工智能的变革方面，政府可以通过一些传统经济工具，帮助企业克服人工智能发展初期所面临的问题。

欣喜的是，我们看到了《新一代人工智能发展规划》的发布，从国家层面推动人工智能的发展。未来，我国要将人工智能在各个领域中的创新转化为可持续的生产力，只有在一整套战略规划和政策扶持下，才能打牢人工智能的根基。

对医疗数据使用权的解释分布在《执业医师法》《母婴保护法》《未成年人保护法》《传染病防治法》《医疗病历管理规定》《医疗事故处理条例》《中华人民共和国刑法修正案（九）》《邮政法》等法律法规中。

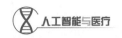

7.2 《新一代人工智能发展规划》概述

为抓住人工智能发展的重大战略机遇，构筑我国人工智能发展的先发优势，加快建设创新型国家和世界科技强国，实施新一代人工智能重大科技项目。2016年7月，徐匡迪、潘云鹤等一批院士提出了"启动中国人工智能重大科技计划的建议"，2017年7月8日，国务院发布《新一代人工智能发展规划》。

《新一代人工智能发展规划》描绘了未来几十年我国人工智能发展的宏伟蓝图，确立了"三步走"的战略目标。

第一步，到2020年人工智能总体技术和应用与世界先进水平同步，人工智能产业成为新的重要经济增长点，人工智能技术应用成为改善民生的新途径，有力支撑进入创新型国家行列和实现全面建成小康社会的奋斗目标。

第二步，到2025年人工智能基础理论实现重大突破，部分技术与应用达到世界领先水平，人工智能成为带动我国产业升级和经济转型的主要动力，智能社会建设取得积极进展。

第三步，到2030年人工智能理论、技术与应用总体达到世界领先水平，成为世界主要人工智能创新中心，智能经济、智能社会取得明显成效，为跻身创新型国家前列和经济强国奠定重要基础。

同时，《新一代人工智能发展规划》立足国家发展全局，提出了以下六个方面的重点任务。

（一）构建开放协同的人工智能科技创新体系。

围绕增加人工智能创新的源头供给，从前沿基础理论、关键共性技术、基础平台、人才队伍等方面强化部署，促进开源共享，系统提升持续创新能力，确保我国人工智能科技水平跻身世界前列，为世界人工智能发展作出更多贡献。

（二）培育高端高效的智能经济。

加快培育具有重大引领带动作用的人工智能产业，促进人工智能与各产业领域深度融合，形成数据驱动、人机协同、跨界融合、共创分享的智能经济形态。数据和知识成为经济增长的第一要素，人机协同成为主流生产和服务方式，跨界融合成为重要经济模式，共创分享成为经济生态基本特征，个性化需求与定制成为消费新潮流，生产率大幅提升，引领产业向价值链高端迈进，有力支撑实体经济发展，全面提升经济发展质量和效益。

（三）建设安全便捷的智能社会。

围绕提高人民生活水平和质量的目标，加快人工智能深度应用，形成无时不有、无处不在的智能化环境，全社会的智能化水平大幅提升。越来越多的简单性、重复性、危险性任务由人工智能完成，个体创造力得到极大发挥，形成更多高质量和高舒适度的就业岗位；精准化智能服务更加丰富多样，人们能够最大限度享受高质量服务和便捷生活；社会治理智能化水平大幅提升，社会运行更加安全高效。

（四）加强人工智能领域军民融合。

深入贯彻落实军民融合发展战略，推动形成全要素、多领域、高效益的人工智能军民融合格局。以军民共享共用为导向部署新一代人工智能基础理论和关键共性技术研发，建立科研院所、高校、企业和军工单位的常态化沟通协调机制。促进人工智能技术军民双向转化，强化新一代人工智能技术对指挥决策、军事推演、国防装备等的有力支撑，引导国防领域人工智能科技成果向民用领域转化应用。鼓励优势民口科研力量参与国防领域人工智能重大科技创新任务，推动各类人工智能技术快速嵌入国防创新领域。加强军民人工智能技术通用标准体系建设，推进科技创新平台基地的统筹布局和开放共享。

（五）构建泛在安全高效的智能化基础设施体系。

大力推动智能化信息基础设施建设，提升传统基础设施的智能化水平，形成适应智能经济、智能社会和国防建设需要的基础设施体系。加快推动以信息传输为核心的数字化、网络化信息基础设施，向集融合感知、传输、存储、计算、处理于一体的智能化信息基础设施转变。优化升级网络基础设施，研发布局第五代移动通信（5G）系统，完善物联网基础设施，加快天地一体化信息网络建设，提高低时延、高通量的传输能力。统筹利用大数据基础设施，强化数据安全与隐私保护，为人工智能研发和广泛应用提供海量数据支撑。建设高效能计算基础设施，提升超级计算中心对人工智能应用的服务支撑能力。建设分布式高效能源互联网，形成支撑多能源协调互补、及时有效接入的新型能源网络，推广智能储能设施、智能用电设施，实现能源供需信息的实时匹配和智能化响应。

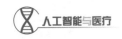

（六）前瞻布局新一代人工智能重大科技项目。

针对我国人工智能发展的迫切需求和薄弱环节，设立新一代人工智能重大科技项目。加强整体统筹，明确任务边界和研发重点，形成以新一代人工智能重大科技项目为核心、现有研发布局为支撑的"1+N"人工智能项目群。

有需的读者请扫描二维码查看官方文件全文。

7.3 《新一代人工智能发展规划》与大健康相关的四大部分

笔者梳理了一下《新一代人工智能发展规划》文件中与大健康相关的四大部分。

7.3.1 2025 年前初步建立 AI 法律、伦理和政策体系

文件在计划的"三步走"战略规划中的第二步中指出，到 2025 年，国家要初步建立人工智能法律法规、伦理规范和政策体系，形成人工智能安全评估和管控能力；在第三步中指出，到 2030 年，建成更加完善的人工智能法律法规、伦理规范和政策体系。

这个信息对于法律还是一片"空白"的医疗人工智能领域来说，意义深远。由于医疗人工智能是新型产业，不可能像传统医疗器械那样走审批流程，即使是拿去申报，鉴于医疗的严谨性，监管人员也会更加慎重。

人工智能是快速发展的行业，有些产品是以 3～7 天为周期迭代更新的，有可能拿第一代产品去申报的期间，产品已经迭代几十次了，但认证还没有批下来。

针对这种情况，美国 FDA 在 2017 年 5 月正式组建了一个专门致力于数字化医疗和 AI 技术审评的新部门，该部门包括 13 名软件工程师和开发人员、AI 技术和云计算专家等。该部门的任务是为 FDA 准备好规范和标准，开始审评提交给 FDA 的 AI 产品和有机器学习功能的医健设备、器械或医用软件等。他们将重

新规划智能医疗机器人、有机器学习特质的医疗设备应当采用哪种途径监管和审批。

另外，作为医疗人工智能的基础——医疗大数据，目前还没有健全的法律来规范。数据的归属权、使用权、医疗数据的隐私标准、数据安全性、责任规范，以及法律能否包容创新所犯的错误问题等都没有明确的法律指示。

缺乏法律规范虽然可以让医疗人工智能出现目前的繁荣景象，但是无规矩不成方圆，这样发展下去并不一定是好事。如果2025年以前可以形成初步的法律规范，那么虽然有可能出现行业洗牌的情况，但是会促进医疗人工智能更加健全地发展。

7.3.2　建立新一代人工智能基础理论体系和关键共性技术体系

《新一代人工智能发展规划》中指出，国家会围绕增加人工智能创新的源头供给，从前沿基础理论、关键共性技术、基础平台、人才队伍等方面强化部署，并以算法为核心，以数据和硬件为基础，以提升感知识别、知识计算、认知推理、运动执行、人机交互能力为重点，形成开放兼容、稳定成熟的技术体系。

同时，建设布局人工智能创新平台，强化对人工智能研发应用的基础支撑。人工智能开源软硬件基础平台重点建设支持知识推理、概率统计、深度学习等人工智能范式的统一计算框架平台，形成促进人工智能软件、硬件和智能云之间相互协同的生态链。

如果人工智能的技术层和基础层能够得到快速发展，那么医疗人工智能产品会发展得更快。

7.3.3　加快培养聚集人工智能高端人才

在人才建设方面，《新一代人工智能发展规划》中提到了以下3点内容。

（1）培育高水平人工智能创新人才和团队。重视复合型人才培养，重点培养贯通人工智能理论、方法、技术、产品与应用等的纵向复合型人才，以及掌握"人工智能＋"经济、社会、管理、标准、法律等的横向复合型人才。

（2）加大高端人工智能人才引进力度。统筹利用"千人计划"等现有人才计划，加强人工智能领域优秀人才特别是优秀青年人才引进工作。完善企业人力资本成本核算相关政策，激励企业、科研机构引进人工智能人才。

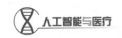

（3）建设人工智能学科。完善人工智能领域学科布局，设立人工智能专业，推动人工智能领域一级学科建设，尽快在试点院校建立人工智能学院，增加人工智能相关学科方向的博士、硕士招生名额。

鼓励高校在原有基础上拓宽人工智能专业教育内容，形成"人工智能 +X"复合专业培养新模式，重视人工智能与数学、计算机科学、物理学、生物学、心理学、社会学、法学等学科专业教育的交叉融合。

动脉网曾经做过一次统计，在 46 位医疗人工智能创业公司的 CTO 或首席科学家中，有 25 位有海外留学经历，占比 54%。这一政策的落地将有利于改善我国人工智能人才匮乏的现状。

7.3.4 发展便捷、高效的智能服务

在人工智能应用方面，《新一代人工智能发展规划》中提到了以下两点内容。

第一，智能医疗。推广应用人工智能治疗新模式新手段，建立快速、精准的智能医疗体系。探索智慧医院建设，开发人机协同的手术机器人、智能诊疗助手，研发柔性可穿戴、生物兼容的生理监测系统，研发人机协同临床智能诊疗方案，实现智能影像识别、病理分型和智能多学科会诊。

基于人工智能开展大规模基因组识别、蛋白组学、代谢组学等研究和新药研发，推进医药监管智能化，加强流行病智能监测和防控。

《新一代人工智能发展规划》中明确指出了开发手术机器人、人机协同临床智能诊疗方案、智能影像识别、病理分型和智能多学科会诊。这对于目前国内大多数人工智能医疗创业公司（如推想科技、依图科技、体素科技、Deepcare）来说是一个利好信号。但是基因组识别、蛋白组学、代谢组学、新药研发等领域国内参与企业较少，目前还是有很多机会的。

第二，智能健康和养老。加强群体智能健康管理，突破健康大数据分析、物联网等关键技术，研发健康管理可穿戴设备和家庭智能健康检测监测设备，推动健康管理，实现从点状监测向连续监测、从短流程管理向长流程管理的转变。

建设智能养老社区和机构，构建安全、便捷的智能化养老基础设施体系。加强老年人产品智能化和智能产品适老化，开发视听辅助设备、物理辅助设备等智能家居养老设备，拓展老年人活动空间。开发面向老年人的移动社交和服务平台、情感陪护助手，以提升老年人生活质量。

从这条信息来看，人工智能涵盖的范围很广，物联网、健康大数据分析、智能硬件都属于这个范畴。

按照这个思路延伸到其他行业，"三步走"战略规划中提到：到 2020 年，人工智能核心产业规模超过 1500 亿元，带动相关产业规模超过 1 万亿元；到 2025 年，人工智能核心产业规模超过 4000 亿元，带动相关产业规模超过 5 万亿元；到 2030 年，人工智能核心产业规模超过 1 万亿元，带动相关产业规模超过 10 万亿元。

为了保障实施，《新一代人工智能发展规划》中还从组织领导、保障落实、试点示范、舆论引导 4 个方面提出了建议。希望国务院印发的《新一代人工智能发展规划》能够按计划落实，以促进人工智能行业健康、快速发展。

7.4 医疗 AI 企业的现实挑战

虽然人工智能在医疗领域的应用能产生巨大的潜在价值，但是在现实中让人工智能达到预期效果仍要面临一些问题。尤其是在人才、技术发展、客观基础条件、数据壁垒、政府监管和市场培育等方面的挑战。

1. 人才供需不平衡

人才供需不均衡、人才成本过高严重影响了人工智能公司的发展。领英发布的《全球 AI 领域人才报告》显示，截至 2017 年第一季度，基于领英平台的全球 AI 领域技术人才数量超过 190 万人，其中美国相关人才总数超过 85 万人，高居榜首，而中国的相关人才总数也超过 5 万人，位居全球第 7。

然而，这些人才仍不能满足行业的需求。一些业内人士认为，国内的供求比例仅为 1：10，供需严重失衡。工信部教育考试中心副主任周明也曾在 2016 年向媒体透露，中国人工智能人才缺口超过 500 万人。

2. 数据质量

人工智能可以对人的意识、思维的信息处理过程进行模拟，可以像人一样思考，人工智能学习医生的经验就像我们上学时学习课本知识，因此数据的质量至关重要。医学数据中有很多无关的因素，如清晰度，图片亮度、图片是否干净等，这些技术之外的因素如果不处理好，很可能产生数据污染。

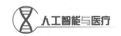

3. 数据标注问题

人工智能数据处理中 80% 的时间都是在做数据预处理工作，标注的准确性关乎结果的准确性。Airdoc[①] 训练的每张图片都经过数名顶尖专家标注，投票选择相同的标注内容作为标准。张大磊认为，接下来的 2～5 年之内，小样本学习在理论层面会获得足够的突破，近两年之内没有什么好的办法，还是需要大量医生去标注。

4. 算法方向选择问题

在医生的工作中，影像只是一部分，还有很多主诉和交流，但是目前人工智能尚处于弱人工智能阶段，并不能进行深入的沟通，因此，选择辅助分析算法时，需要选择更少沟通、更客观的方向。

5. 数据监管问题

医疗技术监督管理是卫生监督体系的主要组成部门，是规范医疗服务市场秩序的重要手段和方式，而人工智能刚刚应用到医疗领域，很多监管政策还没有制定，在接下来的发展过程中一定会遇到医疗监管的问题。

6. 市场培养

医疗被认为是人工智能最早落地的领域，但是医疗的特殊性对产品的要求会更高，从认识到被接受再到相应支付体系的完善，以及到医保的接入，都需要一个很长的过程。

7. 政府监管

目前，医疗人工智能行业还处于"跑马圈地"阶段，虽然国家出台了《新一代人工智能发展规划》，但在规划中指出，到 2025 年，国家才会初步建立人工智能法律法规、伦理规范和政策体系，形成人工智能安全评估和管控能力。也就是说，在这几年内人工智能几乎"无法可依"。

---

① Airdoc：中国人工智能医疗行业领军企业，创建于 2015 年，创始人是张大磊。

附录

附录 A　人工智能 + 医疗专业术语表
附录 B　中国人工智能 + 医疗公司名录

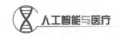

附录 A 人工智能 + 医疗专业术语表 [①]

A

聚合（Aggregation）：搜索、合并、显示数据的过程。

算法（Algorithms）：一组用于人工智能、神经网络或其他机器的规则或指令，以帮助它自己学习；分类、聚类、推荐和回归是 4 种最常见的类型。

人工智能（Artificial Intelligence）：机器模拟人类智力和行为做出决策、执行任务的能力。

通用人工智能（Artificial General Intelligence，AGI）：尽管 AI 一词最初用于表达与人类智能相似的机器智能的含义，但在人工智能跌宕起伏的发展过程中，AI 的内涵已经发生了变化，成为机器学习、统计分析的代名词，早已远离了一开始智能的初衷。在这种情况下，依旧坚守当年梦想的一小支学术研究者共同成立了通用人工智能协会。为了与传统人工智能或主流人工智能的 AI 用词相区分，故此增加"General"，并确定使用 AGI 词条作为领域正规称谓。

人工神经网络（Artificial Neural Networks，ANNs）：也称为神经网络（NNs）或连接模型（Connection Model），它是一种模仿动物神经网络行为特征，进行分布式并行信息处理的算法数学模型。这种网络依靠系统的复杂程度，通过调整内部大量节点之间相互连接的关系，从而达到处理信息的目的。

自主计算（Autonomic Computing）：系统自适应自我管理自身资源用于高级计算功能的能力，而无须用户输入。

B

大数据（Big Data）：指新技术带来的海量数据，如物联网和基因组学。这些数据集如此庞大，极其复杂，以至于我们不能用传统的应用程序对其进行分析。

商业智能（Business Intelligence）：一系列理论、方法学和过程，使得数据更容易被理解。

C

聊天机器人（Chatbots）：聊天机器人通过文本对话、语音命令来模拟与人

---

① 本附录的专业术语按其英文名词首字母排序。

类用户进行对话，它们是有 AI 功能的计算机程序的常用界面。

分类（Classification）：分类算法让机器根据训练数据给数据点进行分类。

群集分析（Cluster Analysis）：一种无监督的学习方法，用于探索数据分析，以发现隐藏的模式或数据分组；集群的建模方法是类似于欧氏距离（Euclidean Distance）或概率距离的度量。

聚类分析（Cluster Analysis）：一种用于探索性数据分析的无监督学习，查找数据中的隐藏模式或分组；群集的建立是通过欧氏距离或概率距离等定义的相似性度量。

聚类（Clustering）：聚类算法让机器将数据点或项目分成具有相似特征的组。

云计算（Cloud Computing）：构建在网络上的分布式计算系统，数据是存储于机房外的（云端）。在这里，这个概念并不是指购买应用后将其安装至你的计算机上，而是根据你的需求租赁应用并使用互联网访问它们。

认知计算（Cognitive Computing）：一种模仿人类大脑思维方式的计算模型。通过使用数据挖掘、自然语言处理和模式识别来进行自学习（self-learning）。

卷积神经网络（CNN）：一种识别和处理图像的神经网络。

D

数据挖掘（Data Mining）：通过查看数据集以发现和挖掘其中模式，从而进一步使用数据。

数据库（Database）：一个以某种特定的技术来存储数据集合的仓库。

数据库即服务（Database-as-a-Service）：部署在云端的数据库，即用即付，如亚马逊云服务（Amazon Web Services，AWS）。

数据科学（Data Science）：结合统计、信息科学、计算机科学的科学方法、科学系统和科学过程的交叉学科，通过结构化或非结构化数据提供对现象的洞察。

决策树（Decision Tree）：一个基于分支的树模型，绘制决策及其可能后果的模型图，与流程图类似。

深度学习（Deep Learning）：机器通过由层叠信息层组成的人工神经网络自主模仿人类思维模式的能力。深度学习是机器学习的一种类型或一个子集，这两个术语经常混淆，而且在很多情况下可以正确地描述相同的 AI。这也是机器学习，但其设计实际上更加智能，有更多的细微差别和层次，未来会像人脑一样工作。

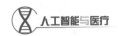
E

专家系统（Expert System，ES）：一个智能计算机程序系统，其内部含有大量的某个领域专家水平的知识与经验，能够利用人类专家的知识和解决问题的方法来处理该领域问题。也就是说，专家系统是一个具有大量的专门知识与经验的程序系统，它运用人工智能技术和计算机技术，根据某领域一个或多个专家提供的知识和经验，进行推理和判断，模拟人类专家的决策过程，以便解决那些需要人类专家处理的复杂问题，简而言之，专家系统是一种模拟人类专家解决领域问题的计算机程序系统，是人工智能中最重要也最活跃的一个应用领域，它实现了人工智能从理论研究走向实际应用、从一般推理策略探讨转向运用专门知识的重大突破。

F

Fluent：目前国际上知名度较高的商用计算流体动力学（CFD）软件。Fluent使用起来较为复杂，且必须具有流体力学专业背景。边界条件、边界层处理和湍流模型等设置都要求用户对实际产品的流动和传热机理有深入了解。其本身不具备网格划分能力，需要借助三方软件进行网格划分。在 Fluent 中，动网格模型可以用来模拟由于流域边界运动引起流域形状随时间变化的流动情况。这种流动情况既可以使一种指定的运动随时间变化，也可以使未确定的运动随某变化的参数变化，即边界的运动要由前一步的计算结果决定。

G

游戏 AI（Game AI）：使用算法替代随机性的一种适用于游戏的 AI 特定形式。这种计算行为用于非玩家角色（NPC），对于玩家的操作生成类似人类的智力和基于反应的行为。

I

内存数据库（In-Memory Database，IMDB）：一种数据库管理系统，与普通数据库管理系统的不同之处在于，它用来存储数据，而非硬盘，其特点在于能高速地进行数据的处理和存取。

物联网（Internet of Things）：在普通的设备中装上传感器，使这些设备能够在任何时间、任何地点与网络相连。

K

知识工程（Knowledge Engineering）：侧重于建立以知识为基础的系统，包括科学、技术和社会在内的所有方面。

M

机器智能（Machine Intelligence）：涵盖机器学习、深度学习和古典学习算法在内的总括术语。

机器学习（Machine Learning，ML）：是一门多领域交叉学科，涉及概率论、统计学、逼近论、凸分析、算法复杂度理论等多门学科，专门研究计算机怎样模拟或实现人类的学习行为，以获取新的知识或技能，重新组织已有的知识结构，使之不断改善自身的性能。它是人工智能的核心，是使计算机具有智能的根本途径。

机器感知（Machine Perception）：系统接收和解释来自外部世界数据的能力，类似于人类使用感官。这通常需要借助外接硬件完成，软件也同样需要。

N

自然语言处理（Natural Language Processing）：程序识别理解人类沟通的能力。

R

循环神经网络（Recurrent Neural Network，RNN）：一种理解顺序信息、识别模式、并根据这些计算产生输出的神经网络。

S

监督学习（Supervised Learning）：机器学习的一种，其输出数据集训练机器，产生所需的算法，如老师监督学生；它比无监督学习更常见。

U

无监督学习（Unsupervised Learning）：一种机器学习算法，通过不带标签响应的输入数据组成的数据集进行推理。最常见的无监督学习方法是聚类分析。

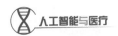

附录 B　中国人工智能 + 医疗公司名录

（截至 2019/4/9）

AI 医疗公司	子领域	融资时间	融资轮次	融资金额	投资方
云知声（人工智能技术提供商）	人工智能	2019/4/2	D 轮	未透露	中金公司、东方证券股份有限公司、清和泉资本
致远慧图（AI 辅助筛查诊断系统研发商）	人工智能	2019/3/27	A 轮	数千万元	丹麓资本
西井科技（人工智能芯片开发商）	人工智能	2019/3/22	B 轮	未透露	景熙资本、联新资本、十维资本、君岳共享
Neurovalens（神经科学领域医疗科技公司）	人工智能、生物科技	2019/3/14	A 轮	460 万英镑	Wharton Asset Management、IQ Capital、Beltrae Partners、Techstars Ventures、Angel CoFund

续表

AI 医疗公司	子领域	融资时间	融资轮次	融资金额	投资方
Owkin（人工智能医疗服务商）	人工智能	2019/3/8	A 轮	未透露	F-Prime Capital Partners、Eight Roads Ventures、GV、Cathay Innovation、NJF Capital
数坤科技（AI 疾病辅助诊断设备研发商）	医学影像、人工智能	2019/2/18	B 轮	2 亿元	创世伙伴资本、晨兴资本、远毅资本、华盖资本
精锋医疗（智能手术系统研发商）	机器人、人工智能	2019/1/30	A 轮	数千万元	未透露
前海高新（健康消费数据管理公司）	医疗大数据、区块链、人工智能	2019/1/25	天使轮	数百万元	星汉医药
宸安生物（细胞水平诊断服务提供商）	人工智能、肿瘤、体外诊断	2019/1/19	A 轮	825 万美元	道康致和、晨兴资本、火山石资本
睿心智能（智能医学平台研发商）	人工智能	2019/1/15	A 轮	数千万元	经纬中国

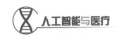

人工智能与医疗

续表

AI 医疗公司	子领域	融资时间	融资轮次	融资金额	投资方
Airdoc（人工智能医学影像识别服务商）	人工智能	2019/1/10	B+ 轮	未透露	中信资本
岚时科技（以"为医疗机构赋能"为宗旨的商业智能服务的科技公司）	信息化、人工智能	2018/12/17	A+ 轮	未透露	元璟资本
推想科技（医学影像人工智能解决方案提供商）	人工智能、医学影像	2018/12/7	C 轮	未透露	鼎晖投资、襄禾资本、元生资本、红杉资本、中国基金、鸿尚创投、泰合资本、海通开元
小白世纪（利用 AI 学习处理医疗影像）	人工智能、体外诊断、医学影像	2018/11/29	A 轮	数千万元	广州珠江投资集团
认识医生（AI 虚拟医生服务平台）	人工智能、医生工具、医疗大数据	2018/11/28	A 轮	数千万元	搜狗

续表

AI 医疗公司	子领域	融资时间	融资轮次	融资金额	投资方
信医科技（区块链医疗＋医联体＋人工智能）	医疗大数据、区块链、物联网、信息化、人工智能	2018/11/15	A 轮	未透露	卫宁健康
脉沃医疗（医学康复领域，基于深度学习的步态分析三维康复评估系统开发商）	康复器械、人工智能	2018/11/10	天使轮	700 万元	未透露
森亿智能（专注医学文本分析的医疗人工智能公司）	人工智能	2018/11/8	B+ 轮	未透露	襄禾资本
致远慧图（AI 辅助筛查诊断系统研发商）	人工智能	2018/11/8	天使轮	未透露	丹麓资本
汇医慧影（医学影像和肿瘤放疗平台）	人工智能、医学影像	2018/11/7	战略投资	未透露	芯动能投资、Intel Capital

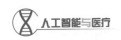 人工智能与医疗

续表

AI 医疗公司	子领域	融资时间	融资轮次	融资金额	投资方
医准智能（人工智能辅助医疗影像诊断系统研究发行商）	医学影像、人工智能	2018/11/6	A 轮	4500 万元	汉能投资
长木谷医疗（致力于运用最前沿的人工智能技术，结合顶尖的医疗团队，打造一流的 AI 医疗产品，满足临床医生的实际需求）	人工智能	2018/11/1	种子轮	数千万元	FreesFund 峰瑞资本
晶泰科技 XtalPi（一家世界领先的以计算驱动创新的药物研发科技公司）	人工智能、医药企业、新药研发	2018/10/25	B+ 轮	4600 万美元	国寿大健康基金、SIG 海纳亚洲、雅亿资本
睿仟医疗（宫颈癌细胞学筛查产品研发商）	人工智能、肿瘤	2018/10/9	天使轮	1000 万元	薄荷天使基金、国仟创投
深度智耀（人工智能新药研发企业）	区块链、人工智能、新药研发	2018/10/9	B 轮	1500 万美元	红杉资本

AI 医疗公司	子领域	融资时间	融资轮次	融资金额	投资方
知识视觉（病理人工智能辅助分析公司）	人工智能、医药 CRO、医疗大数据	2018/10/8	Pre-A 轮	数千万元	药伙伴、清科创投
北冥星眸	人工智能	2018/9/25	Pre-A 轮	数千万元	三江控股
亿药科技（基于人工智能的药物研发商）	人工智能、新药研发	2018/9/16	天使轮	数百万元	臻云创投（臻云智能）、英诺天使基金
慧医大白（互联网 AI 医疗服务公司）	人工智能	2018/9/13	天使轮	数千万元	熊猫资本
商汤科技（人工智能平台公司）	人工智能	2018/9/10	D 轮	10 亿美元	软银中国
体素科技 Voxel Cloud（人工智能医疗研发商）	人工智能	2018/9/1	B 轮	5000 万美元	弘泰资本、清松资本、汉富资本、红杉资本

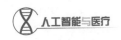

AI 医疗公司	子领域	融资时间	融资轮次	融资金额	投资方
上工医信（AI 眼底图像处理技术服务商）	医学影像、人工智能	2018/8/21	A 轮	4000 万元	珠海亿胜、海达投资、乾和投资
仁东医学（基因检测服务和基因大数据运营公司）	人工智能、基因、肿瘤、体外诊断	2018/8/1	A 轮	7500 万元	通和毓承、拾玉资本
云知声（人工智能技术提供商）	人工智能	2018/7/19	C+ 轮	6 亿元	中网投、中金佳成、中建投
康托医疗（内窥镜影像辅助诊断提供商）	人工智能、医学影像	2018/7/17	A 轮	数千万元	北极光创投
依图科技（医学影像+人工智能）	人工智能、医学影像	2018/7/16	C+ 轮	1 亿美元	兴业国信
智药科技（人工智能的抗病毒药物研发商）	人工智能	2018/7/6	天使轮	1000 万元	青松基金

AI 医疗公司	子领域	融资时间	融资轮次	融资金额	投资方
维他康智（精准医疗保健解决方案提供商）	康复器械、养生、保健品电商、人工智能	2018/7/5	天使轮	未透露	诚和创投、喔赢资本
宸瑞科技	远程医疗、信息化、人工智能、远程会诊、医学教育	2018/7/5	Pre-A 轮	3000 万元	汇尊投资
迪英加科技（人工智能医疗影像辅助诊断平台）	人工智能	2018/6/30	A 轮	数千万元	IDG 资本、金阖资本（金域医学关联基金）、君联资本、将门创投、布朗什维克基金
健海科技（云随访服务提供商）	信息化、医生工具、医学教育、医院管理、患者社区、人工智能	2018/6/27	A+ 轮	3000 万元	齐乾投资

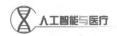

AI 医疗公司	子领域	融资时间	融资轮次	融资金额	投资方
视见医疗（医疗影像自动化分析及临床应用）	人工智能	2018/6/26	A+轮	4000 万元	招商局创投
德尚韵兴（医学图像分析处理产品研发商）	医学影像、医疗大数据、人工智能、机器人	2018/6/9	B 轮	未透露	复星医药、华盖资本
浙江扁鹊（医疗大数据服务商）	医疗大数据、人工智能	2018/6/6	战略投资	5500 万元	阿里健康
柏视医疗（AI 医学影像分析平台）	医学影像、人工智能	2018/5/24	A 轮	数千万元	国中创投、华创资本
一影医疗（人工智能医疗影像设备研发服务商）	人工智能、传统器械	2018/5/17	天使轮	未透露	蓝湾创投
脑医生（AI 脑结构影像分析诊断平台）	AI 脑结构影像分析诊断平台	2018/5/17	Pre-A 轮	数千万元	海尔资本

AI 医疗公司	子领域	融资时间	融资轮次	融资金额	投资方
万灵云（医疗人工智能公司）	人工智能	2018/5/10	Pre-A 轮	1500 万元	金浦投资
微医（移动医疗服务综合平台）	互联网医院、预约挂号、远程医疗、信息化、支付、人工智能、轻问诊、寻医问诊	2018/5/9	Pre-IPO	5 亿美元	友邦保险、中投中财基金、新创建集团
连心医疗（肿瘤数据平台搭建和医疗数据分析的公司）	人工智能、医学影像	2018/5/3	A 轮	5000 万元	丹华资本
康夫子（智能医疗辅助系统研发商）	人工智能	2018/3/30	A+轮	数千万元	晨山资本
智微信科（AI 骨髓有核细胞分析系统提供）	人工智能	2018/3/30	Pre-A 轮	未透露	普华资本

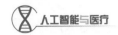 人工智能与医疗

续表

AI 医疗公司	子领域	融资时间	融资轮次	融资金额	投资方
云势软件（医药行业SaaS服务提供商）	信息化、人工智能	2018/3/22	B 轮	4000 万元	东方富海、斯道资本、富达亚洲、蓝湖资本
麦歌算法（专注医学人工智能的算法）	人工智能、医保	2018/3/15	天使轮	未透露	明势资本、启迪之星
安吉康尔（人工智能医疗平台提供商）	医疗大数据、人工智能	2018/3/2	Pre-A 轮	数千万元	利申资本、丹华资本
宜远智能（AI 医疗技术研发商）	人工智能	2018/2/3	天使轮	数千万元	启赋资本、力合创投
至真互联（眼科远程医疗服务平台）	远程医疗、人工智能	2018/1/25	Pre-A 轮	数千万元	盛景网联(盛景嘉成)、百度、华健资本、华耀资本、梅花天使创投
曜立科技（医疗数据处理软件研发商）	医疗大数据、人工智能	2018/1/18	Pre-A 轮	数千万元	元璟资本

续表

AI 医疗公司	子领域	融资时间	融资轮次	融资金额	投资方
爱医声（人工智能医疗设备研发商）	人工智能	2018/1/5	天使轮	数千万元	思必驰、亦庄资本
希式异构（人工智能企业）	人工智能	2017/12/25	Pre-A 轮	3000 万元	星空资本、奇迹之光
AccutarBio（AI 新药研发的生物科技公司）	人工智能、新药研发	2017/12/5	A 轮	1500 万美元	依图科技、IDG 资本
妙寻医生（智能寻医应用）	人工智能	2017/12/5	天使轮	数百万元	东湖创投
图玛深维（基于深度学习的医疗诊断产品研发商）	人工智能	2017/12/1	B 轮	2 亿元	软银中国、辰德资本、德联资本、经纬中国、真格基金
翼石科技（脑电波识别控制人工智能公司）	人工智能	2017/11/14	Pre-A 轮	未透露	励石创投、索道投资、青云创投、领势投资
科宝医疗（医疗诊断服务提供商）	人工智能、传统器械	2017/11/3	战略投资	数千万元	毅达基金、奋毅资本

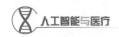 人工智能与医疗

AI 医疗公司	子领域	融资时间	融资轮次	融资金额	投资方
AIDOC 天医（AI 医疗领域区块链项目）	区块链、人工智能	2017/11/1	其他	未透露	未透露
见道科技（慢性病膳食解决方案供应商）	营养健康、人工智能	2017/11/1	种子轮	280 万元	杭州市萧山区政府
大数医达（医疗大数据服务商）	医疗大数据、人工智能	2017/10/25	A 轮	未透露	全域医疗、君博科技、励石创投
诺道医学（医疗人工智能公司）	人工智能	2017/10/11	天使轮	1800 万元	未透露
透彻影像（人工智能病理图片诊断服务商）	人工智能、医学影像、肿瘤	2017/10/1	天使轮	3000 万元	未透露
杰杰科技（人工智能影像平台）	医学影像、人工智能	2017/9/1	天使轮	600 万元	未透露
点内生物（肿瘤早期筛查公司）	人工智能、医疗大数据	2017/8/16	天使轮	1000 万元	新毅投资

AI 医疗公司	子领域	融资时间	融资轮次	融资金额	投资方
认知关怀（肿瘤解决方案提供商）	人工智能	2017/8/8	股权转让	3333.2 万元	思创医惠
医拍智能（医学智能科技公司）	人工智能、医学影像、医生工具、区块链	2017/8/7	A+ 轮	数千万元	未透露
雅森科技（医疗影像量化分析服务商）	人工智能、医学影像	2017/7/27	A+ 轮	数千万元	科大智能机器人
医智囊（智能医疗技术研发商）	医疗大数据、人工智能	2017/7/18	天使轮	数百万元	未透露
智成科技（人工智能辅助医疗诊断服务提供商）	人工智能	2017/7/11	天使轮	200 万美元	金研资本
DeepCare（人工智能病理影像疾病筛查和诊断平台）	人工智能、医学影像	2017/7/8	战略投资	数千万元	中关村发展集团
心声医疗（AI 心电图分析服务商）	人工智能	2017/7/1	天使轮	500 万元	未透露

参 考 文 献

[1]   鲍达民.中国人工智能的未来之路 [R/OL].[2017-03-31].http://www.199it.com/
      archives/578165.html

[2]   波士顿咨询,阿里云研究中心,Alibaba Innovation Ventures.人工智能未来制胜
      之道 [R/OL].[2016-10-14].https://yq.aliyun.com/download/2507?spm=a2c
      4e.11155515.0.0.741d644dZYBNCj

[3]   陈欣.全球 56% 的医疗机构将在 2020 年前投资区块链技术,生命科学和
      制药行业优先获益 [EB/OL].[2017-08-09].https://vcbeat.top/NjZjYmQyMWMy
      NDMyNDA5ZWZiMGEyODFhNDVkMTA3ODDc=

[4]   电子工程世界.IBM 携手西门子共同打造医疗大健康最强人工智能
      Watson[EB/OL].[2016-10-13].http://www.eeworld.com.cn/medical_
      electronics/article_201610136923.html

[5]   动脉网蛋壳研究院.2016 人工智能医疗健康创新趋势报告 [R/OL].[2017-
      05-24].https://vcbeat.top/Report/getReportFile/key/ODU%3D

[6]   动脉网蛋壳研究院.2017 中国医疗大数据和人工智能产业报告 [R/OL].
      [2017-09-26].https://vcbeat.top/Report/getReportFile/key/NDc5

[7]   动脉网蛋壳研究院.2018 医疗人工智能报告:跨越再出发 [R/OL].[2018-
      09-27].https://vcbeat.top/Report/getReportFile/key/NjU2

[8]   动脉网蛋壳研究院.人工智能 + 医疗数据报告 [R/OL].[2017-05-26].
      https://vcbeat.top/Report/getReportFile/key/MTE4

[9]   动脉网蛋壳研究院.用数据管窥医疗——2017 年医疗健康行业竞争力报告
      [R/OL].[2017-12-15].https://vcbeat.top/Report/getReportFile/key/NTl0

[10] 动脉网蛋壳研究院.中国医疗人工智能产业数据图谱 [R/OL].[2017-05-
      25].https://vcbeat.top/Report/getReportFile/key/ODg%3D

[11] 高盛集团.中国人工智能崛起 [R/OL].[2016-12-01].https://www.open-
      open.com/pdf/6617f246faf14d5c974ed31af77a91e8.html

[12] 行湘.大数据视觉智能实践及医学影像智能诊断探索 [EB/OL].[2017-06-
      29].https://wanwang.aliyun.com/info/1553965.html

［13］ 郝雪阳 . 金蝶医疗易延华：电子病历与健康医疗大数据，区域化应用是未来 [EB/OL] . [2017-08-09] .https://vcbeat.top/MTE2M2RlYWFkYjRmMDMzZjA0YjcwZDBjYzFiMzM5NDU=

［14］ 互联网医疗健康产业联盟 . 医疗人工智能技术与应用白皮书 [EB/OL] . [2018-01-16] .https://vcbeat.net/Report/getReportFile/key/NTQx

［15］ 经济参考网 . 全球首个流感预测模型落户重庆，平安人工智能助力疾病预测 [EB/OL] . [2017-07-25] .http://jjckb.xinhuanet.com/2017-07/25/c_136471580.htm

［16］ 领英 . 全球 AI 领域人才报告 [R/OL] [2017-07-07] .https://www.useit.com.cn/thread-15882-1-1.html

［17］ 麦肯锡全球研究院 .Artificial Intelligence Discussion Paper[R/OL] . [2017-06-30] .https://www.mckinsey.com/~/media/McKinsey/Industries/Advanced%20Electronics/Our%20Insights/How%20artificial%20intelligence%20can%20deliver%20real%20value%20to%20companies/MGI-Artificial-Intelligence-Discussion-paper.ashx

［18］ 麦肯锡全球研究院 .The big-data revolution in US health care: Accelerating value and innovation[R/OL] . [2013-1-30] .https://www.mckinsey.com/industries/healthcare-systems-and-services/our-insights/the-big-data-revolution-in-us-health-care

［19］ 麦肯锡全球研究院 . 人机共存的新纪元：自动化、就业和生产力 [R/OL] . [2017-02-24] .http://www.199it.com/archives/566771.html

［20］ 普华永道 .Sherlock in Health[R/OL] [2017-6-30]
https://www.pwc.de/de/gesundheitswesen-und-pharma/studie-sherlock-in-health.pdf

［21］ 普华永道 .Sizing the Prize[R/OL] . [2017-06-22]
https://www.pwc.com/gx/en/issues/data-and-analytics/publications/artificial-intelligence-study.html

［22］ 普华永道思略特 .Why AI and robotics will define new health[EB/OL] . [2017-04-11] .https://www.pwc.com/gx/en/industries/healthcare/publications/ai-robotics-new-health.html

[23] 王晓哲. 人工智能技术在医学领域的应用与前景 [EB/OL]. [2017-06-30]. http://www.cbdio.com/BigData/2017-06/30/content_5549334.htm

[24] 王欣, 徐达. 罗兰贝格: 强人工智能的未来已来, 你准备好了吗? [EB/OL]. [2017-06-23]. http://www.199it.com/archives/604993.html

[25] 智能语音. 2017 年语音产业报告 [R/OL]. [2017-03-30]. http://www.199it.com/archives/577402.html?from=timeline

[26] 周伦. 基因与人工智能, Deep Genomics 将会把精准医疗带往何处? [EB/OL]. [2015-08-06]. https://www.biomart.cn/news/16/2768486.htm

[27] 朱敏, 张驰. 健康医疗大数据领域的政策和法律问题 [EB/OL]. [2016-12-01]. http://www.cbdio.com/BigData/2016-12/01/content_5394032.htm

[28] Accenture. Artificial Intellighnce(AI) Healthcare's New Nervous System [EB/OL]. [2017-04-25]. https://www.accenture.com/us-en/insight-artificial-intelligence-healthcare

[29] CB Insights. How Google Plans To Use AI To Reinvent The $3 Trillion US Healthcare Industry [R/OL]. [2018-04-23]. https://www.useit.com.cn/thread-18787-1-1.html

[30] Christopher Thomas, 梁刚. 中国高管眼中的人工智能 [R/OL]. [2016-12-21]. http://www.199it.com/archives/547960.html

[31] J.P. 摩根. 大数据和 AI 策略——面向投资的机器学习和另类数据方法 [R/OL]. [2017-05-24]. https://www.useit.com.cn/thread-15411-1-1.html